JN420774

(기본편)

실전 내시경, 초음파 마취의 정석

위 · 대장내시경, 복부 · 갑상선 · 전립선 초음파
그리고 척추천자 및 마취의 定石

Gastrointestinal Endoscopy
Abdominal, Thyroid and Prostate Ultrasonography
Spinal Anesthesia

윤지훈 지음

군자출판사

(수익창출과 안정적인 수입을 위한)
의대생, 일반의와 개원의를 위한

실전 내시경, 초음파, 마취의 정석

(위 · 대장내시경, 복부 · 갑상선 · 전립선 초음파 그리고 척추천자 및 마취의 定石)

첫째판 인쇄 2013년 5월 28일
첫째판 발행 2013년 6월 10일

지 은 이 윤지훈
발 행 인 장주연
출 판 기 획 배형진
편집디자인 유현숙
표지디자인 김민경
일 러 스 트 문승호
발 행 처 군자출판사
등록 제 4-139호(1991. 6. 24)
본사 (110-717) 서울특별시 종로구 인의동 112-1 동원회관 BD 6층
전화 (02) 762-9194/5 팩스 (02) 764-0209
홈페이지 | www.koonja.co.kr

© 2013년, 실전 내시경, 초음파, 마취의 정석 / 군자출판사
본서는 저자와의 계약에 의해 군자출판사에서 발행합니다.
본서의 내용 일부 혹은 전부를 무단으로 복제하는 것은 법으로 금지되어 있습니다.
파본은 교환하여 드립니다.
검인은 저자와의 합의 하에 생략합니다.

ISBN 978-89-6278-744-3
정가 60,000원

머리말

오늘날은 모든 의료의 영역이 세분화 되면서 전문화되고 있습니다.

내과는 물론 이거니와 외과도 내분비, 위, 대장, 혈관, 간담도 등으로 나뉜 지 오래고, 각 분야별로 세부전문의를 인정하고 있습니다.

하지만 실제로 대학병원, 종합병원만 벗어나면 그런 것과는 정반대의 흐름이 일어나고 있습니다. 무차별 의대 증설로 한 해 배출되는 의사 수가 급증하고 있는 지금, 개원가나 봉직의들의 분야에서는 전문 영역의 경계가 무너지고 있습니다.

수익을 창출할 수 있는 술기나 진료에 대해서는 너도나도 자신의 전공을 막론하고 서로 하려 합니다. 예를 들어 하지정맥류 수술의 경우, 과거엔 외과에서 주로 시행되었지만, 지금은 흉부외과, 성형외과, 피부과 등에서도 행해집니다.

저는 외과 수련을 마치고 공중보건의사 생활을 하고, 또다시 대장항문 수술을 전문으로 하는 병원에서 근무하게 되었습니다. 마침, 같이 근무를 시작하였던 선생님께서 외과 전문의지만, 병원에서 내시경을 배운 후에 아주 진로를 변경하셔서 내과 병원에서 내시경검사를 주로 하시고 있습니다. 그분을 보고 나서, 오늘날 의료 환경에 대한 자각이 생겨났습니다. 물론 제가 오랫동안 배워온 전문분야를 꼭 고집할 필요도 없다는 생각도 처음으로 해보게 되었습니다.

자신이 배워온 전문적인 지식도 소중하지만, 막상 현실세계의 의료환경으로 진출하게 되면 그동안 배운 것은 그렇게 도움이 되지 않는다는 사실을 알게 됩니다. 경우에 따라서는 완벽히 새롭게 배워야 하는 경우도 생기게 됩니다. 솔직히 이런 수련 형태는 비효율적이고 현실적인 도움이 되지 못합니다. 하지만 누구나 그런 부조리함을 알면서도 부조리한 행태는 변함없이 유지되고 있습니다.

저는 위내시경, 대장내시경, 복부 초음파, 갑상선 및 전립선 초음파, 그리고 척추마취, 항문질환에 대해서 배우고 익히고 있습니다. 특히, 초음파와 내시경을 하게 되면서 실제 진료를 보면서, 저 스스로 진찰한 환자의 진단과 치료에서 값은 도움을 얻고 보람을 느끼고 있습니다.

의과대학 수업시간에 연로하신 선배들의 영웅담 같은 이야길 들어보면, 과거에는 청진기만으로 모든 진단을 했다고 합니다. 하지만 지금처럼 과학 문명이 발단한 지금에는, 청진기만 갖고 고집스럽게 진찰을 할 것이 아니라, 임상의가 직접 복부 초음파와 내시경을 할 필요가 있다고 생각합니다. 물론 이러한 검사들이 의사로서의 보람을 느끼게도 해주지만, 수익적인 측면에서도 도움이 됩니다.

이러한 생각을 바탕으로, 진로나 안정적인 의사생활을 고민하는 일반의, 수련의, 전문의, 그리고 일반의를 생각하는 의대생들이 용기를 내어서 내시경, 초음파, 척추마취에 쉽게 접근할 수 있도록 정리하여 보았습니다.

이 책은 일본 서적을 번역한 책들처럼, 내용은 좋지만, 국내 실정과는 조금 괴리가 있는 문제, 그리고 너무 교과서적인 구조화된 지식전달에만 치중한 책들과는 달리 만들고자 하였습니다. 이 책은 실제적인 접근과 노하우를 알려주고, 여러분이 실제로 시작하는데 도움을 주기 위해 만들어졌습니다. 그래서 입문서, 메뉴얼 정도로 생각해주시면 좋겠습니다. 시작한 후에 좀 더 깊이 있는 지식을 원하시는 경우에는 각 분야별로 출간된 좋은 책들을 참고하시면 되겠습니다.

아무쪼록 이 책을 읽는 모든 분이 의업에 보람을 느낄 수 있고, 더 나은 수익을 창출하거나 취직 시에 유리한 기회가 생기길 기원합니다.

2013년

윤 지훈

약력

▶ 윤지훈

인제대학교 의과대학 졸업
부산백병원 인턴 수료
부산백병원 외과 레지던트 과정 수료
부산성모병원 외과 과장역임
창녕한성병원 외과 과장역임
부산안락항운병원 외과 과장 역임
현 김해굿모닝대홍병원 외과 원장

대한소화기내시경학회 정회원
대한대장항문학회 평생회원
대장항문외과 세부전문의
대한대장항문학회 대장내시경 세부전문의
대한초음파의학회 복부초음파 인정의
대한정맥학회 정회원
대한위암학회 평생회원
대한외과학회 평생회원

이 책의 내용 구성에 대해서

이 책은 이미 시중에 각각의 시술에 관해서 좋은 책이 많이 나와 있기 때문에 그런 모든 내용을 망라하는 것에 목적을 두지 않고 실제로 임상에서 내시경이나 초음파, 마취 등을 시도하려는 분들 또는 예정인 분들을 위해서 일종의 아마나 임상 매뉴얼처럼 도움을 드리기 위해 구성되었습니다.

가능한 아주 필수적인 기본적인 사항들만 언급하였고 진료에나 임상에서 필수적인 정보들은 간략하게 정리하여 바로 쓸 수 있도록 하였습니다.

다음의 정보가 각각의 시술에 대해 차례로 실려있습니다.

- 장비의 사용법
- 검사 시에 중요한 알기 쉬운 해부학
- 실제 술기
- 검사 후에 필요한 정보(보고서 작성, 이에 도움이 되는 기본적인 질환에 관한 내용 정리, 처방예)

그리고 이 책에서 가장 중요하게 생각하는 실제적인 술기에 대한 것은 분명하게 구별이 되도록 정석(定石)의 문제, 답의 형태로 정리하였습니다.

정석(定石)으로 정리된 부분들은 실제로 시행하면서 필요한 단계를 순차적으로 정리한 것이므로 실제로 시술을 하면서 진행되는 순서입니다. 각 시술의 전체 단계를 학습, 암기하고 나서, 이미지 트레이닝으로 머릿속에서 실제로 검사, 시술을 시행하는 과정을 몇 차례 연습해 보십시오. 그러면, 실제로 주변 사람에게 연습 삼아 해볼 경우나 환자에게 실제로 시행할 때 아주 도움이 될 것입니다.

특히 이 책에서 소개된 일련의 방법은 제 나름대로의 시행착오 끝에, 초보자들이 익히기에 적합하다고 생각한 것입니다. 예를 들어보자면, 새끼손가락을 걸어서 하는 투핸드 방법의 내시경 앵글 조작은 일반적인 내시경 서적에서는 찾을 수 없는 것이지만, 임상적으로는 널리 쓰이고 있는 방법입니다.

다음의 예는 복부 초음파의 경우입니다. 기존의 초음파 책에는 스캔 방법이 여러 가지로 단순하게 나열만 되어있어서 실제로 해보면 좀처럼 이미지를 얻기가 힘듭니다. 그리고 그러한 책만 가지고서는 실제 환자를 마주하고서 매끄럽고 짜임새 있는 검사를 하기는 무리입니다.

초보자에게 있어 특정부위의 스캔은 앙와위의 기본자세에서보다는 처음부터 특정한 자세에서 시도하는 것이 도움이 됩니다. 그러므로 이런 사실을 토대로 실제로 시행할 때 가장 쉽게 할 수 있는 방법을 한 가지 예로 소개하였습니다. 물론 이것은 배우는 과정에서 시작을 위한 것이며, 말 그대로 하나의 정석에 지나지 않기에, 이 방식을 통해서 어느 정도 손에 익숙해지면, 각자, 자신에게 맞거나 좀 더 나은 방법을 응용할 수도 있을 것입니다.

이 책을 읽다 보면 청룡열차-케이블카 모델, 2층 아파트 모델 같은 생소한 설명이 나옵니다. 이것은 실제 술기를 익히기 전에 꼭 필요한 핵심적인 정보들, 예를 들자면 대장의 내부에서의 진행경로에 대한 이해, 간의 핵심 구조에 대한 전반적 이해를 나름대로 쉽게 설명하기 위해 만든 model입니다. 찬찬히 읽어보시면 이해하는 데 도움이 되리라고 생각합니다.

인턴, 레지던트 시절의 자상한 선배의 가르침이나 선배나, 의국에서 물려받은 술기에 대한 지침서처럼 부담 없이 볼 수 있다면 좋겠습니다. 아무쪼록 이 책을 처음 들었던 초심(初心), 목표하신 바를 꼭 성취하길 바랍니다.

(수익창출과 안정적인 수입을 위한)

의대생, 일반의와 개원의를 위한

실전 내시경, 초음파, 마취의 정석

(위 · 대장내시경, 복부 · 갑상선 · 전립선 초음파 그리고 척추천자 및 마취의 定石)

윤지훈 굿모닝대홍병원 외과 원장(외과 전문의, 대장내시경 세부전문의)

Contents

I

내 시 경

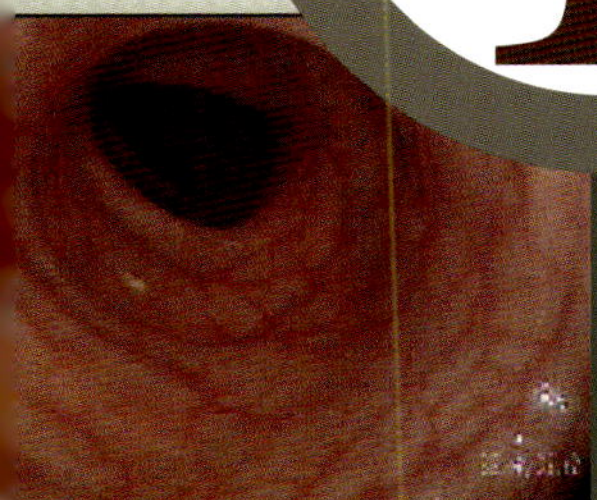

1 내시경 장비 활용

내시경을 할 줄 알 때의 장점

- 내시경에 대한 세부전문의 자격이 있으면 검진센터가 있는 곳에서 일할 수 있다.
  검진센터에서 일하는 장점 - 칼퇴근에 보수는 대도시 내과에 거의 준한다.
- 질병에 대해서 구체적인 검사를 담당의사가 직접 시행하므로 보람을 느낄 수 있다.
- 새로운 배움의 기회이다.

Advise 1

내시경을 배우는 것은 자동차 운전과 비슷하다. 처음에 서툴고 두렵지만, 용기를 내어서 하다 보면 어느새 능숙해 지고 즐거움을 얻게 된다.

오늘날은 영역 간의 경계가 무너지고 있다. 필자가 일하는 병원 근처에 있는 전문검진센터에서 검진 내시경을 하는 분 중에는 내과가 아니라, 외과 선생님들도 많이 있다.

내시경은 현재 점차 국민의 관심이 증가하고 있는 건강검진의 수요 증가에 따라 점차 그 중요성이 커지고 있다. 그에 따라 각 병원들은 너도나도 할 것 없이 검진센터를 운영하고 있다. 그로 인해 내시경을 할 줄 알고 그에 대한 세부전문의 자격증까지 가지고 있다면 안정적인 직장을 구할때 아주 유리하다.

대장 내시경 검진 질 지침에 따르면 검진 대장내시경을 할 수 있는 의사의 자격을 명시하고 있다.

"대장내시경을 시행하는 의사의 자격은 대한의학회 회원학회 중 대장내시경 연관 전문 학회에서 인정하는 전문의가 실시하는 것을 원칙으로 한다"

또한 현재 우리나라의 인정 전문의의 자격요건을 보면 다음과 같다.

- 미국소화기내시경학회(American Society for Gastrointestinal Endoscopy, ASGE) : 지도자 입회하에 140예 이상의 대장내시경 건수
- 대한소화기내시경학회 : 대한소화기내시경학회에서 수련을 인정한 소화기내시경 세부전문의로 지도자 입회 하에 대장내시경검사 150예 이상

- 대한대장항문학회 : 최소 150예 이상의 대장내시경 시술을 성공적으로 시행한 자로 해당 학회의 인증을 받은 자
- 대한장연구학회 대장종양연구회의 다기관 연구 : 맹장 삽입률 90% 이상을 획득하기 위해서는 지도자입회 하에 대장내시경 150예 이상

즉 다양한 곳에서 자격을 인정하고 있다. 하지만 이것은 권고안이기 때문에 꼭 세부전문의 자격이 없더라도 내시경을 할 줄 아는 것만으로도 현재는 수요가 많은 상태이기 때문에 충분히 유리하다고 할 수 있다.

그리고 내시경을 할 줄 아는 것은 이 책에서 다룰 다른 초음파나, 마취 기술보다 가장 큰 수익적인 메리트가 있기 때문에 이에 대해서 먼저 이야길 시작할까 한다.

내시경을 배우는 일반적인 순서

우선 기계의 조작법을 익힌다.

⬇

노브(Knob)를 조정하는 법을 익힌다.

잘하는 사람이 내시경을 하는 것을 관찰한다.

⬇

우선은 삽입된 내시경을 빼면서 관찰하기를 해본다. 최소 2-3번 정도는 해보도록 한다.

⬇

빼면서 노브를 조정하는 것을 실제로 해본다.
빼면서 Hepatic flexure, mid T-colon, Splenic flexure, SDJ, RSJ 등의 경로와 입체적인 방향을 머릿속에 입력하고 새겨두도록 한다.
그리고 그 부분을 빼고 나서 다시 그 경로대로 들어가길 몇 번 반복해보면서 어떻게 휘어들어가는지 등에 대해서 감을 잡도록 한다(이 때는 양손이 조화롭게 움직여서 협응하는 게 중요).

⬇

능숙한 사람이 지켜보는 상태에서 직접 처음부터 삽입을 시도한다.
(옆에서 봐주는 사람이 있으면 마음의 안정이 된다. 그리고 문제가 생기거나 안될 때 손을 바꿀 수 있다.)
시간을 정해두고 어느 정도 시행해도 잘되지 않으면 손을 바꾸도록 한다.
(5분룰, 10분룰 등이 있지만, 대략 20분 정도 지날 때까지 Cecum까지 진입이 안 된다면, 손을 바꾸도록 하는 것이 좋다.)
손을 바꾸고 나서, 능숙한 시술자가 어떻게 어려웠던 부분을 넘어가는지를 잘 관찰하고 조언을 얻도록 한다. 또한, 삽입법 책을 보면서 어려운 부분에 대한 해결책을 찾아내도록 한다.

⬇

Cecum에 도달하기 시작하면 혼자서 삽입을 해본다. 이때부터는 충분한 케이스를 통해서만 익숙해지게 된다. (마치 면허만 따고 주행을 실제로 하지 않으면 시간이 지나도 운전을 못 하는 것과 마찬가지이다.)

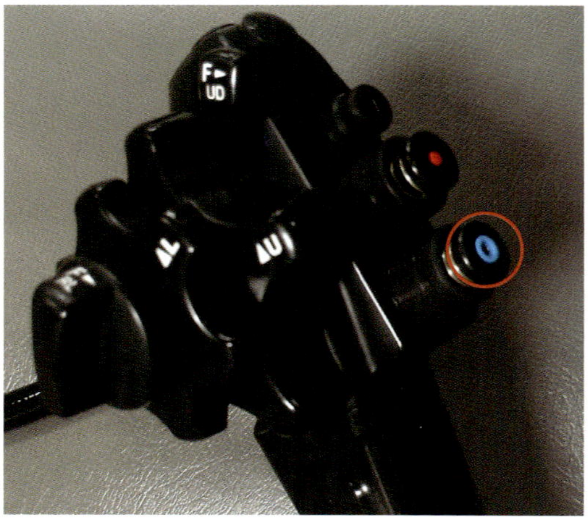

그림 1-1 _ 송기(送氣)버튼(올림푸스)

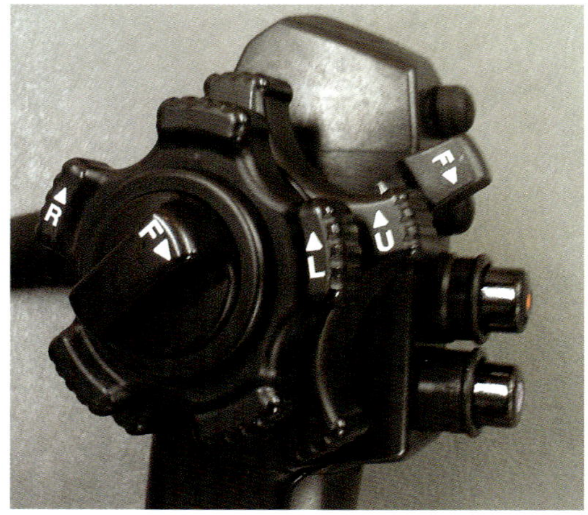

그림 1-2 _ 펜탁스

내시경 장비의 사용법

꼭 알아야 하는 버튼들의 사용법

내시경 하는 도중에 송기나 흡입이 잘되는 상태인지를 판단하는 것도 내시경을 하는 데 있어서 아주 중요하다.

송기(送氣)버튼(그림 1-1)

말 그대로 이 버튼에 손가락을 대고 있으면 공기가 강제로 주입된다.

공기를 넣는 원칙은 크게 두 가지다. 첫째, 관강이 직선으로 잘 보이면 공기를 넣지 않고 오히려 흡입을 한다. 둘째, 굴곡부의 앞에 다다라서 벽이 가까우면 송기 한다. 이렇게 의식적으로 조작하면 과도한 공기 주입에 의한 심한 장 팽창으로 인한 환자의 고통을 막을 수 있다. 또한, 송기 버튼을 누르게 되면 물이 내시경 선단부의 렌즈 방향으로 분사되어 렌즈에 묻은 이물질을 씻어 낼 수 있다. 이 기능은 상당히 많이 쓰고, 도움이 된다. 정리하자면 송기 버튼은 구멍을 막으면 송기가 되고 누르면 송수(送水)가 된다.

팁 1

숙련된 내과 선생님이 송기버튼과 흡입버튼을 번갈아 가며 손가락을 가져다 대는 것은 마치 피리를 부는 것 같다. 하지만 당신이 손가락과 머리의 협응력이 떨어지는 경우라면 공기흐름을 최소로 해 보자. 그러면 무의식적으로 송기버튼을 계속 막고 있는 초보자도 어느 정도는 과도한 송기를 줄일 수 있다.

실제로 능숙한 시술자라면 송기 버튼을 계속 막고 있어도 빨리 들어가므로 실제로 많은 공기가 들어가지 않겠지만, 초심자가 굴곡부 등에서 헤매면서 시간이 많이 지나면 과도한 송기가 되어 장이 심하게 늘어나게 된다. 이 때문에 굴곡부는 더욱 예각이 되어 넘기 힘들어지고 장의 과도한 팽창으로 환자는 통증을 호소하게 되어 점차 미궁으로 빠지게 된다.

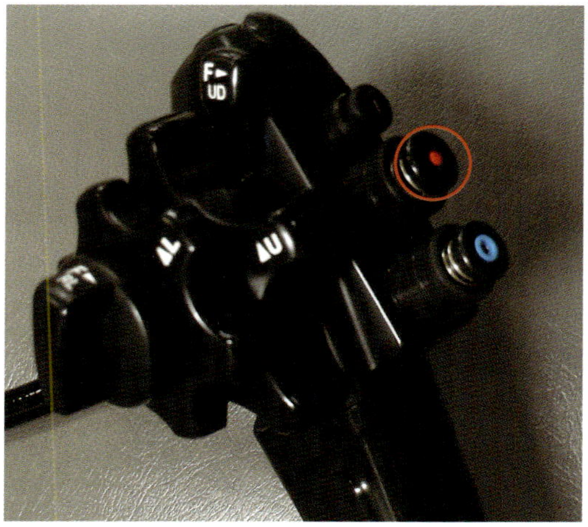

그림 1-3 _ 흡입(吸入)버튼

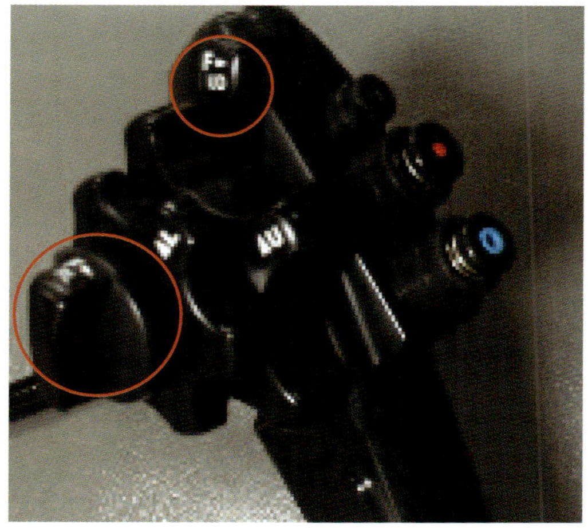

그림 1-4 _ 잠금장치

또한, 내시경을 하다 보면 렌즈에 이물이 묻어 잘 보이지 않게 된다. 이럴 때 송기 버튼을 눌러주면 물이 분사되어 렌즈를 씻게 된다. 꼭 알고 있어야 한다.

@ 펜탁스와 올림푸스의 내시경의 구조는 같다(그림 1-2).
송기, 흡입, 잠금장치, 화면정지버튼 등의 위치는 동일하다.
하지만 펜탁스는 잡아보면 두툼하고 좀 크게 느껴지고, 반면에 올림푸스는 좀 작다는 느낌이 든다.
일단은 기본 구조가 같다는 사실만 알고 넘어간다.

흡입(吸入)버튼(그림 1-3)

흡입 버튼을 누르면 공기나 액체를 흡입하게 된다. 이를 적절히 이용하는 것이 내시경에서 아주 중요하다.

단순히 장에 고여있는 똥물이나 찌꺼기를 빨아들여 제거하는 것뿐만 아니라. 장관 내의 공기를 흡입하면서 장관을 단축하고, 멀리 있는 장을 당겨오는 데 중요한 역할을 한다. 이 기능의 원리는 쭈쭈바나 음료 팩에 빨대를 꽂아 빨아 먹을 때 생기는 현상과 같다.

이물질이 많은 경우엔 흡입버튼이 막혀서 흡입력이 떨어지거나 흡입이 안 되기도 한다. 이때는 보조자에게 이야기해서 이 버튼을 교환하거나 씻어서 이물질을 제거한다.

잠금장치(그림 1-4)

노브의 업다운, 또는 좌우앵글에는 각각의 잠금장치가 있다(F 라고 적힌 방향은 Fix가 아니라 Free 의 약어이다).

이 잠금장치를 이용하는 경우는 실제적으로는 거의 없다고 보면 된다. 오히려 이 잠금장치가 내시경을 시작할 때 잠겨있는지 아닌지를 확인하는 과정이 필수적이다. 잠금장치가 걸린 상태에서 무리하게 앵글을 조작하면 내시경에 손상이 오게 된다.

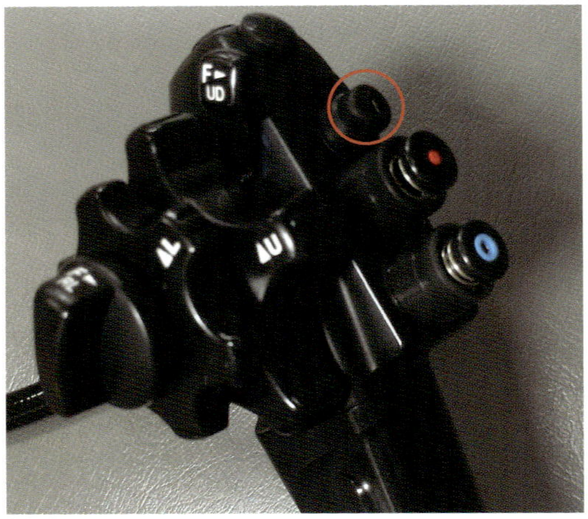

그림 1-5 _ 화면 정지 버튼

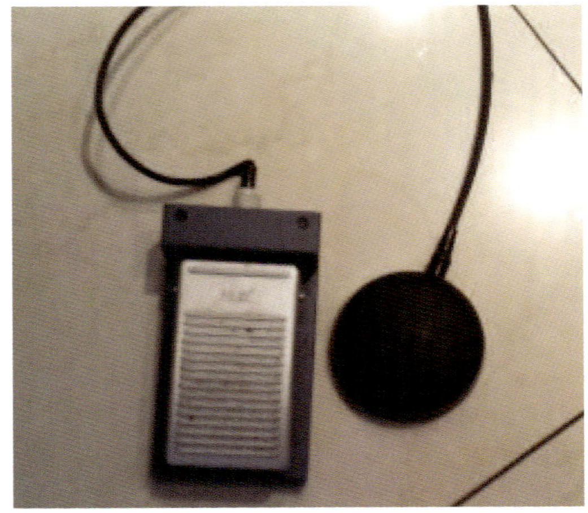

그림 1-6 _ 발판 스위치

定石 내시경을 손에 받아 들었다면 우선 버튼이 다 채워졌는지, 그리고 잠금장치가 모두 풀려있는지 확인한다.

화면 정지 버튼(그림 1-5)

사진을 저장할 때 깨끗한 화면을 얻기 위해 정지 화면을 얻는 버튼이다. 누르면 화면이 정지되고 다시 누르면 해제된다.

이 '화면 정지 버튼' 을 누르면 현재 보이는 화면에서 일시 정지된다. 이 상태에서 발판 스위치를 누르면 사진이 캡처 되어 컴퓨터에 저장된다.

이 정지 버튼이 필요한 이유는 화면을 정지(freeze)하지 않고 바로 사진을 찍으면 대부분은 화면이 흔들려서 제대로 깨끗한 영상을 얻기 어렵기 때문이다.

발판 스위치(그림 1-6)

그림 1-6에서 왼쪽의 페달처럼 생긴 것이 발판 스위치이다. 이것을 발로 누르면 현재 화면에 있는 영상이 컴퓨터에 저장된다.

사진을 캡처하기 위해 발판 스위치를 눌렀을 때 컴퓨터에 사진이 입력되는 시간이 길다면 깨끗한 영상을 얻기도 어렵고 검사시간도 길어지고, 검사의 흐름도 끊겨서 검사가 힘들어진다. PACS 프로그램을 좋은 것을 쓰고, 게이트웨이를 늘린다면 사진의 캡처 후 전송되는 딜레이가 없어져서 깨끗한 영상을 저장할 수 있다.

오른쪽의 동그란 발판은 펜탁스의 송수펌프의 발판이다. 가소콜용액을 희석해서 송수펌프를 이용해서 뿌리게 되면 내시경이 아주 편리하게 되고 시간을 단축할 수 있다.

NBI(narrow band image), 또는 펜탁스의 I scan 버튼(그림 1-7)

협대역 또는 아이스캔 버튼이다. 최신 기종에 있는 것으로 혈관, 점막의 구별을 쉽게 해서 병변을 관찰하는데 도움을 준다. 하지만 반드시 필요한 기능은 아니다.

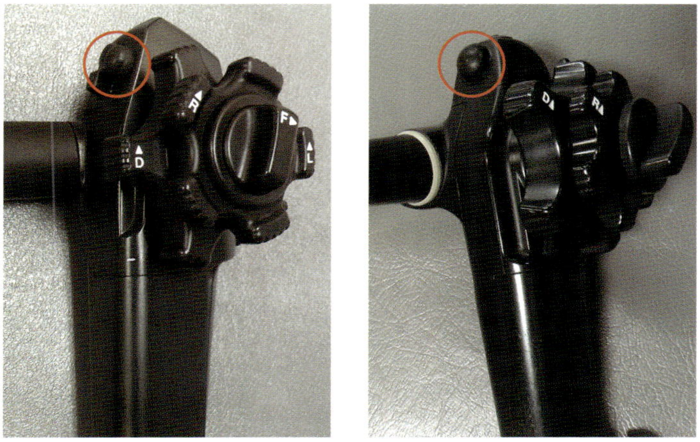

그림 1-7 _ NBI(narrow band image), 또는 펜탁스의 I scan 버튼

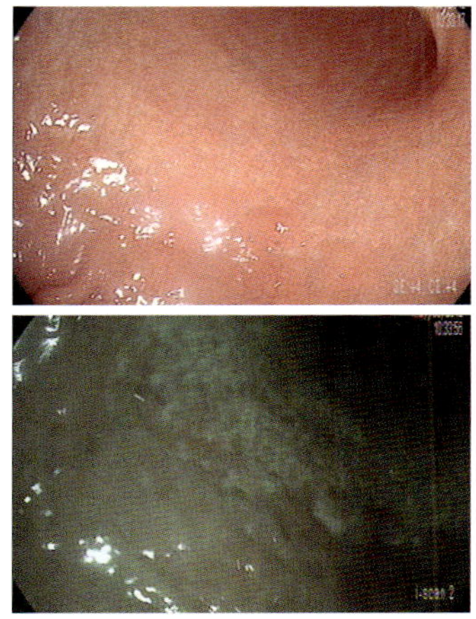

그림 1-8 _ 아이스캔

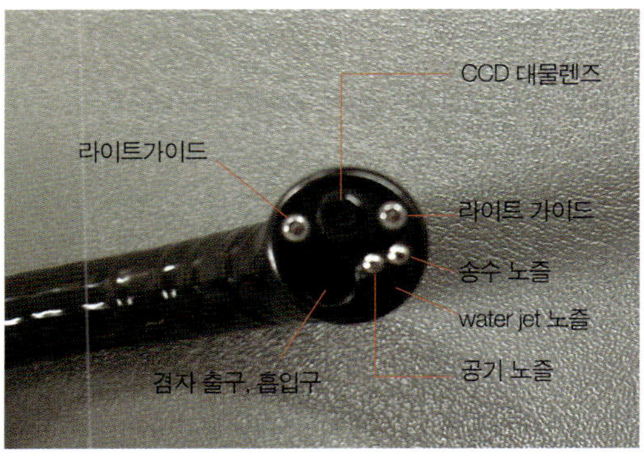

그림 1-9 _ 내시경 끝 부분인 선단부

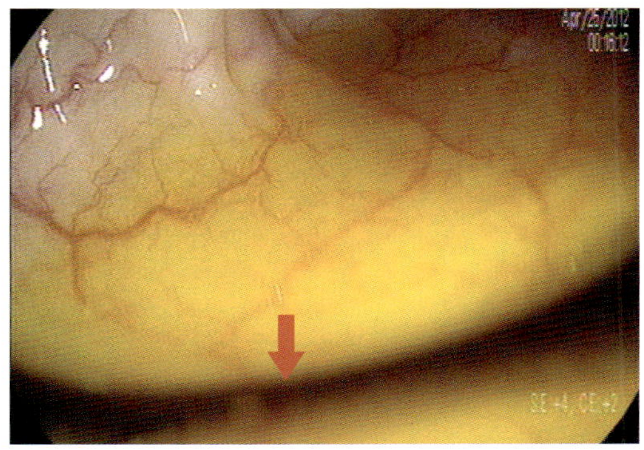

그림 1-10 _변물흡입요령

그림에서 왼쪽 것이 올림푸스 협대역스캔(NBI) 버튼이고 오른쪽 것이 펜탁스의 아이스캔(i scan) 버튼이다(그림 1-8).

내시경 끝 부분인 선단부에서 알아야 할 사항(그림 1-9)

흡입구가 렌즈의 아래쪽에 있음을 주목하라. 이 때문에 흡입할 때는 물이 화면의 아래쪽인 6시 방향에 가급적 위치하도록 해야 흡입이 쉽게 된다.

그림 1-10 처럼 화면의 6시 방향으로 물이 고이게 선단부를 위치하고, 수면의 아래쪽으로 흡입구가 위치하도록 하여야 한다.

초심자들은 이 똥물의 양이 많으면 이걸 흡입한다고 전체적인 내시경 시간이 길어지기도 한다. 흡입의 요령은 똥물을 "빗자루로 쓸어내리는 느낌" 으로 내시경을 움직이는 데 있다.

알면 도움이 되는 내시경 본체의 기능

타이머 기능(그림 1-11)

버튼을 누를 때마다, 현재 시각, 스톱워치로 변경된다.

타이머를 켜고 시작을 하면, 자신이 어느 정도 시간을 소요하였는지 알 수 있다.

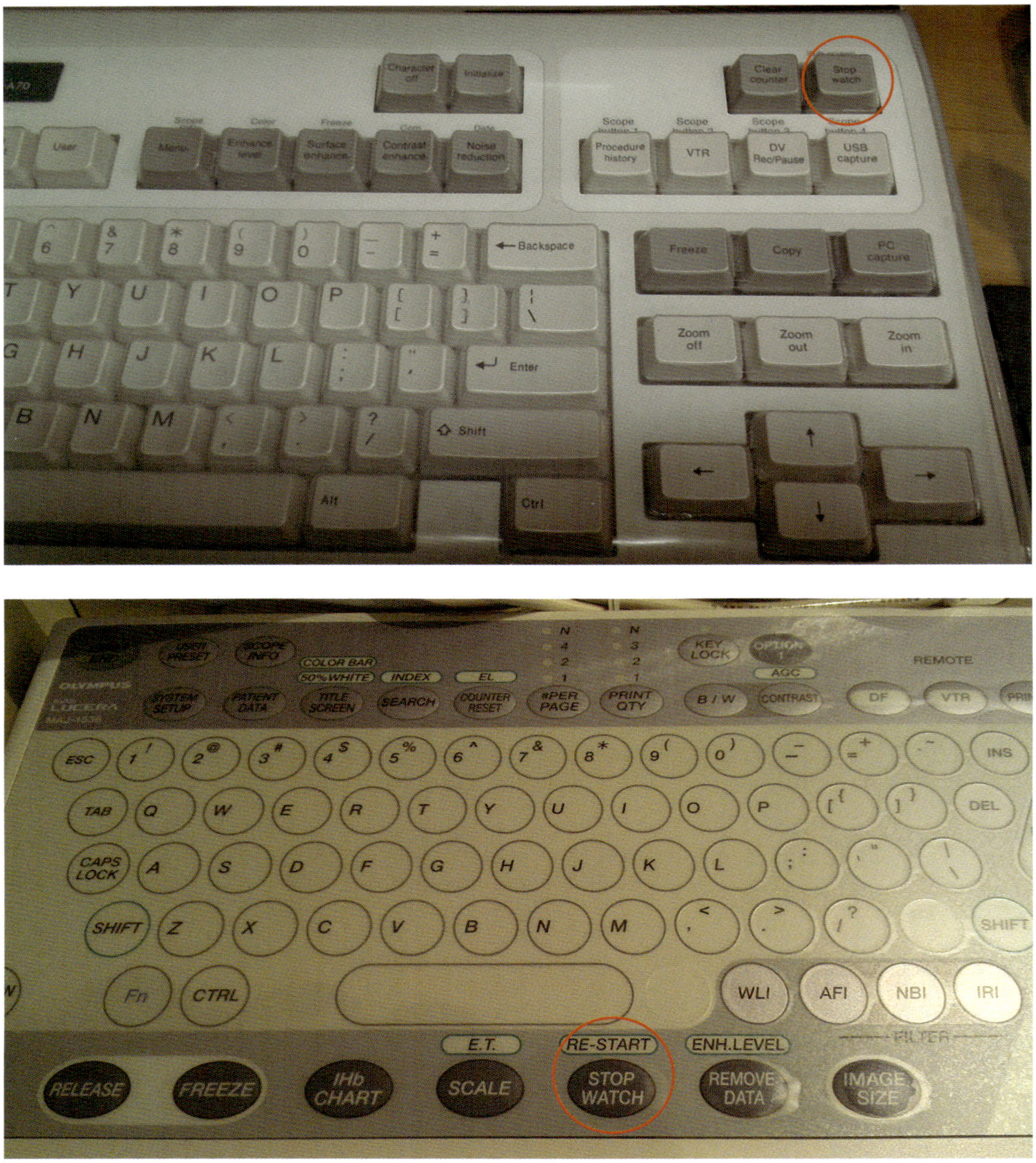

그림 1-11 _ 타이머 기능

초보자를 제일 괴롭히는 것 중의 하나가 시간 감각이다. 특히 RS를 넘고 나서 SDJ을 넘을 때까지 낑낑 대다가 정신을 차리고 보면, 시간이 꽤 많이 흐른 것처럼 느껴진다. 그러면 조급한 마음에 속도를 내려고 하게 된다. 그래서 저도 모르게 스코프를 밀거나 동작이 커지면서 점점 더 루푸를 형성하여 삽입이 힘들어진다.

시간 카운터를 켜두고 이런 상황에서 시간을 확인해보면 생각보다 시간이 많이 흐르지 않았음을 알게 된다. 그리고 그 시간을 보면서 마음의 평정을 유지하면서 삽입에 몰두할 수 있게 된다.

그러므로 초보자라면 본체에 있는 타이머를 이용해 보도록 한다.

물론 중급자 이상의 경우라면 삽입시간, 관찰시간(6분)을 확인 가능하므로 도움이 된다.

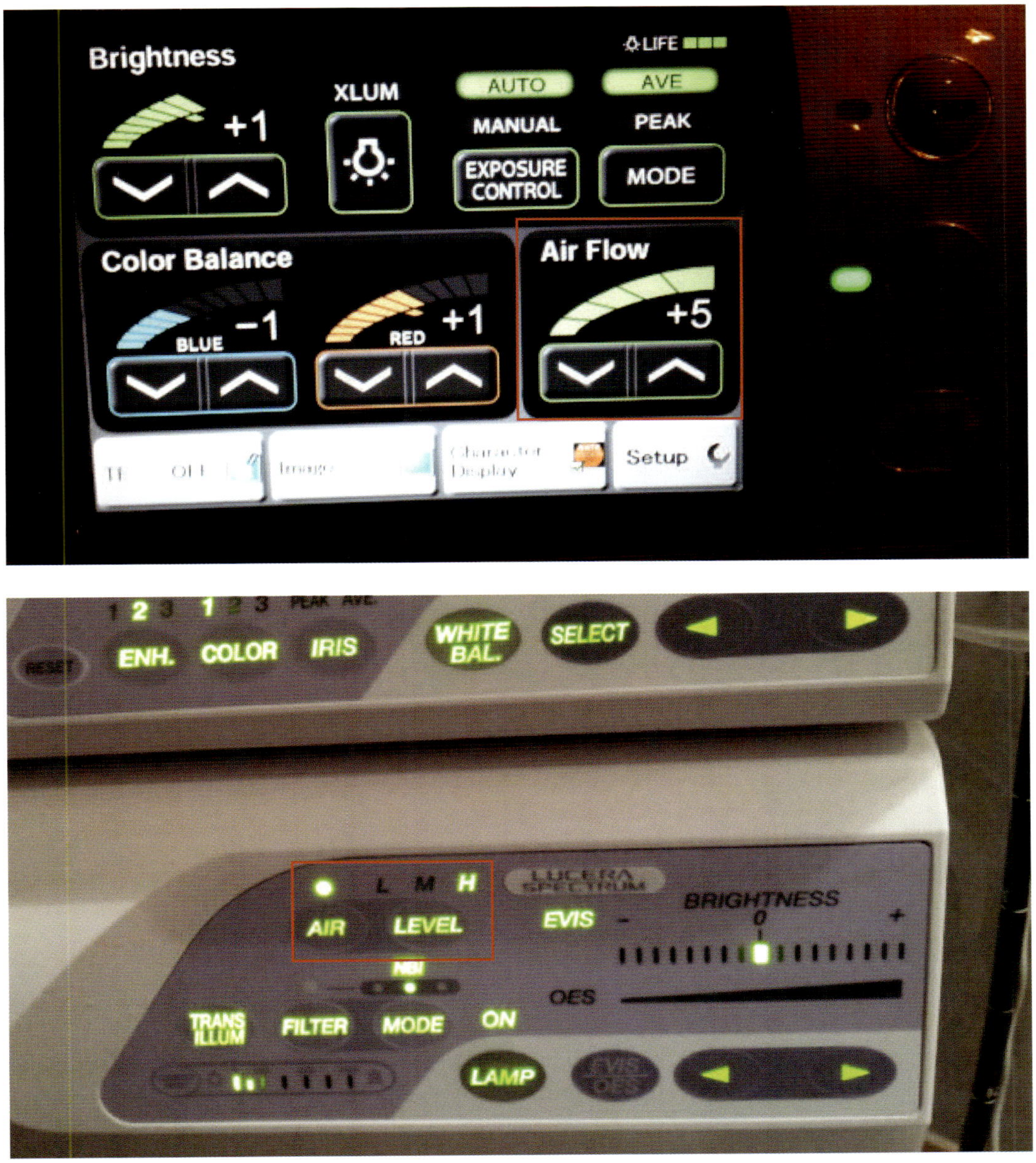

그림 1-12 _ 공기의 흐름 조절

공기의 흐름 조절(그림 1-12)

공기의 흐름의 레벨을 조절하면 장내 공기 압력을 조절할 수 있다. 즉, 공기 흐름을 높일수록 단시간에 압력을 높일 수 있지만, 공기 흐름을 낮추면, 그만큼 장이 과도하게 팽창하기가 어려워진다. 이를 이용하면 초보자들이 대장 내시경 삽입 시에 과도한 송기를 하는 것을 줄일 수 있다.

올림푸스는 공기 흐름 조절이 low, mid, high로 3단계만 조절되지만, 펜탁스는 5단계로 공기의 흐름을 조절할 수 있다.(기계의 사양에 따라 차이가 있음)

위내시경을 시행하는 경우엔 올림푸스나 펜탁스 모두 5단계 또는 High level로 최대로 맞춘다.

대장내시경 시행 시 공기의 흐름은 보통은 3단계로 놓고 사용하지만, 필자의 경우엔 내시경을 삽입하는 경우엔 1단계를 주로 쓴다. 이렇게 하면 무의식적으로 공기 주입버튼을 자주 누르고 있어도 삽입 때 과도한 송기가 되는 것을 피할 수 있다.

빼면서 관찰할 때도 그대로 1단계를 쓰지만, 관강이 잘 펴지지 않는 경우엔 공기압을 일시적으로 올리기도 한다.

이렇게 공기 주입량을 줄이는 것도 중요하지만, 검사가 마친 부위는 공기를 흡입하고 나오는 것이 내시경이 끝난 후에 환자가 느끼는 통증경감에 더 좋은 방법이다.

예를 들어 위내시경의 경우, 위의 관찰이 끝나고 식도로 후퇴하는 경우에, 다시 전정부까지 들어가 공기를 흡입하고, 다시 후퇴하면서 체부의 공기를 빼주고 나오도록 한다.

대장내시경의 경우엔, 상행, 횡, 하행, 에스결장, 그리고 직장을 구분하여, 각 부분을 관찰하고 다음 부분으로 진행할 때 그 이전의 대장의 부분에 다시 진입하여 공기를 빼주고 나오도록 한다. 이렇게 해야 환자가 검사 후에 배가 불편함을 덜 호소하므로 검사에 대한 만족도가 높아지게 된다.

knob를 어떻게 조작할 것인가?

처음에 내시경을 시작하게 되면, 가끔 '앵글 노브를 움직이는 것에 따라 화면이 어떻게 바뀌는가?' 에 대해서 아주 궁금해 질 수도 있다. '이렇게 노브를 돌리면 화면에서는 어떻게 되고, 실제 장관 내에서는 환자의 체위에 대해 어떻게 방향이 돌아가는 가' 등등 아주 복잡한 생각을 하기까지 한다. 물론 이런 생각들은 전혀 도움이 되지 않는다.

내시경에서 노브의 조작은 단순하게 생각하도록 한다. 현재 화면에서 보이는 그대로의 상태에서 위, 아래, 오른쪽, 왼쪽이 결정되고 움직이는 것이다. 즉, 현재 보이고 있는 화면만이 중요하다. 초보자라면 중력에 대해서 내시경 선단부의 절대적인 방향을 고민하지 말자. 괜히 머리만 복잡해진다.

이제 자신이 어떻게 앵글을 조정할 것인가를 선택해야 한다. 이것은 운전으로 치자면 1종 면허인지 2종 면허인지의 구별이다. 오토매틱이 대중화된 지금은 둘의 구분이 별로 의미가 없는 것처럼 원핸드나 투핸드는 그냥 선호도의 차이라고 할 수 있다.

원핸드(한 손으로) 앵글 조작하기(그림 1-13)

서양인처럼 손가락이 길거나, 손과 머리의 협응력이 좋은 축복받은 분들은 왼손의 여러 손가락을 이용해서 업다운, 좌우 노브를 같이 조정할 수 있을 것이다. 그래서 남는 오른손으로는 스코프를 잡고 밀고 당기거나 회전할 수 있다(회전시키는 것을 토크라고 한다).

실제로 대부분의 의사들은 원핸드로 업다운 앵글만 이용하고, 좌우앵글은 쓰지 않는다. 스코프를 잡은 오른손을 회전하는 토크를 이용하여 좌우앵글과 비슷한 효과를 얻기 때문이다.

기본적으로 위내시경은 원핸드로 조작한다.

대장내시경도 대다수 의사들은 원핸드로 조작한다.

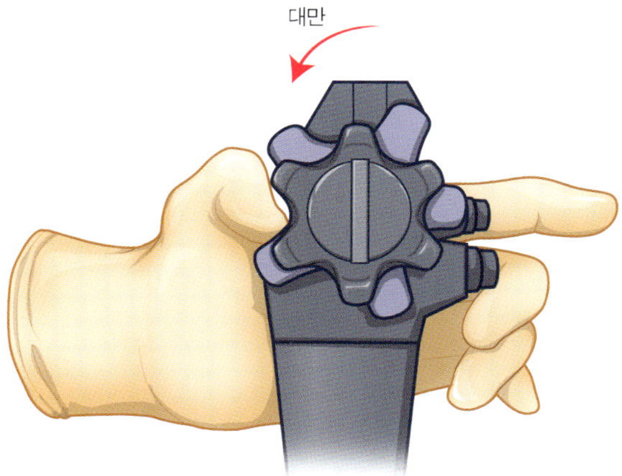

그림 1-13 _ 원핸드(한 손으로 앵글 조작하기)

용어정리

회전=토크

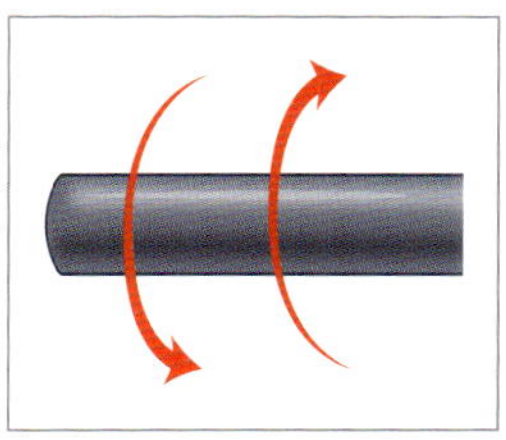

밀고 당기기

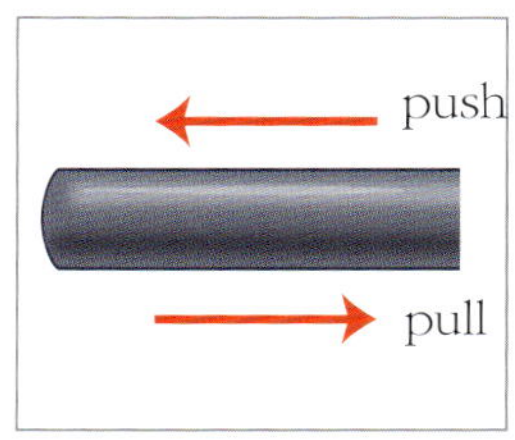

Jiggling

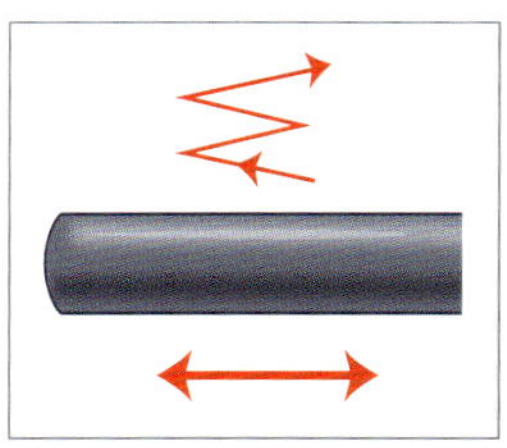

(push와 pull을 짧게 반복하기)

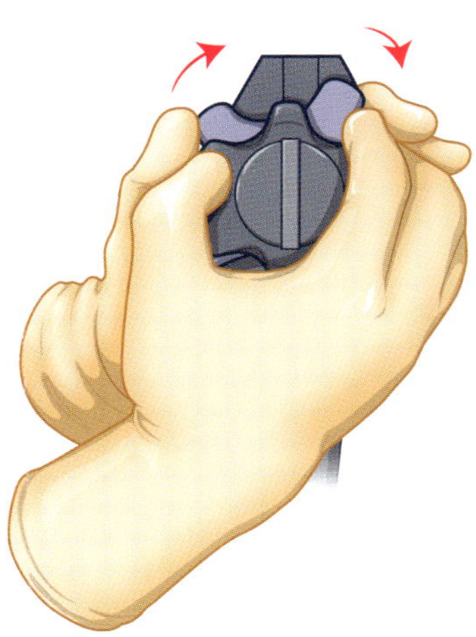

그림 1-14 _ 투핸드(양손으로 앵글 조작하기)

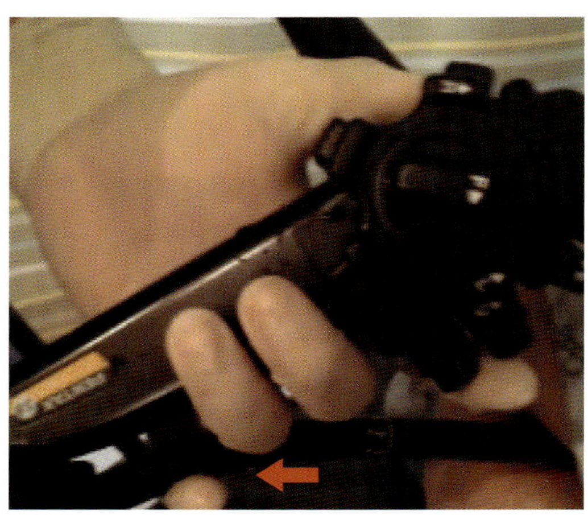

그림 1-15 _

투핸드(양손으로) 앵글 조작하기(그림 1-14)

투핸드 조작은 양손을 이용해서 업다운, 좌우 노브를 따로 조정하는 것이다. 이 방법은 초심자들 또는 여자분들 중에서 손의 힘이 부족한 경우에 유리하다. 또한, 정교한 선단부의 조정이 가능하여 굴곡부를 넘기에 유리하다.

고전적인 투핸드 조작법(이인[二人]법)의 문제는 시술자가 투핸드로만 앵글 조작을 하게 되면 스코프를 잡고 밀고 당겨줄 보조자가 한 명 더 필요하다는 점에 있다. 고전적인 이인법으로 배우는 것은 번거롭고 보조자도 같이 호흡을 맞춰서 배워야 하므로 오늘날에는 거의 쓰이지 않는다.

이 투핸드 방법을 약간 변형하면 보조자 없이도 투핸드 방법을 쓸 수 있다. 원핸드 방식으로 주로 삽입하지만, 굴곡부에서 정교한 앵글의 움직임이 필요할 때에는 투핸드 방법을 이용한다. 이때 왼손의 새끼손가락으로 스코프를 걸어서 잡으면(그림 1-15의 붉은 화살표 방향 참고) 보조자가 없어도 새끼 손가락을 이용해서 스코프의 전후진이 가능하다.

원핸드와 투핸드 방식을 섞어서 쓰기(그림1-16)

대부분 내시경 검사자들은 원핸드 방식을 선호한다. 대부분은 원핸드의 업다운 앵글을 쓰는 것과 오른손을 이용한 좌우 토크 만으로 내시경 삽입이 가능하기 때문이다(즉, 좌우앵글을 쓰지 않게 된다). 어떤 내시경 삽입법 책에는 좌우앵글을 쓰지 않는 삽입법을 소개한다. 원핸드는 조작이 간편하고 시술자의 자세가 편하여서 많은 내시경을 하는 경우에 유리하다.

하지만, 어려운 케이스에서 굴곡부를 넘을 때 섬세한 선단부의 조정이 필요한 경우엔 투핸드를 이용하여 업다운과 좌우앵글을 같이 이용해보면 편리함을 느낄 수 있다. 또한, 왼손의 새끼 손가락만으로는 힘이 약해서 스코프를 걸어 잡고서 스코프를 강하게 밀거나 당길 수 없다. 그러므로 오른손으로 스코프를 잡고 움직일 때보다 선단부의 동작이 저절로 작아지므로 굴곡부에서 미세하게 밀고 당기는 조작이 가능하다.

필자는 처음에는 원핸드 방법으로 삽입법을 배웠지만, 손가락이 짧아서 조작에 어려움이 있었

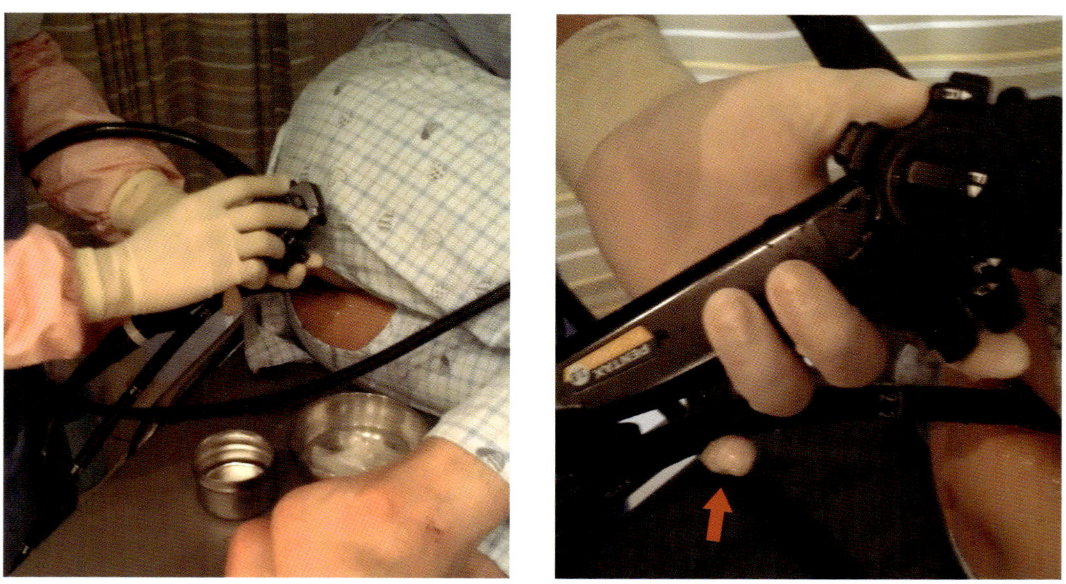

그림 1-16 _ 원핸드와 투핸드 방식을 섞어서 쓰기

다. 이 투핸드를 병용하는 방법을 쓰고 나서부터는 굴곡부를 수월하게 넘기게 되어 삽입에 자신감이 생겼다.

초심자들은 원핸드, 투핸드 방법을 같이 쓰기를 추천한다.

> **定石** 초보자, 손이 작은 분들은 원핸드 방법과 새끼손가락을 거는 투핸드 방법을 같이 써보도록 한다.

노브를 조정하는 법 익히기

테이블 또는 종이 상자에 마우스 피스를 고정하거나, 종이 상자에 구멍을 뚫는다. 그리고 맞은 편에 3×3의 격자에 1에서 9까지 써놓자. 내시경을 구멍을 통해서 넣어서 5에서 나머지 숫자로 이동하는 연습을 한다(그림 1-17).

예를 들어 5 → 7로 가기 조정은, 업다운 앵글, 좌우 앵글, 그리고 스코프의 좌우 토크 이 세가지를 조합해서 가능하다. 이번엔 맞은 편이 아니라 측면에 격자판을 그려놓는다(그림 1-18).

선단부의 앵글을 90도로 준 상태에서 위와 마찬가지로 중심에서 각 숫자로 이동하는 연습을 한다.

Advise 1

위내시경을 시행하면 종이 상자를 쓰지 않더라도 이런 노브 조정법을 저절로 배우고 익힐 수가 있다.
너무 이론적이거나 배경적인 지식에 매달리는 것보다 실제로 위내시경을 해보는 것이 중요하다고 생각한다.

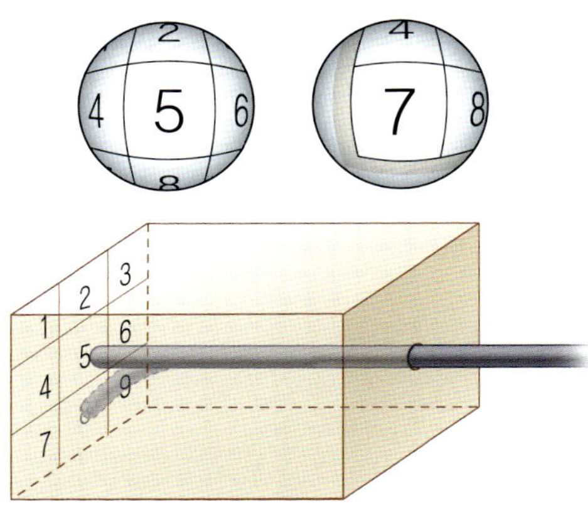

그림 1-17 _ 종이 상자를 이용한 노브를 조정하는 법 익히기

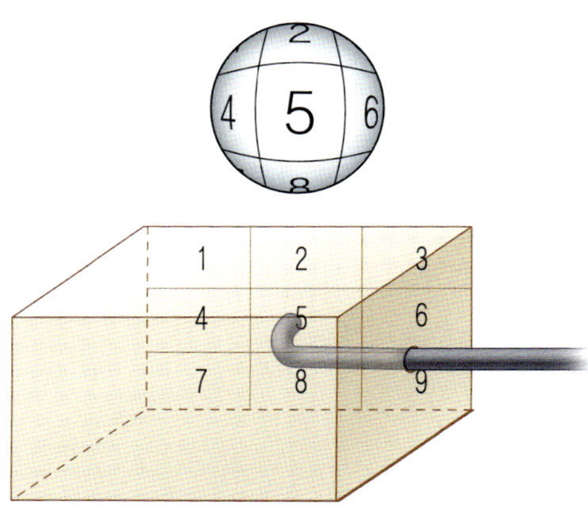

그림 1-18 _ 종이 상자를 이용한 노브를 조정하는 법 익히기(2)

2 위내시경

위내시경의 준비

대장내시경과 달리 위내시경은 진행경로가 단순하고, 조작하기 또한 삽입법이 정형화되어 있어 쉽게 시작할 수 있다. 처음 시작한다면 다음의 순서를 따라 시도해 본다.

① 기본적인 술기에 관해서는 내시경 책을 몇 권 숙지해 둔다.

Advise 1

머릿속에 구강, 식도, 위, 십이지장에서 화면의 흐름에 대한 오리엔테이션을 나름대로 정리하도록 한다. 이런 나름의 정리가 있어야 다음 단계의 참관 때에, 단순히 멍하게 구경만 하는 것이 아니라, 스스로 세부적인 동작이나 사실을 이해하는 데 도움이 된다(그림 1-19).

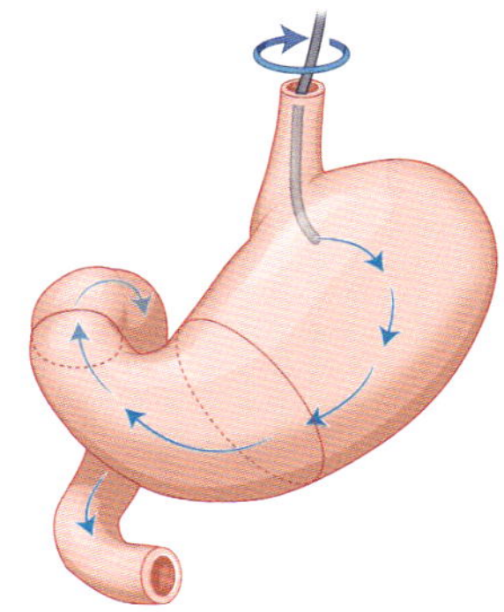

그림 1-19 _ 위내시경의 오리엔테이션

② 몇 케이스는 숙련자가 하는 것을 관찰한다.

③ 숙련자의 지도하에서 실제로 해본다.
처음부터 혼자 삽입을 하다가는 목 넘기기에서 좌절하기 쉽다.
처음에는 숙련자가 내시경검사를 하고 이상 소견이 없는 경우에 넘겨받아서 위 안에서 각부위를 관찰하고 사진을 찍는 방법을 익히는 것부터 시작한다.

④ 어느 정도 위내시경의 사진을 찍는 것, 각 부위 관찰하는 방법을 익히고 난 뒤에 숙련자의 참관아래 목 넘기기를 시도하는 것이 좋다.

⑤ 목 넘기기에 어느 정도 감이 왔다면 도움 없이 혼자 해본다.

위의 해부학

위의 해부학은 누구나 잘 알고 있겠지만, 내시경 시행 후에 보고서를 작성 및 병변의 위치를 기술 할 때 꼭 필요해서 다시 짚고 넘어가도록 한다. 누구나 아는 기본적인 위의 해부가 아니라 '내시경 상에서 보이는 위의 해부' 가 중요하다.

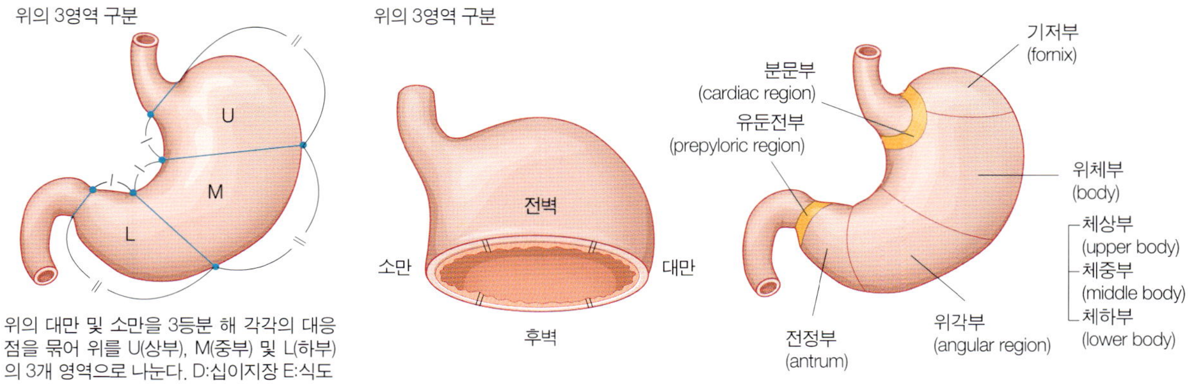

위의 대만 및 소만을 3등분 해 각각의 대응점을 묶어 위를 U(상부), M(중부) 및 L(하부)의 3개 영역으로 나눈다. D:십이지장 E:식도

그림 1-20 _ 위의 구분

이 해부학은 위의 병변(궤양, 용종 등)의 위치를 기술할 때 꼭 필요하다.

일부에서 알려진 위의 구분은 그림 1-20과 같이 위각부를 포함하기도 한다. 위각(angle)을 포함하는 '위각부'를 포함하는 위의 구분은 실제 내시경에서는 혼란스럽기만 하고 복잡함만 초래한다. 그래서 위각(angle)만을 언급하고, 위각부는 위의 구분에 포함하지 않도록 한다.

실제로 우리나라 임상에서는 위내시경 상에서 위각부를 따로 기술하지는 않는다. 간단하게 위바닥, 위몸통, 위전정부로 나뉜다(그림 1-21).

대부분 병원에서의 내시경 장비는 측시경이 아닌 직시경을 쓴다. 그러므로 내시경으로 보이는 화면은 '후레쉬의 불빛이 비추는' 면이 보이는 것으로 생각해 볼 수 있다(그림 1-22). 위식도 경계부에서 나와서 우선 시야에 들어오는 부분은 체부라고 생각하면 된다. 여기서 일단 시야에 들어오지 않는 머리쪽 부분을 기저부(위바닥)라고 생각해 볼 수 있다.

식도위 결합부를 지나 위체부의 상단이 보이는 상태에서 반전(U 턴)해서 관찰하면 대만과 연결되는 움푹 꺼진 부분이 있는데 이곳이 기저부(위바닥)다. 반대로 소만과 연결되어 내려가는 시작부분이 있는데 이곳은 돌출된 언덕처럼 보인다. 앞으로 이 부분을 편의상 분수령이라고 명하자.

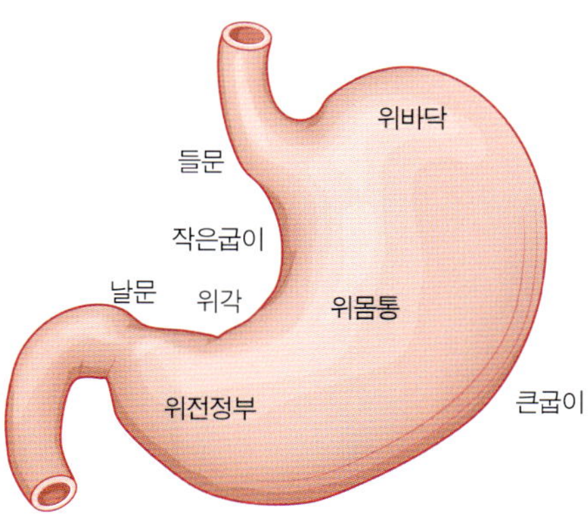

그림 1-21 _

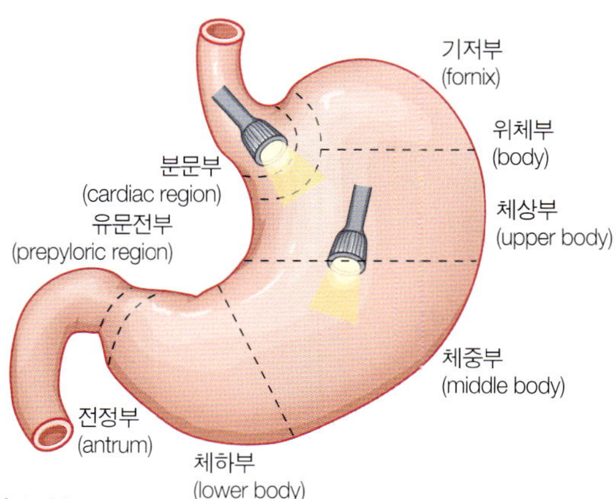

그림 1-22 _

다시 반전을 풀고 위체부를 따라 내려가면 소만이 급격히 꺽여있는 부분인 위각이 있다. 대만쪽은 원위부에서 주름이 소실되는 지점이 있다. 위각과 대만의 주름이 소실되는 이곳을 경계로 체부와 전정부로 나눌 수 있다. 좀 더 전정부로 넘어가면 십이지장으로 넘어가는 입구인 유문이 보인다. 유문 넘어가기 전 부위를 유문전부위라고 한다. 대략적인 기저부, 위체부, 전정부의 구분을 해보았다.

이제 내시경을 해보면 구분이 가능할 것 같지만, 막상 해보면 구분이 모호하다. J턴, U턴을 하다 보면 더욱 헷갈리게 된다. 그러므로 간단하게 큰굽이(great curvurture)의 주름을 기준으로 해서 주름이 끝나는 부위에서 전정부가 시작한다고 생각하고, 반대로 머리 쪽으로 주름이 끝나는 곳의 위쪽을 위바닥이 시작하는 걸로 구별 기준을 잡자(물론 이 방법에는 이론이 많다).

> **定石** 위의 큰 세 구분(위바닥, 위몸통, 위전정부)은 큰 굽이(great curvurture)의 주름이 끝나는 부위를 기준으로 하자.

병변의 위치기술에 중요한 것으로 전벽이냐, 후벽이냐의 문제가 남아 있다. 이 전후벽의 구분에서는 먼저 소만선이 landmark 가 된다. 대만은 넓게 여러 개의 주름들로 이루어져서 단일기준으로 삼기가 어렵다. 예를 들어 십이지장을 관찰하고 나오면서 J턴을 해서 보이는 앵글을 따라 이어지는 소만을 기준으로 하면 항상 화면의 오른쪽이 위의 후벽이다(그림 1-23).

> **定石** 소만이 화면의 아래 방향에 위치한다면(J턴인 경우), 소만의 오른쪽이 항상 후벽임을 기억하라. (반대로 대만이 화면의 아래쪽에 위치(U턴한 경우)한다면 대만의 왼쪽이 후벽이다)

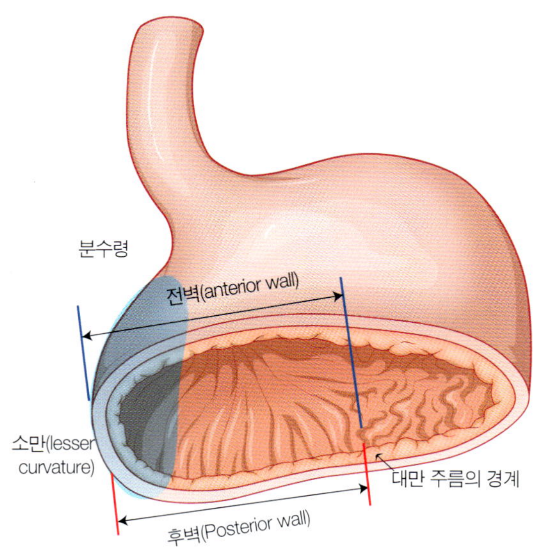

그림 1-23 _

Advise 1

전벽은 간의 압박 때문에, 후벽은 비장의 압박 때문에 마치 커다란 SMT(점막하종양, submucosal tumor)가 있는 것처럼 보이기도 한다. 이때는 공기를 충분히 주입해서 위를 팽창시켜야 한다.

이제 한 가지 남은 부위가 있다. 들문(분문: cardia)이다. 들문(Cardia)은 실제로 그 해부적인 경계를 나눌만한 landmark가 없다. EG juction의 2cm까지 부위로 생각한다. (이 부분의 유래는 이 부분에만 유래하는 cardiac cell의 조직학적인 소견 때문이라 한다.) 크게 의미가 없다. 들문은 2cm 이라고 간단하게 알고 넘어가자.

위내시경 시행의 정석

필자는 내시경을 배울 때 대장내시경을 배우고 나서 위내시경을 배우게 되었다. 일반적으로는 위내시경을 배우고 나서 대장내시경을 하게 되는데, 이렇게 거꾸로 배운 이유는 필자가 내시경을 배운 곳은 대장내시경이 더 많았기 때문이다.

하지만 처음 배울 때는 위내시경을 먼저 하는 것이 좋고 장점이 많다. 위내시경은 우선 시술 자체가 아주 단순하며, 병변을 놓치는 것과 목을 넘어가는 문제 이외에는 큰 장애물이 없다. 그러므로 심리적으로도 내시경을 시작하기 좋다.

두 번째로 pull 동작이 주가 되는 대장내시경 시술과 길고 복잡한 대장의 구조와 달리 위는 해부학적으로 거의 변이가 없고, 고정되어 있기 때문에 단순하게 push 하는 것으로 충분히 삽입이 되므로 배우기가 쉽다.

그리고 위내시경을 하게 되면 앵글의 조작과 기본적인 내시경의 조작을 쉽게 익힐 수 있기 때문에 위내시경을 먼저 배우는 것이 내시경을 시작하는 분들에게는 유리하다.

위내시경은 권고안이 발표되었고 위내시경 시행하면서 사진을 찍어 기록을 남기는 부위에 대해서 체계적으로 정리되어 있다(표 1-1). 하지만 위의 권고안의 순서를 그대로 따르는 것은 합리적이지 않다. 괄약근, 특히 유문의 이완을 시키기 위해 쓰는 부스코판(Buscopan, 진경제), 그리고 수면약으로 쓰는 포폴(Profopol)의 반감기(작용시간)가 아주 짧으므로 위로 들어가자마자 유문을 통과

표 1-1 화상 캡처 부위(사진 촬영 권장 부위) : 최소한의 사진 촬영 부위는 2, 5, 6, 7이다.

화상 1	상부 식도 화상. 상절치로부터 20cm 떨어진 부위에서 촬영
화상 2	위식도 접합부(Z-line) 상방 2cm 부위에서 촬영
화상 3	분문부. 내시경을 반전시켜 분문부와 위저부가 모두 보이도록 촬영
화상 4	위 소만측의 상부. 공기를 넣어 위를 충분히 부풀린 후 위체부 전체가 관찰되도록 촬영
화상 5	위 각부. 내시경을 부분적으로 반전시켜 내시경 선단을 위 각부 앞에 위치시키고 촬영
화상 6	전정부. 이 화상에 전체 전정부의 모습이 들어와야 함.
화상 7	십이지장 구부. 전체 구부의 화상을 얻기 위해 내시경 선단을 유문륜을 바로 지난 부위에 위치시키고 촬영해야 함.
화상 8	십이지장 제2부. 내시경 선단을 십이지장 유두부 근처에 위치시키고 촬영이 화상으로 완전한 내시경검사가 이루어졌음을 확증함.

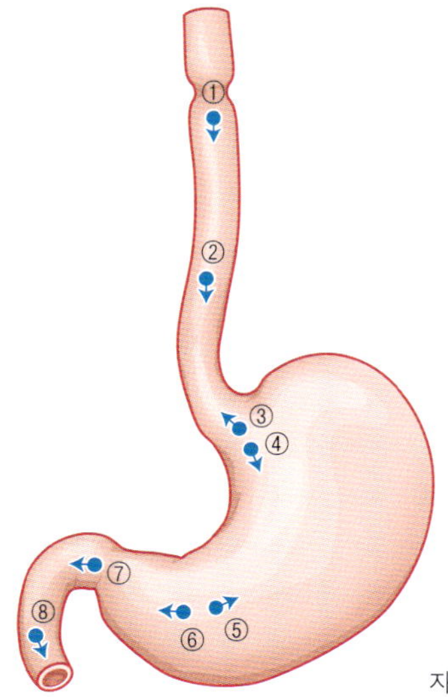

자료원:Endoscopy, 2001:33:301-4

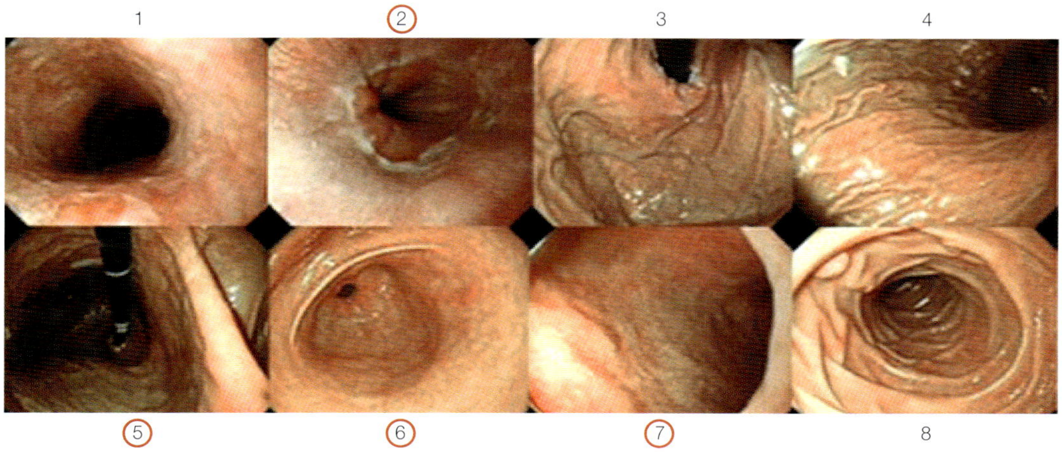

그림 1-24 _ 내시경 표준 8부위 촬영법

해서 십이지장을 먼저 들어가는 것이 유리하다. 특히 유문을 통과할 때 환자들이 목을 넘어갈 때 만큼은 아니라도 불편감을 느끼기 때문에 먼저 통과해서 십이지장에 다다른 후 빼면서 역순으로 관찰하는 것이 좋겠다.

예외적으로 식도위 결합부 (2)는 들어갈 때 찍는 것이 좋다. 나올 때는 환자가 수면이 깨어서 몸부림이 심해지므로 중요한 식도위 결합부를 제대로 찍는 것이 어려워지기 때문이다.

그래서 이 책에서 권고하는 실제 사진 촬영(위의 관찰)의 순서는 2 → 6 → 7 → 8 → 6 ' → 5 → 3 → 4 → 1이다.

기본 문제

2-1 내시경 환자가 테이블에 올라와서 마우스피스를 물고 누워있다.
이 준비된 상태에서 무엇을 할까?

기본 정석

(1) 장갑을 끼면서 수면인 경우엔 수면 약의 용량을 결정해서 주사를 주도록 한다.

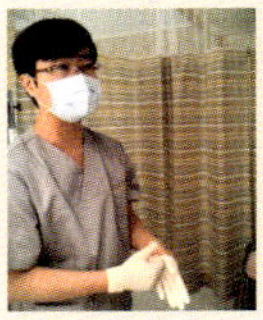

본원에서 예: 미다졸람 3~4cc, 포폴 3cc(고령, 상태에 따라 조정) 또는 미다졸탐 4cc
추가 용량 각각 1~2cc

♦참고♦ 부스코판, 티램 같은 진경제도 준다. 녹내장, 전립선비대의 기왕력을 확인해야 한다.

(2) 우선 내시경을 받아 든다.

Advise 1

이때 거즈 한 장을 미리 준비해둔다. 삽입할 때는 문제없지만, 뺄 때는 젤리가 묻은 내시경을 잡기 때문에 미끄럽다. 거즈로 스코프를 잡아야 한다.

(3) 환자가 수면이 아닌 일반내시경이라면 주의 사항을 이야기한다.

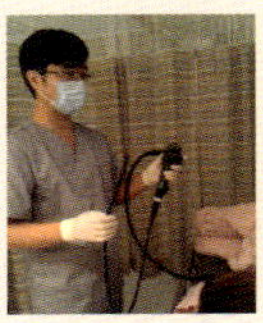

① 목에 내시경이 들어가도 숨은 쉴 수가 있습니다. 숨 쉬는 것에만 집중하세요
② 눈을 감지 마세요. 어깨와 몸의 힘을 빼세요.
③ 처음에 넘어갈 때 외엔 침을 삼키지 말고 흘리세요, 사래 걸립니다.
④ 구역질을 시작하면 멈추기 어렵습니다. 참아야 합니다.

(4) 젤리를 거즈에 발라서 주면 내시경의 선단부, 끝에서 20cm 정도에 젤리를 묻힌다.

(5) 내시경의 선단부(先端部:맨 앞부분)를 마우스 피스 내로 넣는다.

Advise 1 시술자의 자세

허리를 구부정하게, 상체를 약간 숙인 상태에서 어깨의 힘을 빼면, 스코프에 무리한 힘을 즈기가 힘들다. 즉, 이런 구부정한 자세는 초심자가 처음 식도로 진입할 때, 이형와(pyriform sinus)로 잘못 들어가서 천공을 일으키는 문제를 일으키는 것을 방지할 수 있다.

Advise 2 윤활제의 선택

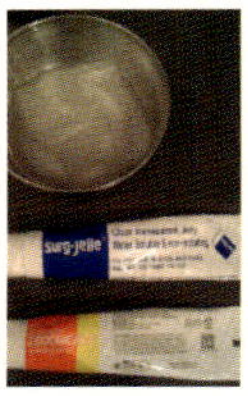

위에서부터 글리세린, 외과용 젤, 리도카인 젤이다.
위 내시경 검사를 할 때에는 주로 외과용 젤이나 리도카인 젤을 이용한다. 본원에서는 대장내시경의 경우엔 글리세린을 이용한다. 젤을 쓸 때에는 내시경이 너무 미끄럽기 때문에 거즈를 써서 잡게 된다. 각각에는 장단점이 있으므로 어떤 윤활제를 쓸지는 시술하시는 분들의 생각이나 취향에 달려있다.

기본 문제

2-2 내시경의 램프가 켜지고 내시경의 선단부를 마우스피스로 넣고 나서 어떻게 구개부를 지나가는가?

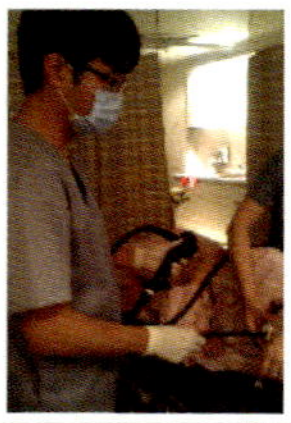

기본 정석

(1) 화면에서 혀가 위쪽으로 보이도록 스코프를 조정하여 잡는다.

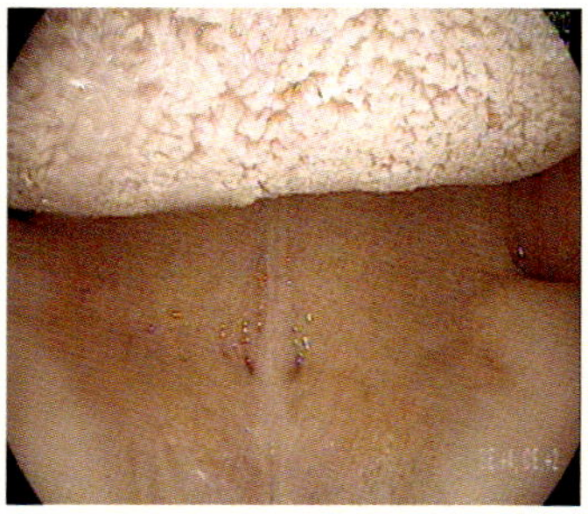

(2) 이 상태에서 업앵글을 서서히 걸면서 경구개를 기어 올라가는 느낌으로 , 혀를 밀어 올리는 느낌으로 천천히 삽입한다. 특히 혀의 뿌리나 경구개 뒤쪽에 심하게 닿지 않도록 중간으로 들어가려고 노력해야 구역반사를 일으키지 않는다.

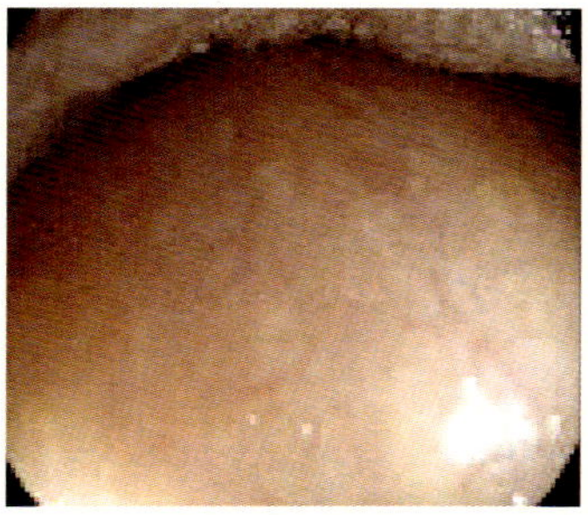

Advise 2

자신의 입안에 손가락을 넣어서 입천장을 만져보자. 경구개와 연구개는 자극에 대해 무디지만, 혀의 뒤쪽은 구개 반사를 쉽게 유발하는 민감한 부위다. 그러므로 혀를 누르는 듯 진행하라고 하지만 실제로는 혀 뒤쪽에서는 구개 쪽, 즉 바닥으로 붙어 가는 느낌으로 진행한다. 그러면 실제로도 환자가 구역질을 적게 하게 된다.

기본 문제

2-3 후두개가 보이는 상황에서 식도로 내시경을 삽입하기까지

기본 정석

(1) 좀 더 전진해 들어가면 후두개가 보이는데, 후두개가 너무 낮은 경우엔 머리를 잡고 있는 보조자에게 지시하여 환자의 턱을 좀 더 쳐들도록 한다. 그러면 좀 더 공간이 생긴다.(인공호흡할 때와 비슷하다)

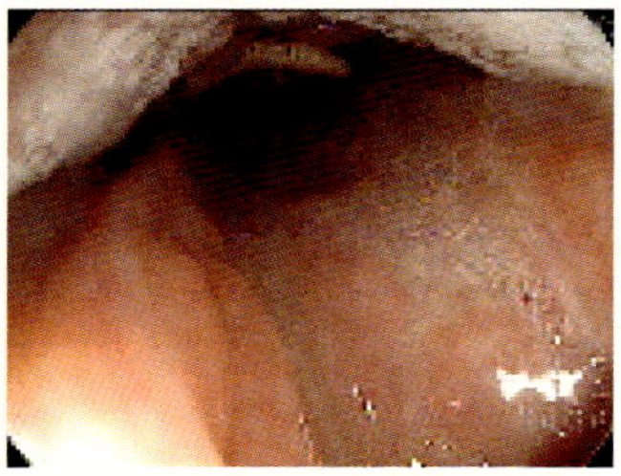

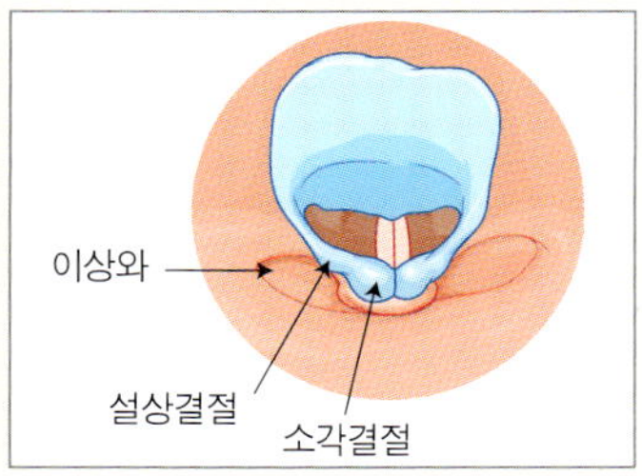

(2) 후두개 밑으로 들어가면 설상결절(楔狀結節, cuneiform tubercle), 소각결절(小角結節, corniculate tubercle)/ 소각결절, 설상결절이 대칭으로 보인다. 양쪽 가장자리 쪽은 이상와(利狀窩, pyriform sinus)가 있는 부분이다. 내시경에 관심이 있는 사람이라면 이곳으로 무리하게 잘못 진입하면 천공이 생긴다는 무서운 사실을 알고 있을 것이다. 이런 문제를 유발하지 않고 제대로 삽입하기 위해서는 주로 화면 상의 왼쪽의 두 결절의 사이 아래로 접근하는 기분으로 들어가서 약간의 오른쪽 토크를 주면서 방향을 찾아서 식도로 진입한다. 일반내시경이라면 환자보고 꿀꺽 삼키라고 말하면 쉽게 들어갈 수 있다. 하지만 반대로 환자가 협조가 안 돼서 목에 힘을 주고 있다면 넘어가기 쉽지가 않다.

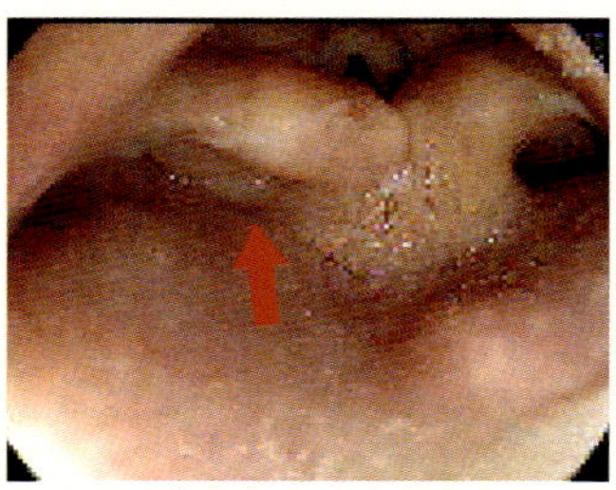

(3) 식도가 약간 비틀려 있는 형태로 연결되기 때문에 토크가 필요하고 대부분은 화면의 약간 위쪽에서 입구가 관찰되어 약간의 업앵글을 주면서 들어가는 경우가 많다.(필요하다면 약간의 송기를 한다)

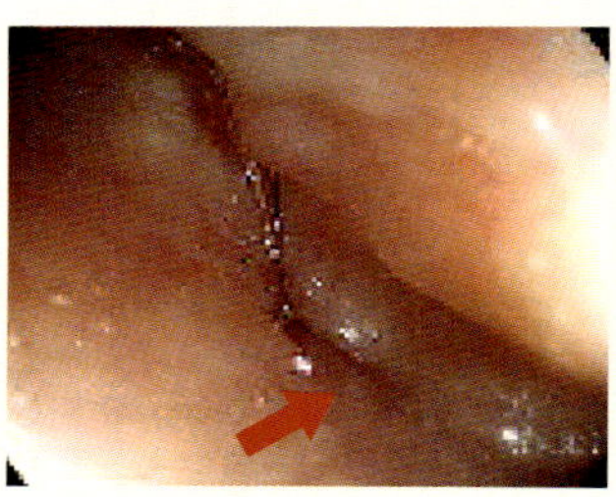

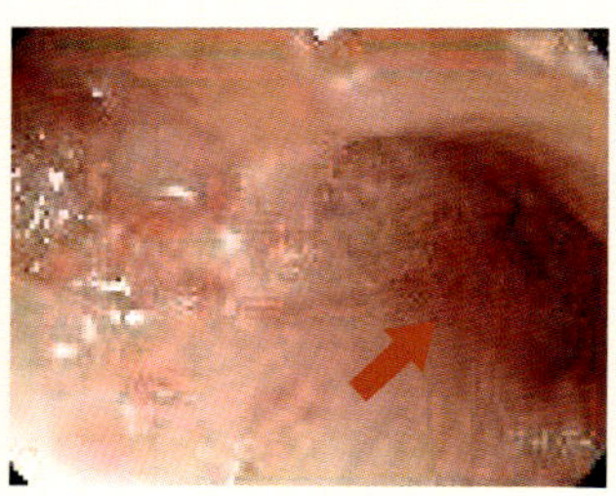

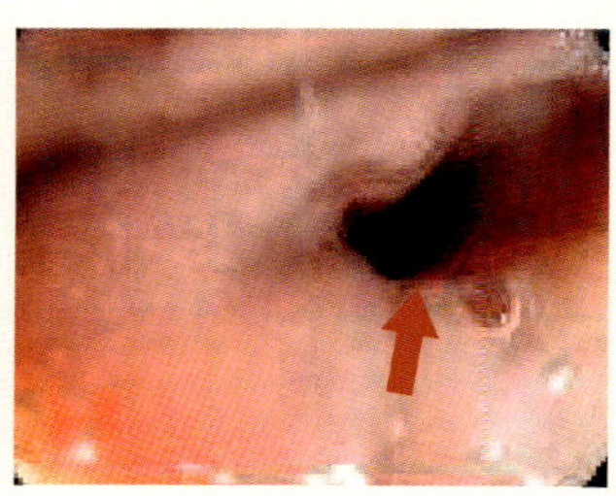

Advise 1

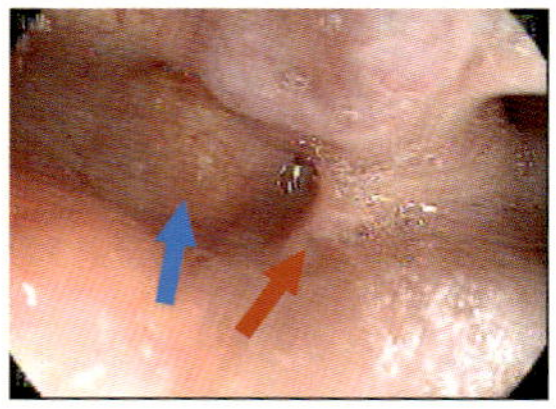

가장 문제는 식도삽입이다. 그리고 문제가 생길 수도 있는 순간이다. 즉 이상와(pyriform sinus) 방향을 식도로 잘못 알고 밀고 들어가면 천공을 유발할 수 있다. 여기서 잠시 검도의 가르침을 참고해보자. 검도에서는 어깨의 힘을 빼야 칼을 쥔 손목의 힘도 빠진다고 가르친다. 마찬가지로 내시경 삽입 시에는 시술자가 몸과 팔, 어깨의 힘을 빼야 한다. 그래야만 손목에 힘이 강하게 들어가지 않아서 천공이 생길 정도로 세게 밀지 않게 된다. 특히 초심자들은 의식적으로 다음의 자세를 취하면 무리한 힘을 가해 내시경을 밀어 넣는 것을 방지할 수 있다.

> **定石** 초보자일 때는 위내시경 삽입할 때, 상체를 약간 구부정하게 숙이고, 엉덩이를 조금 빼면서 어깨의 힘을 빼도록 한다.

이 자세에서는 자연적으로 힘을 주기가 어렵고 힘이 빠진다.

♦참고♦

타 병원에서 위내시경을 하다가 천공된 사진이다. 식도 옆의 목에 기종이 관찰된다.

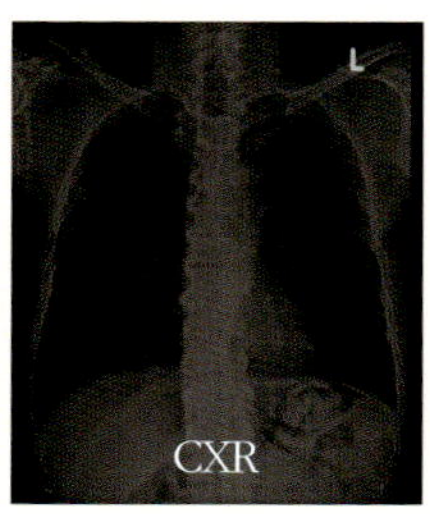

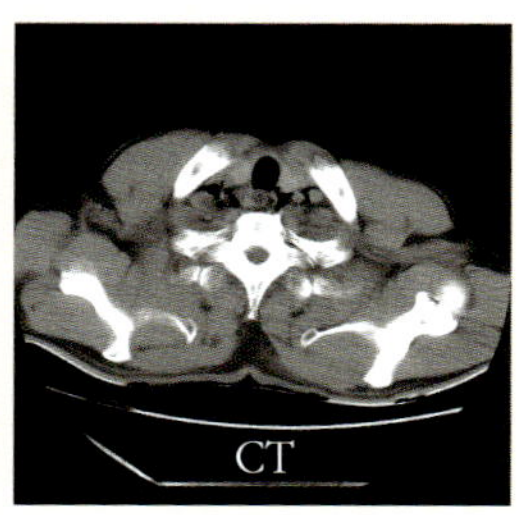

초보자가 아니라 10년 이상 내시경 검사를 하셨던 선생님께서 만들었다.

Advise 2 조급한 마음을 버리도록 한다.

삽입이 어렵다면 절대로 무리하지 않도록 한다.

삽입할 때 환자가 많이 움직인다면 좀 더 수면 약을 주거나, 아니면 아예 깨워서 일반으로 시행하도록 한다. 그래도 쉽지 않다면 숙련자에게 넘기도록 한다.

조급한 마음이 들 때에는 자기 암시가 도움이된다. 다음을 자신에게 말해보자.

"이것은 단지 좀 더 굵은 레빈튜브다. 나는 인턴 때 많이 넣어 보지 않았던가."

> **定石** 조급한 마음을 버리기 위해 '무리하지 않는다.' '이것은 조금 굵은 레빈튜브다' 라고 자기 암시를 걸어본다.

Advise 3 내시경이 어금니에 깨물리지 않도록 주의한다.

내시경 장비는 상당히 고가이고, 수면상태의 환자가 문제를 일으킨 경우, 환자에게 책임을 묻는 것도 애매하기 때문에 조심할 수밖에 없다. 내시경을 깨물리면 3자리 단위의 수리비가 들게 된다. 그러므로 협조가 안 되는 환자는 내시경을 안 하는 것이 낫다. 조영술로 대체하도록 한다.

기본 문제

2-4 식도부를 지나가기

기본 정석

(1) 식도에 진입한 상태에서는 항상 노브가 중립 상태에 있는지를 확인하는 습관을 들인다.

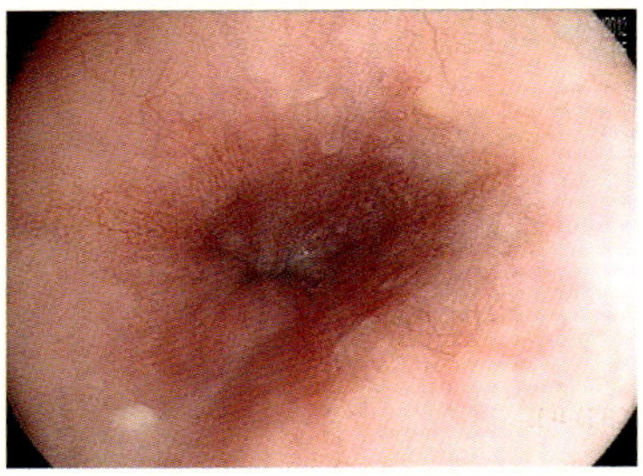

(2) 화면의 중앙을 유지하면서 밀어 넣어서 들어간다. 상부 식도에서는 될 수 있으면 송기를 하지 말아야 환자가 기침하지 않는다.

Advise 1

위내시경에 대한 책을 읽어 보면 삽입할 때, 또는 관찰할 때 식도를 여러 부위로 나누고, 자세히 설명하고 있다. 이 부분은 상당히 지루하기도 하고, 많이 복잡해서 어렵다. 식도 부분을 읽다 보면 내시경이라는 게 참으로 어렵게 느껴진다. 하지만, 실제에서는 별로 필요하지 않다. 상중하의 식도를 굳이 나눌 필요도 없이 병변의 위치를 표시하는 것은 앞니에서의 내시경 길이를 이용하면 된다. 위내시경 삽입에 관한 책에서 많은 비중을 차지하는 식도 부분은 그냥 가볍게 넘어가 주자.

Advise 2

식도 지날 때 중요한 것은 특히, 목 부분을 통과하면서 걸었던 앵글을 풀고, 업다운, 좌우 앵글이 중립 상태로 되었는지를 반드시 확인하고, 화면 정 중앙을 유지한 채로 슬슬 지나가는 것이다. 식도를 따라 내려가다 보면 심장의 뒤쪽을 지나가기 때문에 조심할 필요는 있다고 생각한다(내시경 중에 심근경색이 생겨 사망한 뉴스도 있다).

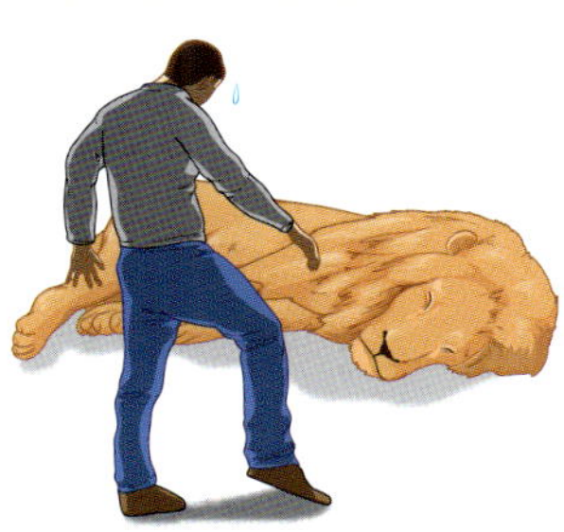

심장은 잠자는 사자

기본 문제

2-5 위 식도 결합부 통과하기

기본 정석

(1) 식도, 위 결합부가 나오면 우선 사진을 찍는다. 식도위연결부위, 식도위 결합부, z-line이라고 불리는 경계부가 제대로 보이게 찍어야만 한다(위와 식도의 점막은 분명히 다르게 보이므로 이 경계부를 확인하는 것은 어렵지 않다).

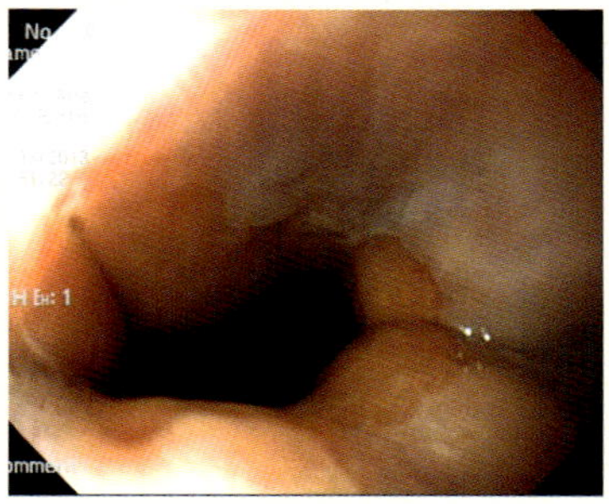
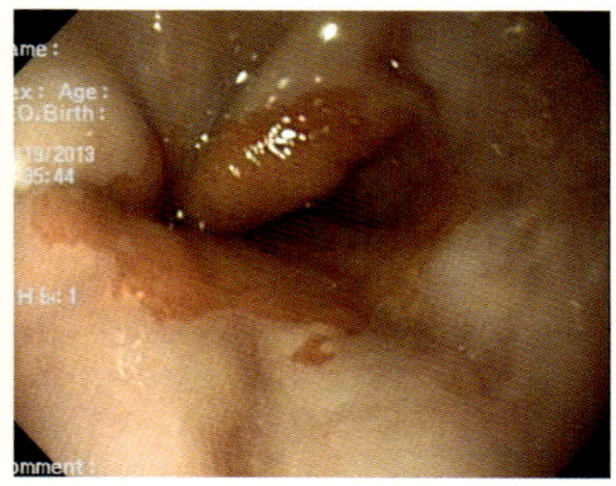

(2) 결합부를 통과할 때는 우측으로 약간 토크(torque, 스코프 회전)를 주면서 통과한다.

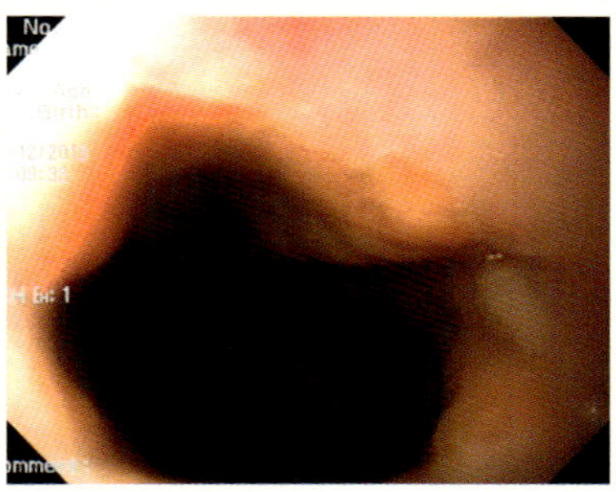

Advise 1

결합부가 아주 동그랗게 나오게 찍어야만 Z-line의 상태를 정확히 파악할 수 있지만, 수면인 상태에선 환자의 협조(숨을 뱉어내도록)가 없어서 아주 힘들다. 결합부를 제대로 보이게 찍기 위해서는 오른쪽 토크를 걸면서 화면을 가능한 정중앙에 두고 적당히 접근하여서 최대한 송기를 해야 한다. 그리고 사진을 순간적으로 잘 찍어야 하는 노련함이 필요하다.

Advise 2

식도위 결합부가 그냥 잘 보이는 경우는 대게는 hiatal hernia가 있는 것이라고 보면 된다. 이런 예에선 역류성 식도염이 동반되는 경우가 흔하다.

식도염의 분류

주로 Los Angeles 분류법(표 1-2)을 쓴다.
직관적이므로 쓰기가 쉽다.

표 1-2 LA분류법

Grade A	한 개 이상의 mucosal break가 점막 주름에 국한, 크기가 5mm 미만
Grade B	한 개 이상의 mucosal break가 점막 주름에 국한, 길이가 5mm 이상
Grade C	주름을 넘어 서로 융합을 보이는 mucosal break, 75% 둘레 미만
Grade D	전주성(circumferential) mucosal break(75 % 이상)
Grade M	미소변화 minimal change

표 1-3 Savary-Miller 분류

Stage I : 한 개 혹은 여러 개의 선상의 미란이 식도 점막 선단에(Z-선 부위 혹은 상방으로) 존재하며 서로 분명하게 떨어져 있는 경우
Stage II : 식도 점막주름의 선상 미란이 원주 방향으로 서로 융합하지만, 전체의 원주를 다 차지하지 않는 경우
Stage III : 모든 미란이 원주 방향으로 융합하여 하나의 띠를 만들고 있는 형태
Stage IV : 궤양, 협착, 식도 단축 등의 만성 합병증이 동반된 경우
IV a : 식도궤양이 나타나며 전주성 협착, 식도 단축, Barrett metaplasia 수반
IV b : 점막의 미란이나 궤양이 있든 없든 소화성 협착을 보이는 경우

(삼성서울병원 내과 연수 강좌, 1999)

바렛식도 진단 내시경소견

바렛식도는 (1) 식도의 squamous epithelium이 columnar epithelium으로 변했고, (2) Goblet cell을 가진 특수한 장상피화생(specialized intestinal metaplasia; SIM)이 동반된 상태이다. 즉 위에서 장형화생 소견을 언급하는 것과 같이 식도위 결합부에서도 장형화생이 생기는데, 이를 바렛이라고 한다.

> **定石** 위의 장형화생(intestinal metaplasia)
> 식도의 바렛식도(Barrett' s esophagus)

바렛식도의 진단은 장형화생을 증명하여야 하기에, 조직검사가 필수적이다(의심 부위에 최소 2번의 생검을 시행한다).

우선, 내시경적으로는 (1) EG junction보다 상방으로 이동한 편평상피-원주상피접합부 소견이 가장 중요하다. 즉, 위식도 경계부가 불규칙하게 식도 쪽으로 돌출한 소견이다. 가끔 혀 모양(tongue-like projection)으로 돌출하는데, 이 길이가 1cm 미만이면 초단분절바렛식도(ultra-short segment Barrett esophagus, USSBE)이라고 해서 크게 임상적 의의를 두지 않는다. 3cm 이상이면 장분절(long segment) 이라고 하며, 그 사이는 단분절(short segment) 로 구분한다.

그 돌출부에 접근해보면 (2) 뇌 주름무늬의 점막(Cerebriform villous architecture)이 근접으로 관찰되기도 한다. 하지만 대개는 점막이 투명해서 아세틱에시드 등을 뿌린 전처치 후에 관찰된다고 한다. 그리고 (3) 편평상피 섬(squamous island, residual islands of squamous epithelium) 이라고 돌출된 연어 빛(주황빛)의 점막의 중간 중간에 섬처럼 흰 식도점막이 관찰되면, 정상 식도 부위가 바렛으로 침식되었음을 짐작할 수 있다. 바렛식도에서는 (4) 위점막에서는 보이지 않는 상피하 혈관이 관찰된다.

定石 EG junction에서 식도 쪽으로 1cm 이상의 혀 같은 모양의 돌출부가 있고 편평상피 섬이 그 안쪽면에 나타나고, 가까이 보아서 뇌 주름 무늬 같은 점막이 관찰된다면 조직검사를 2회 실시한다.

기본 문제

2-6 식도위 결합부를 지나서 위에 도달했다. 이젠 어느 방향으로 향해야 하는가?

기본 정석

(1) 식도위 결합부를 통과할 때 약간 우측으로 토크를 주면서 나가면 방향을 잡기가 쉽다.
제대로 나왔다면 화면의 오른쪽에 전정부가 있다. 사진처럼 주름이 수렴(convergence)하는 방향에 전정부가 있다. 수렴 부의 중심을 향해 오른쪽 토크를 걸면서 스코프를 밀고 들어가면 된다.

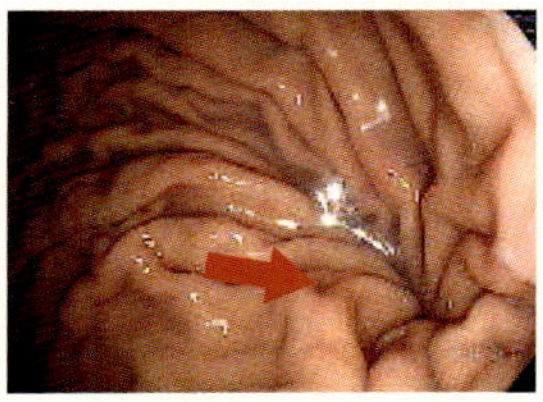

(2) 결합부를 통과하면 초심자는 당황할 수 있다. 전정부, 즉 십이지장 쪽의 방향을 알기 어렵기 때문이다. 이때는 우선은 화면의 오른쪽으로 토크를 주면서 진행해 본다

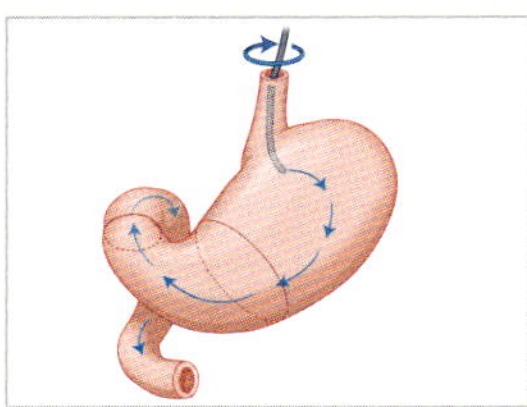

定石 전정부는 화면의 오른쪽, 주름이 수렴하는 방향에 있다. 혼란스럽다면 다시 식도로 내시경을 후퇴한 뒤에 다시 들어간다.

(3) 만약에 찾기가 어렵다면, 다시 식도로 후퇴해서 숨을 가다듬고 나서 다시 진입해 본다.

Advise 1

책에 따라서, 또는 실제로 검사를 시행하는 분들의 취향에 따라서 들어가면서 위를 검사하고 나서 전정부, 십이지장으로 진행할 수가 있지만, 위에 들어가서 바로 전정부를 지나서 십이지장에 먼저 들어가서 관찰하는 것이 유리한 이유는 부스코판이 유문륜의 괄약근을 이완하는 기간이 생각보다 짧기 때문이다. 그러므로 약효가 떨어지기 전에 유문을 통과하기 쉽도록 십이지장을 먼저 관찰하도록 한다.

♦잡담♦ 마치, 인디애나 존스 같은 영화에 나오는, 아슬아슬하게 닫히는 동굴 문을 지나는 기분이 들지 않는가?

기본 문제

2-7 전정부에 도달한 후에 유문륜 지나가기

기본 정석

(1) 전정부에 이르면 유문륜이 보인다.

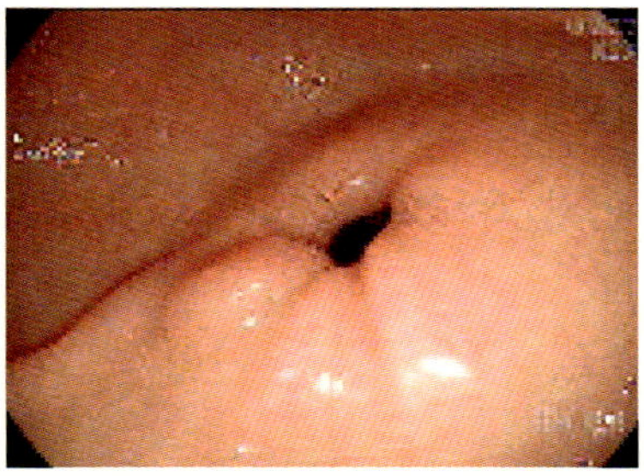

(2) 전처치 약인 부스코판의 작용지속시간이 짧으므로 들어가서 위에서 시간을 끌지 말고 바로 유문륜을 통과하는 것이 바람직하다고 생각한다.

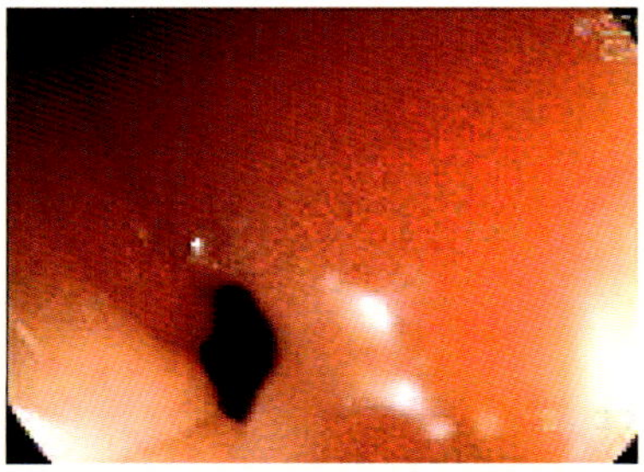

(3) 유문륜이 닫힌 경우엔 입구에 선단부를 대고 지그시 압력을 가하면서 기다리면 통과할 수 있다.

Advise 1

수면이 아닌 일반내시경을 시행하는 경우에는 유문륜을 통과해서 십이지장을 지나갈 때 환자들이 불편감을 느낄 수 있다. 이때 미리 환자에게 "조금 뻐근할 수 있습니다./불편할 수 있습니다."라고 언급을 해준다. 환자가 미리 대비하면 참기가 쉬워진다.

기본 문제

2-8 십이지장 구부에서 하행부로 진행하기

기본 정석

십이지장 구부가 나타나면 사진을 찍는다. 좀 더 진행하면 오른쪽으로 꺽인 부분이 나타난다(SDA: superior duodenal angle).

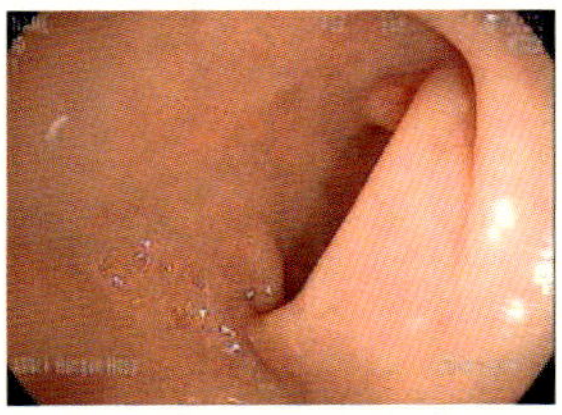

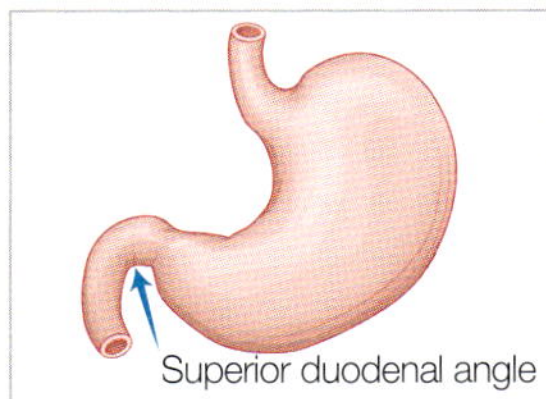

여기서는 업앵글과 우측토크를 이용해서 넘어간다. 이때 시술자의 몸 전체가 오른쪽으로 약간 돌면서 토크를 시행하면 더욱 효과적이다. 그러면 2nd portion인 십이지장의 하행 부가 나타난다. 여기서 십이지장 유두(duodenal papilla)를 관찰하고 사진을 찍는다.

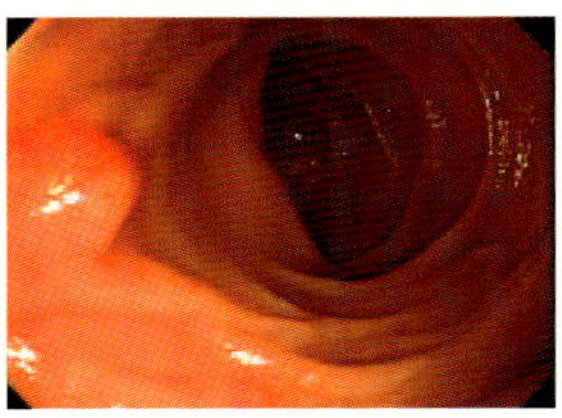

Advise 1

자주 십이지장 유두의 근위, 원위부로 연결된 주름이 관찰된다. 이것은 정상적인 소대(prenulum) 구조다.

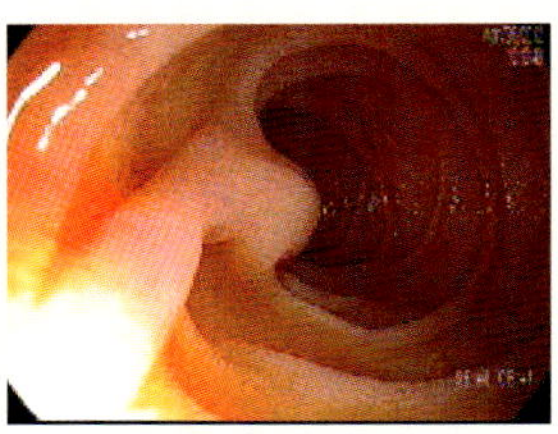

Advise 1 십이지장의 병변의 위치 기술하기

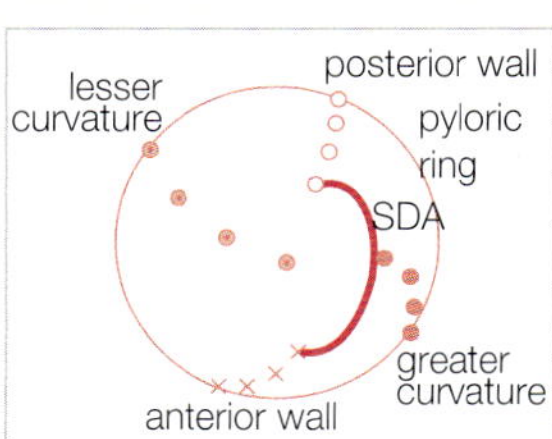

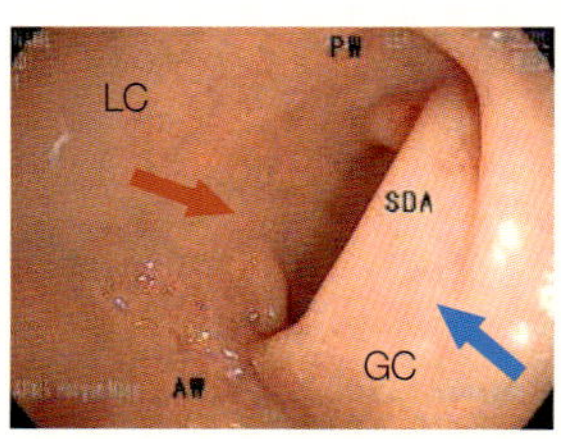

기본 문제

2-9 유문륜을 나온 뒤에 위각부를 관찰하기 쉽게 하는 방법은?

기본 정석

이후부터는 스코프를 천천히 빼면서 관찰한다. 관찰하는 순서는 나름대로 정한 규칙을 이용한다. 이 룰은 사진 촬영에 관한 규정을 참고하는 것이 좋겠다.(p. 18, 그림 1-24)

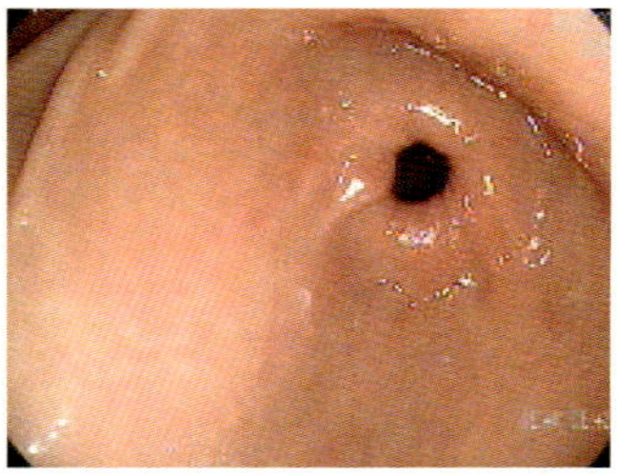

유문륜을 다시 빠져나온 뒤에 좀 더 후퇴해서 전정부의 전체를 담으려고 해 보자. 이렇게 후퇴한 뒤에 업앵글을 걸면 위의 앵글부위(위각)를 보기 쉬워진다.

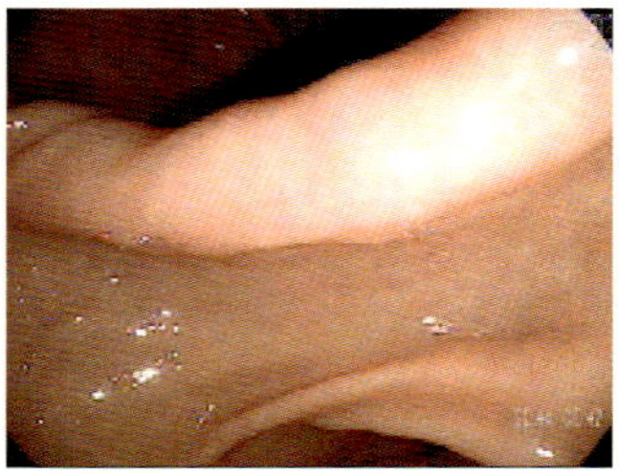

Advise 1

내시경은 국내에서 크게 올림푸스와 펜탁스 2가지가 널리 쓰인다. 이 기기의 종류나 또한 각각의 내시경의 종류에 따라서 J턴을 했을 때 구부러지는 정도의 차이 때문에 위각을 관찰할 때 맘처럼 잘 되지 않는 경우가 있다. 이럴 때는 위벽을 등지고 각도를 충분히 얻을 수 있다.

Advise 2

위염의 내시경적 소견은 점막에 염증세포의 침윤이나 부종 또는 혈관 변화 때문에 점막의 정상적인 색조가 변하여 발적이 나타나고 부종과 미란이 동반된 것이다. 이는 국소적, 또는 미만성으로 나타나며, 여러 가지 복합적인 소견을 보일 수 있다(표 1-4).

표 1-4의 용어들은 판독소견을 적을 때 쓰게 되므로 꼭 익혀둔다.

표 1-4 내시경상 위염을 나타내는 소견

위치	소견	설명
주로 전정부(antrum)	평탄 미란(flat erosion)	평탄 미란은 점막의 괴사에 의한 결손으로 조직학적으로 점막근판을 넘지 않는 것을 말한다. 평탄 미란이라고 할 때는 점막의 높이와 같은 높이에 있어야 하고 회백색의 반점으로 보이며 붉은 테가 있는 경우도 있고 없는 경우도 있다. 크기는 아주 작은 점에서 1cm의 직경을 가진 것까지 다양하다.
	융기성 미란(raised erosion, varioliform erosion)	주위 점막이 융기되어 있고 중심부에 미란이 있는 형태. 대게 다발성으로 줄지어 나타나며, 문어 다리의 흡판처럼 보인다. 이런 다발성 융기미란을 사마귀양 위염(verrucous gastritis) 또는 두창양 위염(varioliform gastritis)라고 한다.
	혈관 투영성(visibility of vascular pattern)	정상에서는 위가 과도하게 팽창하지 않았으면 내시경상 위점막 하층의 혈관은 잘 보이지 않는다. 그러나 점막이 위축되면 점막 하층의 혈관을 볼 수 있다.
주로 체부(body)	점막 추벽 비후(hyperrugosity, rugal hyperplasia, fold enlargement)	점막추벽이 비후되는 것을 말하며 추벽의 굵기는 공기의 주입량에 따라서 차이가 있다. 그러나 일반적으로 공기를 넣어 편평하게 펴졌을 때 두께가 0.5cm를 넘으면 비후되었다고 한다. Portal hypertensive gastropathy Menetrier's ds, lymphoma, 진행위암과 감별 필요하다.
	점막 추벽 위축(hyporugosity, rugal atrophy)	점막의 주름의 굵기가 점차 가늘어지고 심한 경우에는 위점막이 엷어지고 나중에는 위 주름이 없어지는 소견이다.
위 전체	부종(edema, swelling)	위점막이 약간 더 창백하거나 우윳빛을 띈 융기 소견으로 나타남. 육각형 모양의 위소구(area gastricae)가 현저해지고 점상 발적을 보인다.
	담즙, 역류(bile reflux)	위 내부에 노란색의 장액이 고여있는 소견
	발적(erythema, hyperemia, redness)	정상 점막과 비교하여 점상의 붉은 반점을 보이는 것. 발적은 염증이 있을 때 나타나는 것으로 생각하고 있으나 발적 이외에도 상피하 출혈, 모세혈관 확장, 점막 결손, 문맥압 항진에서 보는 것과 같이 혈관 이상과 감별해야 한다.
	유약성(friability)	가벼운 접촉에도 쉽게 손상을 입어 점상 출혈반이나 출혈을 보이는 경우
	삼출물(exudative)	미란이나 부종이 생긴 위점막에 회백색 또는 약간 갈색의 부착물이 붙어 있는 것이다.
	점막내 출혈반(intramural bleeding spots)	점막내 혈관이 파괴되고 혈액이 누출되어 점상 반점이나 반상 출혈을 점막에서 볼 수 있다. 출혈반은 반상(echymosis) 또는 점상(petechia)으로 나타나며, 조직학적으로 점상 출혈은 상피하 출혈(subepithelial hemorrhage)이다. 다발성으로 나타나는 것이 보통이고 헤모글로빈의 변성에 따라 다양한 색조를 보인다.
	결절상(nodularity)	점막이 평탄하지 않고 거친 표면상을 보이는 것을 말한다. 부종, 장상피화생, 헬레코박터감염 등을 감별해야 한다.

Advise 3 미란과 궤양의 구별

미란과 궤양의 구별은 실제로는 조직학적으로 점막근판(muscularis mucosa)을 넘었느냐 아니냐로 구분된다. 점막근판까지의 점막의 두께는 아주 얇으므로 그것을 고려하여 육안적으로 경계부와 주위 점막의 높이에서 병변의 바닥의 깊이를 보고 결정하게 된다(표 1-5).

실제 미란의 크기는 1cm까지 이를 수 있기 때문에, 크기만으로 미란과 궤양을 구별하는 것은 어렵다.

Advise 4

실제로 더 중요한 것은 궤양과 위암과의 구별이다.(표1-5, 폼을 봐, FMBa)
의심되면 조직검사, short term f/u을 한다.
그리고 short term f/u할 때도 의심되면 또 조직검사를 하도록 한다.
조직검사는 궤양저, 불규칙한 변연부, 궤양내 점막섬, 점막주름이 궤양저와 만나는 부분에서 4~6회 생검 시행을 하도록 한다.

표 1-5

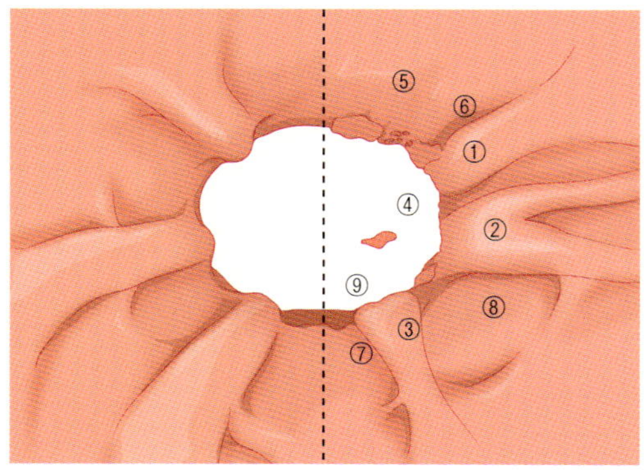

	소화성궤양	궤양성 위암
점막주름 (Fold)	전원주를 따라 매우 균일 중심의 한 개 점으로 집합	전원주에 균일하지 않은 경우가 많다. 중심이 한 개 점이 아닌 경우가 많다. 변연은 중도 절단(cutting) ①, 융합(fusion) ② 등으로 나타난다. 곤봉상 비대(clubbing)③
변연 (Margin)	겨의 평활 재생 상피는 균일 깨끗한 나무울타리상	벌레 먹은 상(moth eaten) ④ 불규칙한 요철이나 소결절 ⑤ 불규칙한 발적이나 퇴색 ⑥ 부분적인 재생 상피의 재생 ⑦ 백태가 비어져 나옴 ⑥
궤양면 (Base)	균일한 백태	불균일한 백태 섬 모양의 재생상피 섬 ⑨

기본 문제

2-10 위각에서 관찰하기.

기본 정석

(1) 전정부가 보이는 상태에서 업 앵글을 걸면 위각이 나오는 화면을 얻을 수 있다.

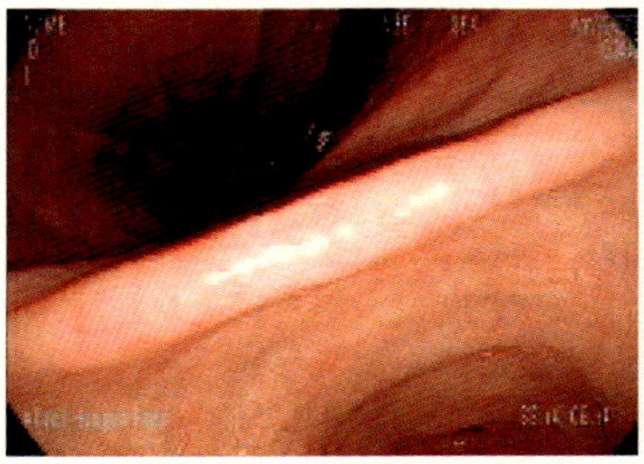

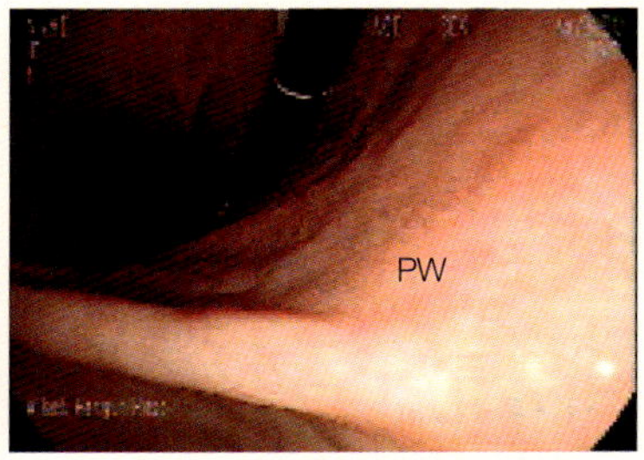

(2) 실제 사진은 앵글만 기본으로 얻지만, 위각의 좌우 쪽을 좌우앵글 등을 조정해서 살피도록 하고, 특히 화면의 우측인 후벽(위쪽 사진에서 'PW' 부위)을 잘 관찰하도록 해야 한다.

이 상태에서 소만을 따라서 내시경을 당겨서 올라가면 분수령에 이르게 된다(이 상태는 J턴 상태로, 대만이 화면의 상단에 나타남을 주지할 것!).

올라가면서 좌우를 살펴서 몸통 부위를 관찰한다.

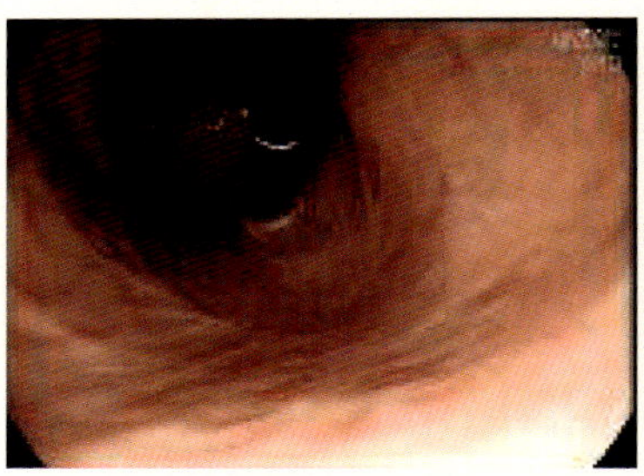

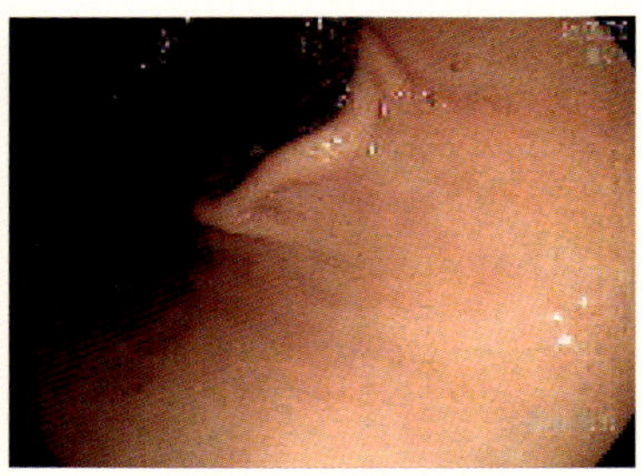

Advise 1

특히 후벽 쪽은 관심을 기울이지 않으면 나중에 기저부 관찰하고 다시 몸통을 관찰할 때 잘 보이지 않는 사각지대이기 때문에 위각부를 볼 때 의식적으로 챙겨서 보도록 한다. 필요하다면 사진을 기본적으로 후벽은 찍는 습관을 들이는 것도 좋겠다.

기본 문제

2-11 체부와 분문부를 관찰하기

기본 정석

업 앵글이 걸려 J턴이 된 상태에서 분수령까지 이르렀다면 180도로 스코프를 회전시킨다. 시술자가 손목만이 아니라 몸통도 같이 움직이면 쉽게 회전 가능하다(이 상태를 U턴이라고 한다). 이 상태에서는 화면 상에 소만이 화면의 위쪽에 나타난다. 좌우 토크를 조정해서 스코프를 당겨서 서서히 빼면 분문부와 위의 기저부, 위 몸통의 상부가 분수령을 경계로 보인다.

여기서 분문부의 좌우측, 뒤쪽이 보이도록 돌려가면서 관찰하고 각각 사진을 찍는다.

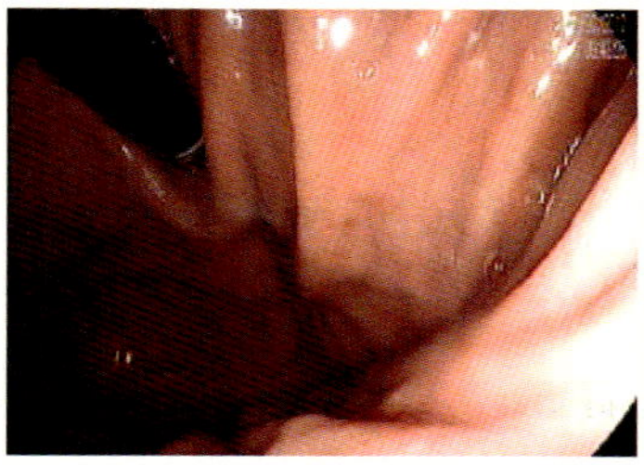

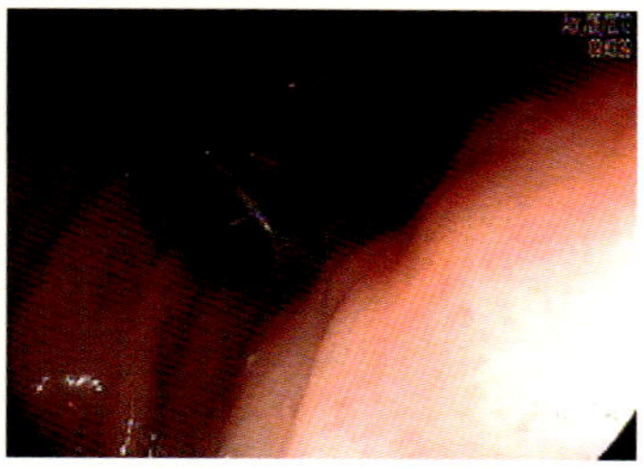

Advise 1

분문부(cardia)는 EG junction에서 2cm 정도까지의 임의적인 부위다.

Advise 2

U 턴으로 cardia, fundus 를 관찰하는 경우에 환자가 손으로 내시경을 뽑거나, 몸을 움직여서 스코프가 갑자기 당겨지는 경우엔 치명적인 손상이 발생할 수 있으므로, 특히 신경을 쓰도록 한다.

Advise 3

cardia 쪽은 앵글의 한계 때문에 조직검사 등의 시술이 상당히 어렵다. 이 부분의 병변은 경과 관찰을 하거나 좀 더 숙련된 상태에서 시술을 시도해야 한다.

표 1-7 위염의 분류, 원인들

I. Acute gastritis	II. Chronic Atrophic Gastritis
A. Acute H. pylori infection	A. Type A: Autoimmune, body-predominant
B. Other acute infectious gastritis	B. Type B: H. pylori-related, antral predominant
1. Bacterial(other than H. pylori)	C. Type B, type AB: Multifocal atrophic
2. Helicobacter helmanni	D. Indeterminant
3. Phlegmonous	III. Uncommon Forms of Gastritis
4. Mycobacterial	A. Chemical
5. Syphilitic	B. Radiation
6. Viral	C. Lymphocytic
7. Parasitic	D. Eosinophilic
8. Fungal	E. Noninfectious granulomatous gastritis

위염의 원인은 내시경을 하는 시술자에게는 NSAID, radiation 같은 특징적인 양상을 보이는 예를 빼고는 그리 큰 의미가 없다. 내시경 상 보이는 소견은 제한되어 있기 때문이다. 그러므로 시드니분류 보다는 쉰들러 분류가 내시경 소견의 기술에는 좀 더 합목적적이라 할 수 있다.

표 1-8 Schindler' s classification

- 표층성 위염(Superficial gastritis)
- 위축성 위염(Atrophic gastritis)
  - 위축성 위염뿐인 것
  - 표층성 위염을 동반한 것
  - 과형성성 변화를 동반한 것
  - 장상피화생을 동반한 것
- 비후성 위염(Rugal hypertrophic gastritis)

+ gastric polyp, gastric/duodenal ulcer

필자는 쉰들러 분류법을 이용한다.

가장 큰 이유는 단순하기 때문이다.

표 1-9

위염	특징	내시경 소견
발적성/ 삼출성 위염 (Erythematous/ Exudative gastritis)	임상에서 가장 흔히 보는 내시경적 위염이다. 원인으로 자극성 음식, 알콜, 아스피린이나 NSAID같은 약물 복용, 담즙 역류, H. pylori 감염 등을 들 수 있다.	가장 특징적인 이상 소견은 발적반이며 결절상, 광택의 소실, 과립상의 매끈하지 않은 점막 표면, 점액 부착, 점막의 유약성 등이다. 위염은 주로 전정부에 위치하나 위 전체에서 관찰될 수도 있다. 만성 표층성 위염과 들어맞는다고 할 수 있다. 빗살 모양의 발적(kammrotung)을 흔히 볼 수 있다.
평편 미란성 위염 (Flat erosive gastritis)	평편 미란이 주된 이상 소견일 때 평편 미란성 위염이라고 진단할 수 있다.	미란은 단독 또는 다발성이며, 전정부에 국한될 수도 있고 위 전체에 형성되어 있을 수도 있다. 때로 유문륜으로 향하는 주름을 따라 미란이 선상으로 배열되어 있을 수도 있다.
융기형 미란성 위염 (Raised erosive gastritis)	만성 미란이 3개월 이상 지속하여 미란 주위의 위저선 또는 유문선의 비후에 의해 융기형을 취하게 된다. 융기형 미란이 아주 크거나, 몇 개가 뭉쳐있으면 조기 위암과 구별이 안 돼는 경우가 있으므로 반드시 조직 검사로 감별하여야 한다. 주로 유문부 주위에 많으나 나이가 증가하면 주로 체부 쪽으로 이동하며 다발성이 되는 수가 많다.	융기형 미란이 문어 다리의 흡착판 같거나, 염주를 끼워놓은 것 같거나, 때로는 줄을 선 것 같이 다발성으로 있는 것으로 verrucous gastritis 혹은 varioliform gastritis로 부르기도 한다.
위축성 위염 (Atrophic gastritis)	헬리코박터에 감염된 만성 표재성 위염에서 진행하는 것으로 생각되며 주로 전정부에 나타나지만, 체부에 주로 나타나는 예도 있다.	위벽을 약간 확장시킨 상태에서 점막층이 얇아져 혈관이 보이고 점막의 주름이 없거나 낮아지는 소견이다. 또한, 회백색으로 불투명하고 약간 융기된 반점이 점막을 덮고 있는 점막세포의 장상피화생 변화가 위축성 위염의 중요한 소견이다.

출혈성 위염 (Hemorrhagic gastritis)	NSAIDs나 alcohol 등 약물 복용 후 나타나는 AGML은 위 전역에 분포하며, 과도한 스트레스 후에 발병된 병변은 위 체부와 궁륭부에 주로 발견된다. 조직 검사상 상피세포의 직하부의 출혈 이외에는 염증세포의 침윤이나 미란 등이 관찰되지 않는 경우가 많아 진단에 커다란 도움을 주지 못한다.	위 전정부 또는 위 전역에서 관찰되는 평편 미란성 위염과 점상 또는 반상의 출혈반이나 점막에서 출혈이 되고 있는 것을 보게 되는 출혈성 위염은 점막을 손상할 수 있는 물질의 복용 후나 수술, 외상, 쇽크, 화상, 두부손상 등 과도한 스트레스 후에 나타나는 급성 위염의 형태이다. 출혈성 위염은 편평 미란성 위염과 함께 단발 또는 다발성 급성 위궤양이 동시에 서로 섞여 관찰되는 수가 많은데, 이 경우를 급성 위점막 병변(acute gastric mucosal lesion, AGML)이라 칭하게 된다.
장액 역류성 위염 (Enterogastric reflux gastritis)		담즙의 역류 때문에 위 점막에 발적과 부종이 나타나는 위염이다. 특히 subtotal gastrectomy 후 남아있는 위의 문합부에서 흔히 관찰되며, 심한 경우 점막이 beefy-red color 모양을 취한다. 담즙의 역류는 내시경 검사 시 위액이 담즙 역류로 노란색을 띠는 것을 보고 알 수 있다.
비후성 위염 (Rugal hyperplastic gastritis)	Menetriers disease와 gastrinoma 등이 일부의 원인으로 알려져 있으나 대부분은 원인불명이다. 악성질환으로 위암 Borrmann type IV와 림프종 등과 감별이 어려울 때가 많아 주의를 필요로 하며, 비후성 주름이 발견되었을 때는 조직검사로 이들 악성 질환을 감별하여야 한다.	내시경검사 시 공기 주입으로 위를 충분히 확장 시켰음에도 위 점막 주름의 폭이 1cm 이상으로 두껍고 구불구불하게 비후되어 있는 경우이다. 이 비후 된 점막 주름은 고정되어 있지 않고 생검감자로 들어 올리면 텐트 모양으로 위로 들려 올라온다(tenting sign). 비후 된 점막에는 때로는 불규칙한 과립상과 평편 미란이 동반되기도 한다.
호산구성 위염 (eosinophilic gastritis)	호산구성 위염은 희귀 질환이나 대부분이 위를 침범한다. 원인은 정확히 밝혀져 있지 않지만 20% 미만에서 음식물과 관련된 알러지가 원인 중의 하나라고 알려졌다. 25%에서 천식, 습진, 알러지 반응을 가지고 있고 말초혈액에서 호산구 증식을 보인다.	위점막에 호산구가 다량 침윤되어 위점막이 부종, 과립상을 보이기도 하고 작은 미란이 보이는 예도 있다.
반응성 위염 (reactive gastritis)	위점막에 대한 물리적 자극이나 NSAIDs, alcohol, bile 등의 화학적 자극으로 미란과 같은 점막 손상을 일으키는 것	주로 위 전정부에 발생
결절위염 (nodular gastritis)	헬리코박터 감염으로 점막 고유층의 림프여포가 과형성되어 위점막이 울퉁불퉁하게 된다. CLO 검사를 하도록 한다.	2~3mm 이상의 큰 결절이 나타나는 결절형(nodular pattern)과 더 작은 결절로 나타나는 입자형(granular pattern)으로 보인다. 마치 닭 피부 같아 보인다.

기본 문제

2-12 기저부 관찰하기

기본 정석

U -turn이 된 상태에서 앵글을 조금 풀면 위의 기저부가 전체적으로 보이는 화면을 얻을 수 있다. 여길 찍고 앵글을 조금 풀면서 상부 체부를 관찰할 수 있다.

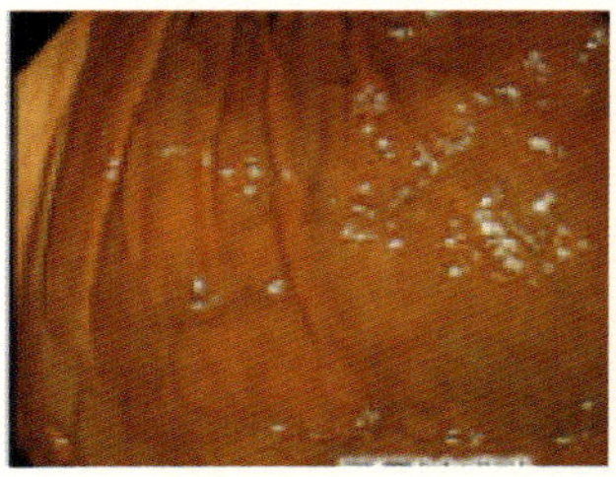
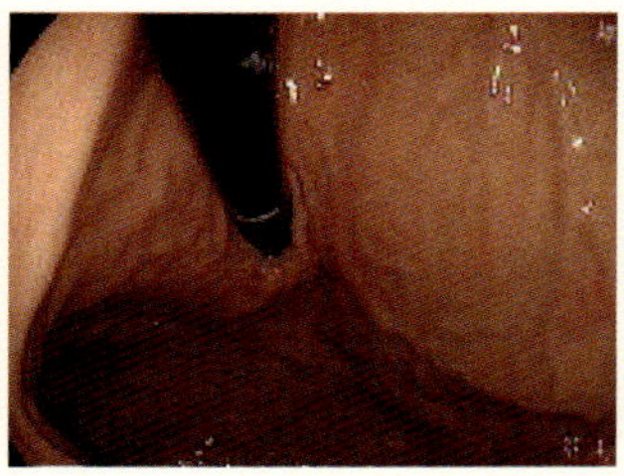
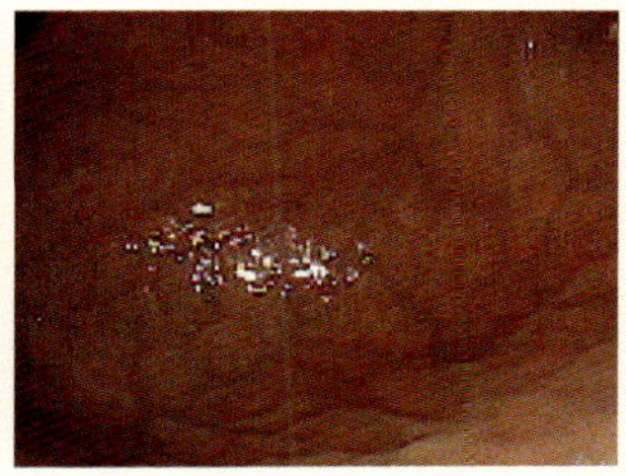

기본 문제

2-13 체부 전체적으로 관찰하기

기본 정석

앵글을 완전히 풀면서 다시 오른쪽 토크로 내려가면 체부가 보인다. 좀 더 아래로 진입해서 아래쪽 몸통까지 내려간 뒤에 체부를 소만, 대만, 전, 후벽을 충분히 관찰한다. 하부부터 점차 스코프를 빼내면서 중부를 관찰한다.

다시 식도위 결합부로 나오기 직전에 상부 위체부를 다시 잘 확인하면서 나온다.

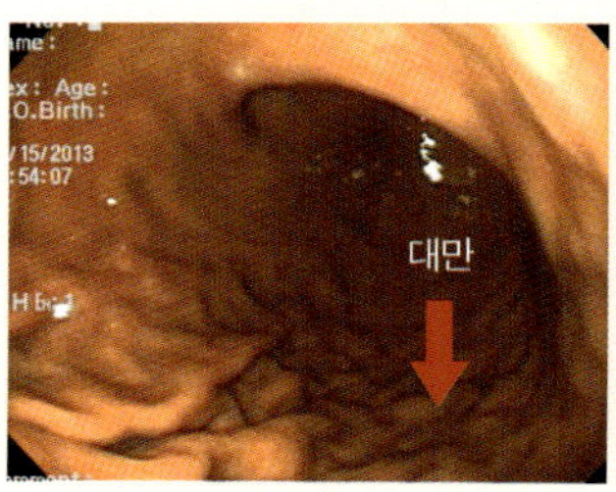

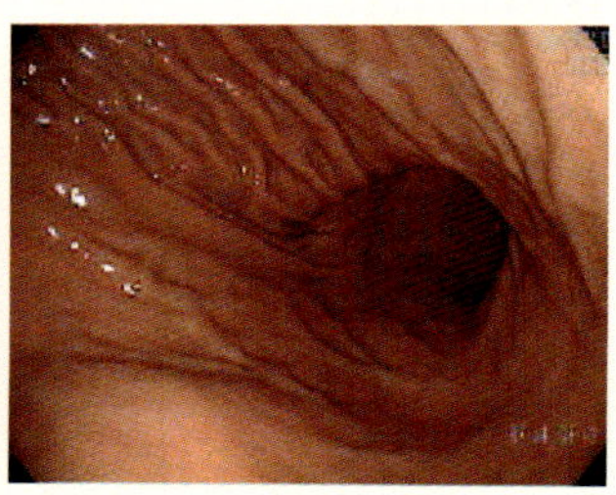

기본 문제

2-14 식도 관찰하기

기본 정석

나오면서 식도를 관찰하면서 사진을 찍는다.

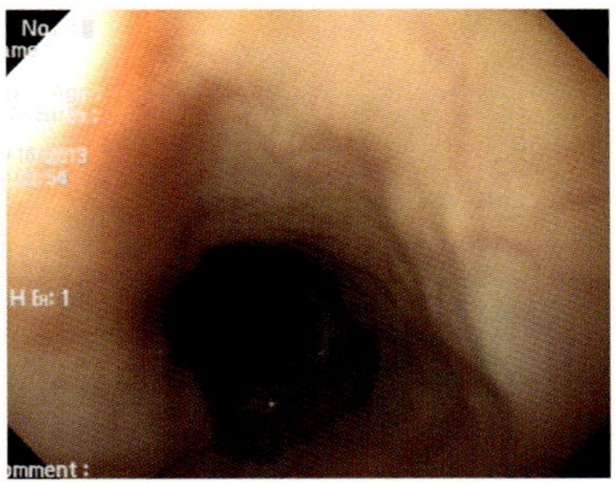

Advise 1 식도에서 관찰되는 병변의 위치 표시.

식도를 상, 중, 하로 나누지만, 실제적으로는 병변이 발견된 위치에서의 앞니(incisor)에서 내시경의 삽입된 길이로 표시한다(식도 입구는 절치(incisor)에서 16cm, 식도위 결합부는 40~42cm에 위치한다).

定石 식도 병변의 위치는 앞니에서의 내시경 삽입된 길이로 표시한다.

나오면서 후두 부분을 찍는다.(EG Junction과 마찬가지로 나올때 환자가 수면이 거의 깨는 경우가 많으므로 삽입할 때 미리 관찰하고 사진을 찍는것도 좋겠다.)

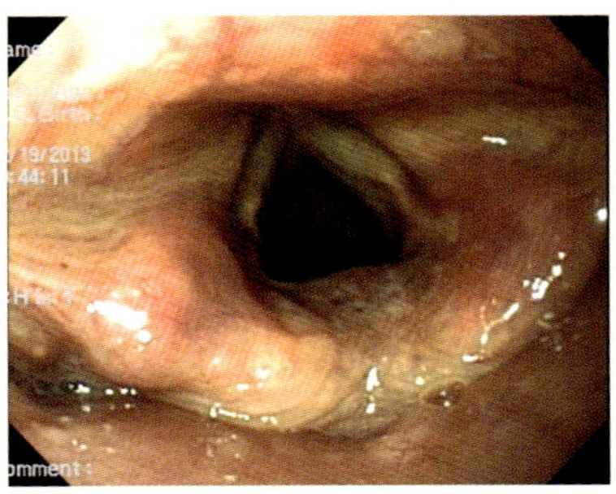

Advise 2

후두 쪽에도 가끔 병변들이 관찰된다. 이럴 때는 꼭 이비인후과 진료를 보도록 환자에게 설명하도록 한다.

위내시경의 소견 작성

소견의 양식

A형-간편식의 예

midazolam 4cc사용함

Eso : Reflux esophagitis(LA-M)

Hiatal hernia

Stomach : antrum의 mucosal thinning과 cobble stone app.동반되어 있음.

Duodenum : N-S

진단명 : Chronic atrophic gastritis w/ intestinal metaplasia

Reflux esophagitis(LA-M)

Hiatal hernia

Rec) 식이 조절

증상이 있는 경우 medication

B형-영문으로 소견작성 예

The scope was inserted upto second portion of duodenum

There was no adverse event during examination, such as hypoxia

Esophagus: Z-line was blurring and hyperemia

Stomach: There were multiple not raised erosions at body and antrum.

There were multiple atrophic mucosa pattern with mild nodularity at body and antrum

Duodenum:Duodenal mucosa was normal

IMP)

Reflux esophagitis: LA -M

Atrophic gastritis

Gastric erosions

plan & recommend)

PPI start

EGD follow up within 1year

그림 1-25의 검진의 소견 보고서 양식을 보면 우리가 실제로 쓰는 소견은 학문적인 견지에서 쓰이는 것임을 알 수 있다.

실제로 설명이나 청구에 필요한 소견은 단순화되어 있다.

정리해보면 검진 위내시경에서 요구하는 소견은 아주 단순하다. 그 목적이 위암의 검진이기 때문에 암 / 양성 종양 / 염증으로 크게 분류한다(표 1-11).

표 1-11

위치	병변
식도	식도/위 정맥류 식도염 식도 점막하종양 식도암
위	정상 *위염 위암 의심/ 조기위암/ 진행위암 양성 위궤양 위용종 및 선종 위 점막하 종양 기타
십이지장	십이지장궤양 십이지장 점막하 종양 십이지장 악성종양

*위염을 급성이나 만성으로도 구분하지 않고 있다. 이를 참고로, 또한 임상적으로 역으로 생각해보아도, 시드니 분류처럼 위염을 너무 구체적으로 분류하는 것은 연구를 위한 분류에 지나지 않음을 알 수 있다. 너무 복잡한 위염의 분류에 신경 쓰고 골치 아파하지 말자. 나름대로 편리하고 목적에 맞는 분류법을 택해서 쓰도록 한다.

위내시경을 잘하는 것은

자신이 한 내시경 사진과 조직검사 결과를 다시 확인하고 치료 경과를 확인하는 피드백 과정이 있어야 한다. 이 과정 없이는 결코 내시경을 잘한다고 하기 어렵다. 2주 또는 한 달마다 조직검사 결과지를 모아서 결과지와 내시경 사진을 비교해 보도록 한다.

내시경 소견은 계속 아틀라스의 그림을 보면서 눈에 익혀둘 필요가 있다.

그리고 내시경 집담회 같은, 실제 증례를 가지고 토론하는 대학병원의 모임에 참가해서 실제 증례들을 보도록 한다.

定石 자신이 한 내시경 검사 이후에 조직검사 결과가 나오면, 내시경 사진과 견주어 보면서 피드백하도록 한다. 이를 통해서 과도한 조직검사를 지양하고 환자에게 가장 좋은 판단을 내릴 수 있는 전문가가 될 수 있다.

위암 검진 결과 기록지

□일반건강검진 □생애전환기 건강검진

성 명		주민등록번호		연락처	
자격구분	□ 건강보험가입자	□ 의료급여수급권자		동보처	국가망 보건소 ( )
주 소					

구분	검사항목 (검사일/검사장소)		검사결과
위암	위장조영검사 년 월 일 □내원 □출장	판독소견 *최대 3개까지 기입	1. 정상 2. 위염 3. 위암의심 4. 조기위암 5. 진행위암 6. 양성 위궤양 7. 위용종 8. 위 점막하종양 9. 기타 □식도/위 정맥류 □식도염 □식도 점막하종양 □식도암 □십이지장궤양 □십이지장악성종양 □십이지장점막하종양 □직접기입( )
		병변위치 *판독소견 번호를 위치에 따라 괄호에 최대 3개까지 기입	1-1. 위저부( ) 1-2. 위체부( ) 1-3. 위전정부( ) 1-4.위분문부( )
			2-1. 소만( ) 2-2. 대만( ) 2-3. 전벽( ) 2-4. 후벽( )
		위내시경검사 *결과통보 제외 1개	1. 필요 2. 불필요
	위내시경검사 년 월 일 내원	관찰소견 *최대 3개까지 기입	1. 정상 2. 위염 3. 위암의심 4. 조기위암 5. 진행위암 6. 양성 위궤양 7. 위용종 및 선종 8. 위 점막하종양 9. 기타 □식도/위 정맥류 □식도염 □식도 점막하종양 □식도암 □십이지장궤양 □십이지장 악성종양 □십이지장 점막하종양 □직접기입( )
		병변위치 *판독소견 번호를 위치에 따라 괄호에 최대 3개까지 기입	1-1. 위저부 ( ) 1-2. 위체부 ( ) 1-3. 위전정부 ( ) 1-4.위분문부 ( )
			2-1. 소만 ( ) 2-2. 대만 ( ) 2-3. 전벽 ( ) 2-4. 후벽 ( )
		위내시경검사 *결과통보 제외 1개	1. 필요 2. 불필요
	조직진단 *조직진단 실시하지 않았을 경우 기입 불필요 *조직진단 다수일 경우 가장 중한 진단기입		1. 정상 2. 위염 3. 염증성 또는 증식성 병변 4. 저도선종 또는 이형성 5. 고도선종 또는 이형성 6. 암의심 7. 암 □관상샘암종(고분화, 중분화, 저분화) □유두상샘암종 □반지세포암종 □위림프종(저도, 고도) □점액(샘)암종 □샘편평상피암종 □편평상피암종 □소세포암종 □미분화암종 □신경내분비종양 □직접기입( ) 8. 기타 □위의 비상피성종양 □식도염 □식도 암종 □식도 점막하종양 □십이지장궤양 □십이지장 암종 □십이지장 점막하종양 □직접기입( )

판정 및 권고	판정구분 *검사결과에따라 판정구분이 다수일 경우가장 흔한 판정구분을 기입		권고사항 *판정구분에 따른 판정기준 기입 이외에 별도로 300자 이내로 기입		
	1. 정상 2. 양성질환 3. 위암 의심 4. 위암 5. 기타( ) □기존 위암환자				
	결과통보일	년 월 일	판정의사	면허번호	
	판정일	년 월 일		의사명	(서명)

관찰소견 *최대 3개까지 기입	1. 정상 2. 위염 3. 위암의심 4. 조기위암 5. 진행위암 6. 양성 위궤양 7. 위용종 및 선종 8. 위 점막하종양 9. 기타 □식도/위 정맥류 □식도염 □식도 점막하종양 □식도암 □십이지장궤양 □십이지장 악성종양 □십이지장 점막하종양 □직접기입( )
병변위치 *판독소견 번호를 위치에 따라 괄호에 최대 3개까지 기입	1-1. 위저부 ( ) 1-2. 위체부 ( ) 1-3. 위전정부 ( ) 1-4.위분문부 ( )
	2-1. 소만 ( ) 2-2. 대만 ( ) 2-3. 전벽 ( ) 2-4. 후벽 ( )

그림 1-25 _ 위암 검진 결과 기록지

위내시경의 일반적인 소견

정상 VS 위염

급성위염은 분명히 구별하기가 쉽다. 하지만 만성위염, 특히나 위축성인 경우와 정상은 분별하기가 힘들 수도 있다. 이건 펜탁스, 올림푸스의 기기의 특성 또는 세팅과도 관련이 있는데, 실제로 HD내시경 장비는 우리가 실제로 수술방에서 직접 보는 위의 점막 색깔과 거의 유사하게 보여준다.

이 때문에 대비도를 올려 세팅하지 않는다면 경미한 위축이라면 분별하기가 어렵다.

위염(P.30의 표1-4, p35의 표 1-8, 1-9 참고)

급성위염

급성위염은 염증이란 병리 현상의 경과에 따라 발적, 부종, 괴사(→미란, 궤양) 등의 형태가 나타난다. 즉, 주변 점막과 달리 붉게 나타나고 부어있는 모양이다. 이러한 소견으로 급성위염은 쉽게 구별할 수 있다. 이러한 소견을 총칭하여 AGML(acute gastric mucosal lesion)이라고 한다.

만성위염(K30:소화불량, K29:위 · 십이지장의 염증, K293:만성표재성 위염)

임상적으론 위염의 증세가 6개월 이상 지속된 것을 정의로 하지만, 내시경에서 만성위염을 보이는 환자의 상당수가 증상이 없으므로 6개월 이상이란 시간적인 정의는 내시경 진단으론 쓸모가 없다. 염증의 만성화 결과는 변형이 주가 된다. 이것은 그 정상조직이 소실되고 염증의 결과물인 섬유화가 진행되거나, 또는 다른 조직으로 대체되는 형태를 보이게 된다. 이러한 변화는 점막의 모양, 색조 변화로 추정할 수 있다.(표1-9 참고)

위축성 위염(atrophic gastritis)

위축성 위염은 환자에게 쉽게 설명할 때는 "위가 얇아지고 약해졌다" 고 표현한다. 이 표현처럼, 위축된 부위는 점막이 흰색으로 퇴색된 것으로 관찰된다. 그리고 이렇게 흰색으로 퇴색된 점막 아래로 점막 하에 위치한 혈관이 잘 비춰 보인다. 이 퇴색된 부위는 전정부, 체부에서 붉은빛과 흰빛의 경계로 나타나서 잘 관찰되는 경우가 많다. 실제로 위염의 정도는 이 위염의 범위가 어디까지인지로 구별하게 된다.

치료 주로 증상에 따라 필요하면 약 처방을 한다.

장상피화생 (intestinal metaplasia)

위염의 점막 부종 등과 감별하여야 한다. 장형화생은 대게는 주변의 만성 위축성 위염 소견이 있으면서 cobble stone appearance(다발성의 편평형 융기) 을 보인다. 급성위염에서의 점막이 부은 소견은 장형화생이 아니다. 또한, 장형화생은 대게 색조변화를 동반하는 경우가 많다. 회색빛이라고 하지만, 이 또한 펜탁스, 올림푸스와는 다르다. 장형화생은 결과적으론 조직학적인 진단이기 때문에 구별하는 능력을 갖추기 위해서는 조직검사를 해보고 내시경 사진과 비교해보는 피드백이 필요하다.

치료 증상에 따른 치료와 식습관 교정 등의 교육이 필요하다. 장상피화생이 있다면 최소한 매년 위내시경 검사를 받도록 설명한다.

미란

미란은 조직학적으로는 점막근판(muscularis mucosa)까지 도달하지 않은 위점막의 결손이라서 미란의 바닥의 색은 깨끗한 흰색이 주다. 하지만 크기만으로 궤양과 감별하기도 어렵고, 육안적으로 명확한 감별기준이 없으므로 숙련된 의사도 구별하기 어려울 수가 있다.

궤양(K25:위궤양, K26:십이지장궤양, K27: 상세불명의 소화성궤양)

궤양과 미란은 가끔 얼마나 깊이 파였는지를 구별하기가 어려울 수가 있지만, 임상적으로는 이런 때에는 궤양 쪽으로 생각하는 것이 유리하겠다.

비록 미란과 궤양을 구분하기가 가끔 까다로울 때가 있지만, 위암과 궤양의 구별이 더 중요하다. 표 1-5에 나온 것은 단순히 참고하는 것일 뿐, 실제로 궤양으로 전형적으로 보일 때에도 암이 나오는 경우가 있다. PPI 를 쓰고 호전이 되더라도 위암 또한 위궤양과 마찬가지로 약을 쓴후 호전되는 'malignant cycle' 을 보일 수 있으므로, 악성이 의심된다면 내시경을 다시 해보고, 조직검사도 다시 해보는 습관이 중요하다.

치료 A1의 아주 심한 경우엔 약을 쓰고 1달 뒤에 위내시경을 다시 시행해보기도 한다. 대게는 2개월 동안 궤양약을 쓰고나서 위내시경 재검을 한다.

처방예: 베리졸정 1Ⓣ gd(심한경우 bid), 무코피드 1Ⓣ tid, 가모시드 1Ⓣ tid

표 1-12 형태에 따른 야마다(山田)씨 분류 vs macroscopic growth forms

형태에 따른 야마다(山田)씨 분류		macroscopic growth forms
I형 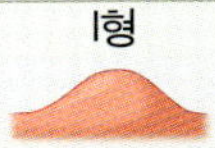	융기의 기시부가 완만하여 경계가 명료하지 않은 것	무경성(sessile)
II형 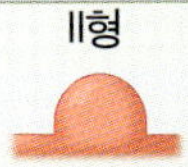	융기의 기시부가 예각적으로 경계는 명료하나 잘록함이 없는 것	
III형 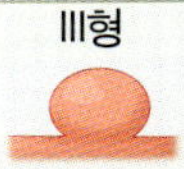	융기의 기시부는 잘록해 있으나 경이 없는 것	아유경성(pedunculated)
IV형 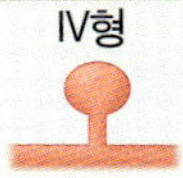	유경성의 융기	유경성(stalked)

용종(K31: 위 · 십이지장의 기타 질환)

임상적으로 육안적 형태를 기술하는 sessile, pedunculated, stallked 라는 표현을 주로 쓴다. 야마다 분류는 무경성(sessile)을 I, II형으로 좀 더 나누었을 뿐이다.

위암(C16)

조기위암

m 암 - 점막 내에 국한된 암, sm 암 - 점막 하층까지 침윤한 암

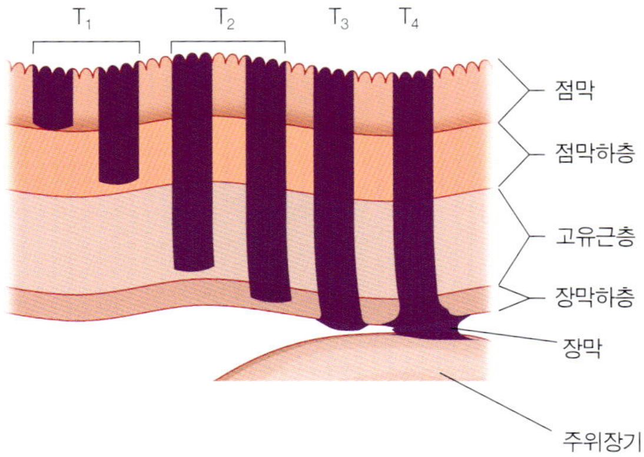

그림 1-26 _ 위암

진행위암

pm 암 - 고유근층내까지 침윤한 암,

ss 암 - 장막하층에까지 침윤한 암,

s 암 - 장막까지 도달한 암.

표 1-13

	단면	설명	감별 필요한 양성질환
I 융기형	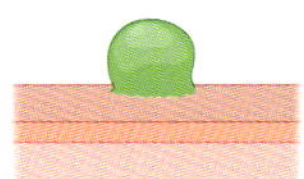	주위의 점막보다 현저히 융기되어 있는 것. 명확한 융기와 궤양 형성을 동반한 것.	용종
II 표면형	a. 표면융기형 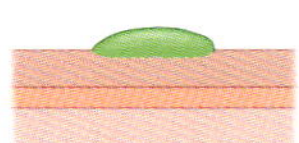	약간 융기를 보이는 것. 융기의 높이는 기껏해야 점막층의 2배 정도 까지의 것.	용종, 장생피화생
	b. 표면평탄형 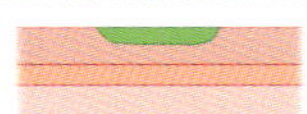	융기도 함몰도 없이 완전히 평탄한 것. 다소의 요철이 있으면 유사 IIb, 타병소의 일부로 IIb가 나타난 것을 수반 IIb라고 한다.	색조변화
	c. 표면함요형 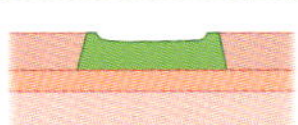	점막층의 범위의 함요를 보이는 것. IIc+III 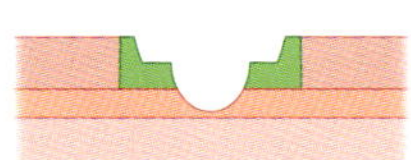	미란
III 함요형	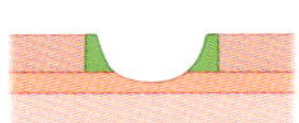	궤양의 변연에 암이 국한하여 있는 것.	궤양

2가지 이상의 육안형이 존재하는 경우, 면적이 넓은 병변부터의 순서대로 기재한다.

색조변화, 미란, 궤양, 장상피화생, 용종 이 모든 양성질환과 조기위암은 감별이 필요하다.

조기위암의 III형인 경우에만 실제로 내시경적 소견으로 감별에 어느 정도 도움이 된다.
그 외의 융기형은, 용종은 대개 조직검사를 하므로 오히려 크게 신경을 쓰지 않아도 된다. 문제는 평탄형(표면형)이 문제다.

그러므로 색조 변화와 같이 조금 일반적인 양상과 다르게 보이거나 애매만 경우라면 조직검사를 하는 습관을 들이도록 한다.

> **定石** 위궤양은 조기 위암의 함요형(III형)과 내시경적 소견으로 감별하려고 노력한다. 용종이 있다면 꼭 조직검사를 한다. 점막의 색조변화, 미란도 일반적인 양상과 다르면 주저하지 않고 조직검사를 시행한다.

역류성 식도염(K20: 식도염, K21: GERD, K23: 달리 분류된 질환의 식도장애)

분류 방법이 많이 있기 때문에 분류법을 정해서 기술하면 된다. 간편한 것으로는 앞의 25페이지를 참고(표 1-2, 표 1-3).

치료 2개월간 궤양치료에 준해 약물치료를 한다.
식도염만 있는 경우 2달 뒤 내시경을 다시 할 필요는 없다.
처방예: 베라졸정 1Ⓣ gd, 무코피드 1Ⓣ tid, 가모시드 1Ⓣ tid

점막하종양

발견이 되면 겸자를 이용하여 누르고 밀어본다. 그래서 cushion sign, rolling sign이 있는지 확인하고 기술한다. 위치와 크기도 기술해둔다.

치료 크기가 1cm 미만이면서, cushion sign(+)(단단하지 않음), rolling sign(+)(고정되지 않음)인 경우 6개월, 1년에 재검하여 경과 관찰할 수 있다.
크기가 1cm 이상 이거나 표면의 미란, 배꼽 모양 함몰 등의 소견이 있으면 상급 병원으로 전원하도록 한다.

위내시경 검사 후의 처방(수면 위내시경에 조직검사까지 한 경우)

①수면 위내시경(→ 수면 내용 청구)
②상부소화관 내시경 검사(→ 내시경 검사료, E7611)
③내시경하 생검(→ 조직검사 수기료, E7611010, CLO검사 시에도 청구할 것)
④위병리조직검사(C59111 일장기당 생검 1~3/4~6~)(→ 병리조직검사 비용)
⑤H.pylori 검사 CLO test(B4151)/ 내시경적 상부 소화관 종양수술(Q7651)
⑥그외 주사, 약물처방(수면내시경 비용이 청구된 경우엔 미다나 포폴 등의 수면약은 청구 시 삭감된다).

처방예:		
	프리판주	1
	엔디현탄액	5
	싸이로 카인스프레이(1ml)	0.5
	N/S 100cc	1
	5% 포도당 500ml	1
	미다컴	1
	프로포폴	0.5

3 대장내시경

내시경을 위한 준비

내시경을 하는 병원(인증병원)에서 배울 기회를 잡아야 한다.
- 서울에서는 내시경 수련 과정이 준비된 병원이 있다.
- 대장항문병원에서 펠로우 형태로 일하면서 배울 수 있다.
- 지인이나 아는 분들을 통해 내과에서 배울 수 있다.

⬇

우선 책을 보면서 공부하도록 한다. 처음에는 대장의 관강 내에서 어떻게 항문에서 맹장까지 흘러가는지, 그 방향에 대한 오리엔테이션을 잡는 것이 중요하다.
오리엔테이션이 머릿속에 완전히 서고 나서 실제로 숙련자들이 내시경 하는 것을 참관하는 것이 더욱 효과적이다.

⬇

내시경을 조작하는 방법을 우선 익혀야 한다(13페이지 참고).

⬇

어느 정도 삽입 방향에 대한 오리엔테이션이 섰다면, 능숙한 사람의 지도하에서 몇 번 내시경을 빼는 것을 해 본다.

⬇

직장에서 에스결장으로 넘어가는 것을 시도해 본다. 절대로 무리하지 않는다.

⬇

실제로 Cecum까지 삽입 시도한다.

⬇

해보고 나서 그 느낌, 관강의 방향 등을 계속 머릿속에서 연상하면서, 복기해 본다.

대장의 해부학(그림 1-27)

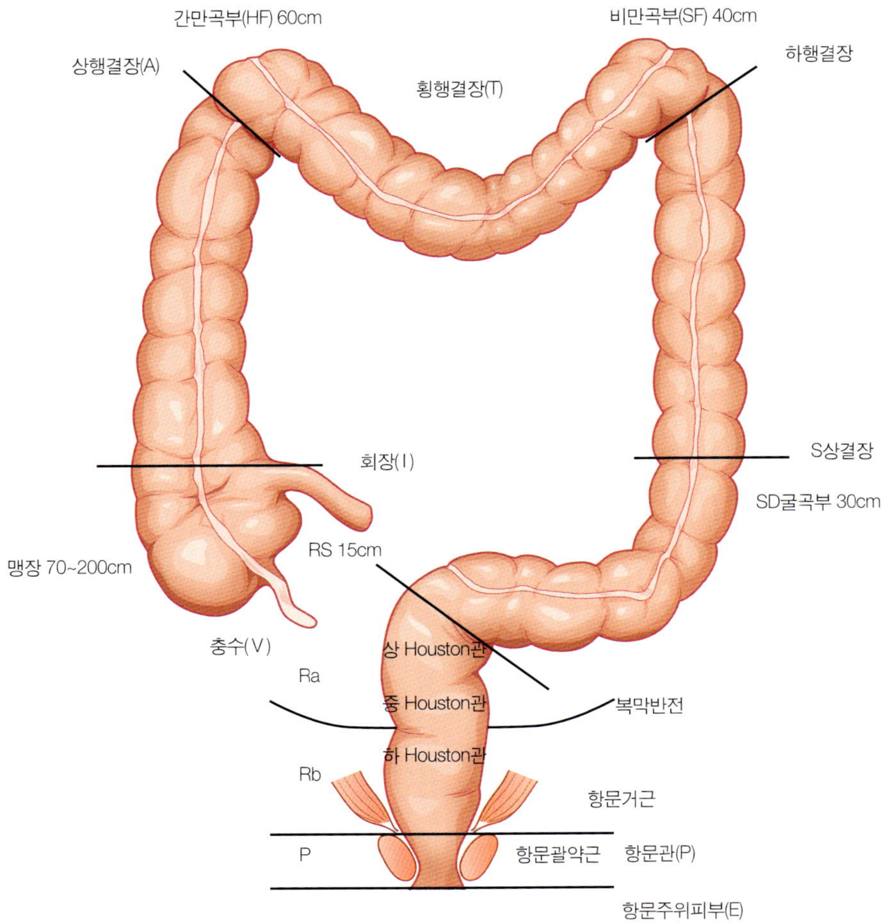

그림 1-27 _ 대장의 해부학

단면으로 확인하는 대장의 위치

rectum은 좌우로 나타나는 houston valve 가 나타난다. 대개 2~3개가 있다.

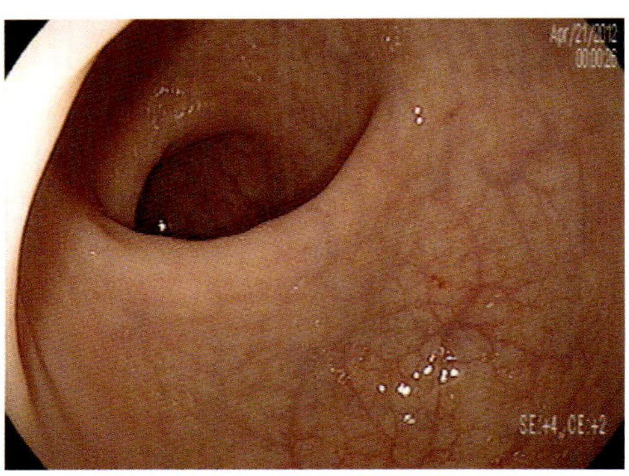

S 결장은 깊은 주름이 좌우 교대로 출현하며, 윤상(annular)으로 보이지 않는다.

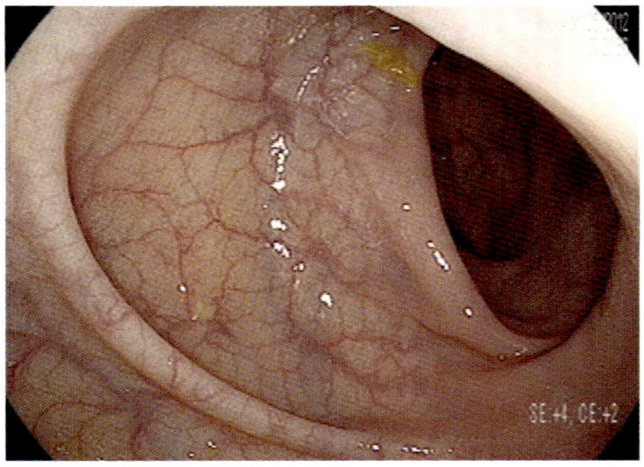
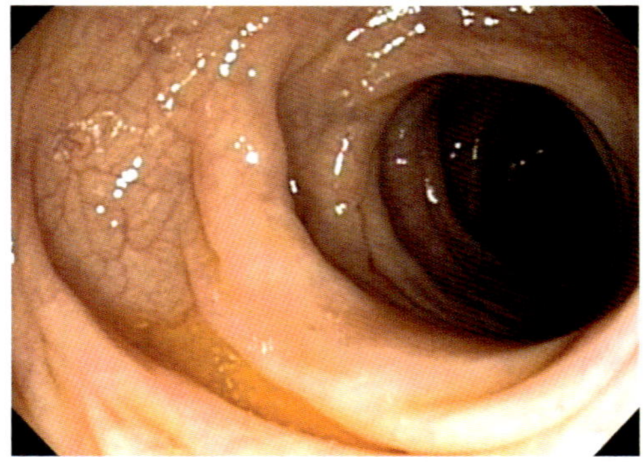

에스결장과 하행결장은 삽입 중에는 구별하기가 쉽지 않고, 내시경을 하는 중에 똥물이 고인 부분이 나타나면 하행결장이 시작되었다고 판단하는 것이 편하다.

특히 하행결장은 짧으므로 에스결장과의 경계 구별은 나올 때는 쉽지 않다.

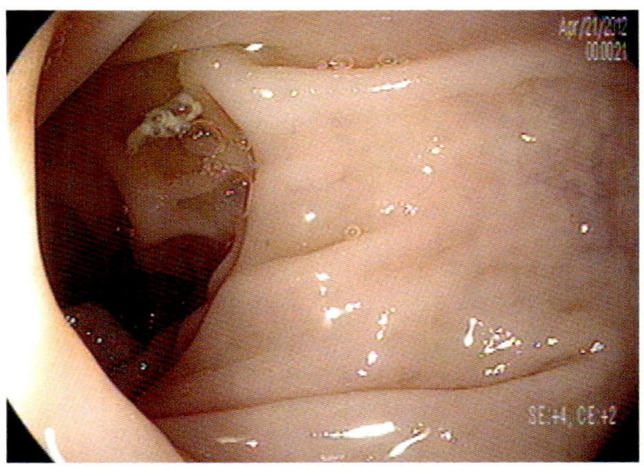
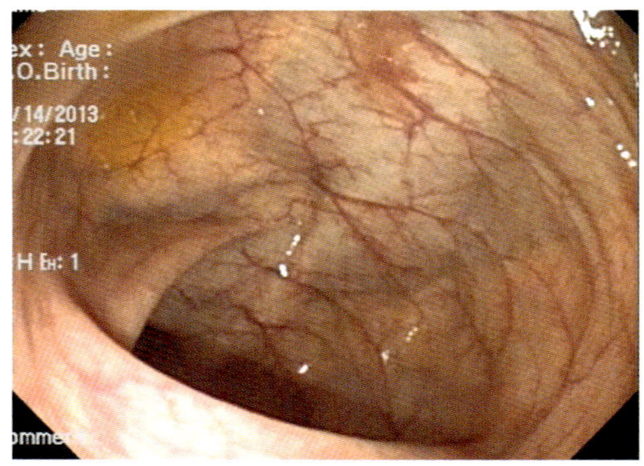

비만곡은 간만곡과 달리 비장이 희미하게 비친다.

그러므로 비만곡 위쪽에 위치하는 심장의 박동이 관찰되는 부위의 굴곡이 심한 부위를 비만곡이라고 추정하는 것이 편리하다.

횡결장은 삼각형의 관강을 보이므로 쉽게 구별이 된다.(3개의 결장띠(taenia coli)때문)

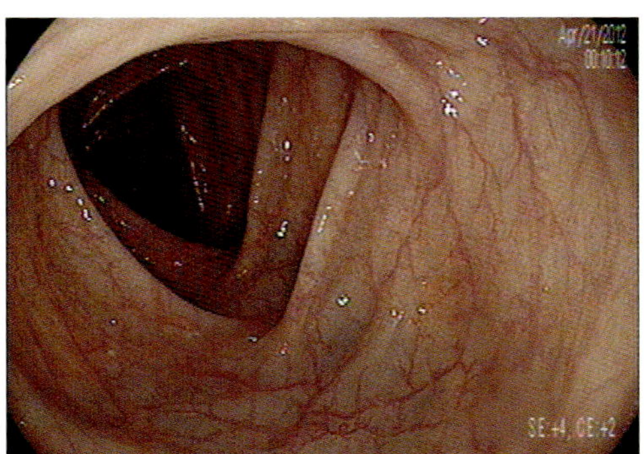

간만곡은 뒤쪽의 간이 검게 비치므로 쉽게 구별이 된다. 또한, 굴곡부라서 횡결장의 심한 굴곡부가 간만곡이라고 생각할 수도 있지만, 삽입하는 경우에는 횡행결장의 중간 부분이 늘어지고 처

져서 굴곡이 심하면 간만곡으로 착각할 수 있기 때문에 색깔로 구별하는 것이 현명하다.(아주 초보자에겐 가끔 횡결장에서 간만곡이 계속해서 나타나는 것처럼 보인다. 산 넘어 산이라는 표현이 저절로 나온다.)

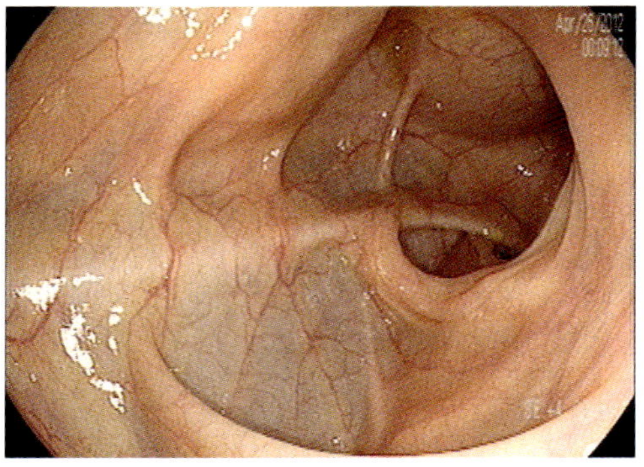

상행결장은 횡결장에 비해서 둥글게 보이고 관강의 지름이 크다. 주름은 횡결장어 비해 깊다. 그러므로 삽입 후 빼면서 관찰할 때 더욱 신경을 써서 구석구석 보려고 노력해야 한다.

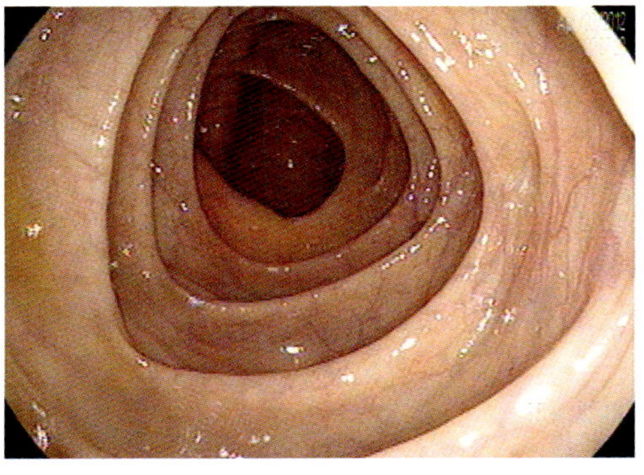

맹장은 회맹판(IC valve)이 보이는 특징적인 소견 때문에 쉽게 구별이 된다. 일반적인 삽입으로는 대게 회맹판이 화면의 왼쪽에 나타난다.

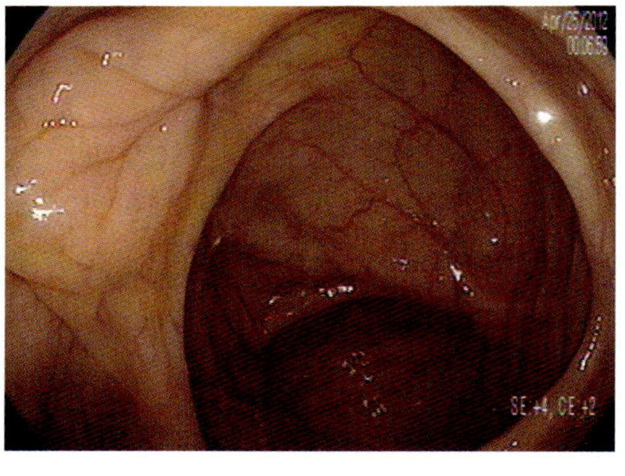

상행결장과 맹장의 구별은 IC valve를 기준으로 생각하면 된다. 즉 회맹판 더 깊은 곳은 맹장이고 그 바깥쪽, 즉 원위 부위를 상행결장이라고 간주하면 된다.

이는 조직검사나 병변의 위치를 기술할 때 도움이 된다.

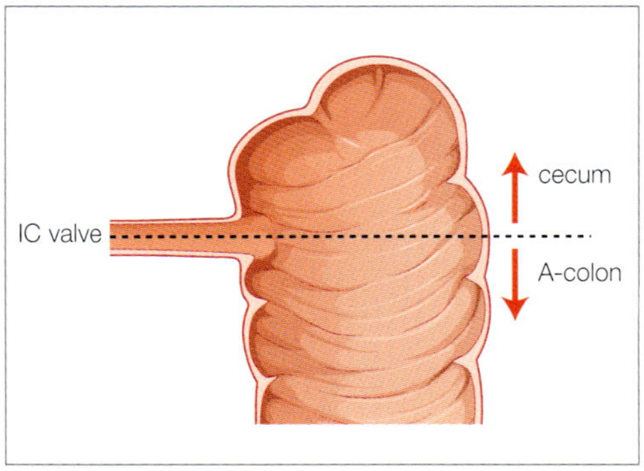

定石	상행결장과 맹장의 구분은 IC valve의 레벨로 한다.

대장내시경의 주행에 대한 이해

Advise 1

내시경 삽입을 위해서는 대장을 좀 더 쉽게 3차원적으로 이해를 해야 한다.

이 3차원적인 이해는 대장 내부에서 상대적으로 이루어져야 하므로 이해하기 쉬운 모델이 필요하다.

재미있고 간편한 이해를 위해 청룡열차, 그리고 케이블카를 이용해 보자.

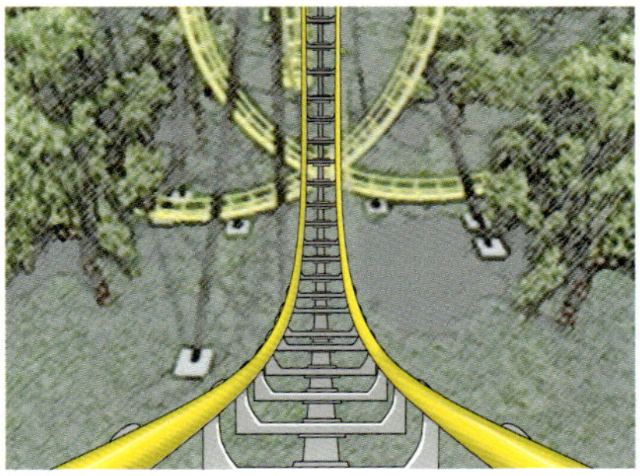

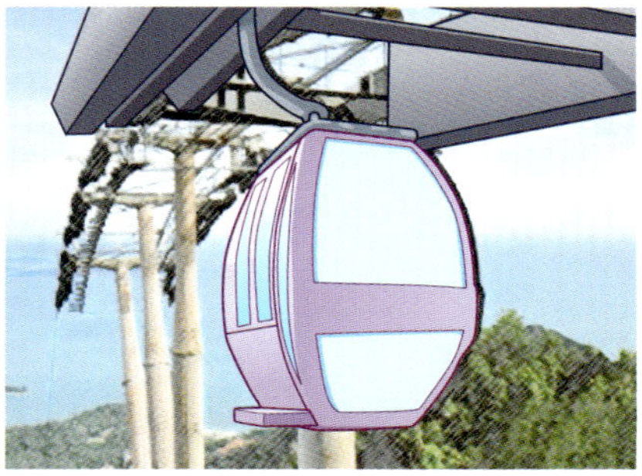

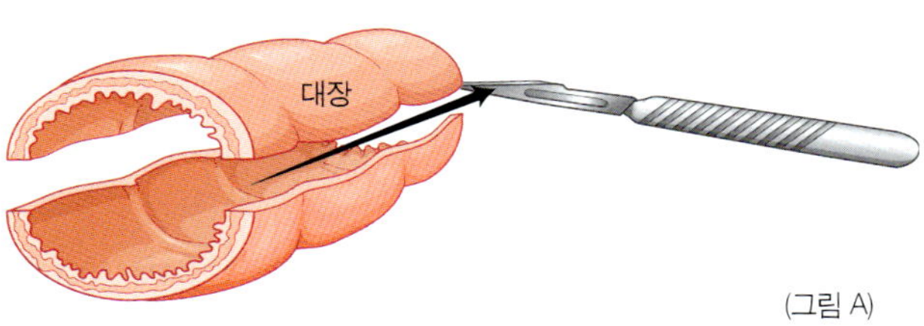

(그림 A)

대장의 반을 길이를 따라 잘라내서, 그 아래 반쪽을 청룡열차의 트랙이라고 가정하자(그림 A). 항문 입구를 통과해서 들어간 내시경을 청룡열차라고 생각하고, 우리가 그 청룡열차 맨 앞좌석에 타고 열차트랙의 경사로를 올라가고 있다고 상상하자.

우선 열차의 트랙의 '**직장(rectum)' 코스**에선 좌우로 흔들리면서(휴스턴밸브를 슬래럼으로 지나

침) 서서히 지나가게 된다.

그리고 직장을 지나서 **에스결장의 연결 부분**에 이르면 청룡열차가 가장 높은 곳에서 출발하듯 아래쪽으로 향해 내려가게 된다(환자가 좌측 측면으로 누운 기본자세에서).

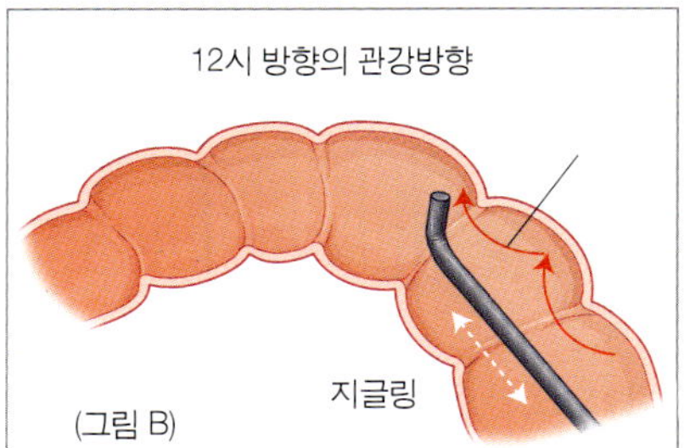

(그림 B)

이 **에스결장 부분**의 열차트랙에서 청룡열차가 튕겨나가지 않고 지나가려면 항상 굴곡부가 머리 위쪽으로 보이도록(관강의 방향이 12시 방향이 되도록) 자세를 유지하면서 나아가면 된다(실제 내시경 할 때는 이 방향을 유지하면서(우측 토크를 조금씩 주는 셈이 된다) 내시경을 전후로 서서히 지글링을 하면서 스코프를 전진하게 되는데 이렇게 하면 저절로 장이 접히면서 진행된다. 물론 이 모델은 S결장이 아주 짧은 특수 형태, 기본 유닛이라 가정한 경우다.) (그림 B). 이렇게 머리 위쪽에 관강이 보이도록 유지하면서 가다 보면 SDJ 에 이르게 된다. 그림 C에서 보는 바와 같이 S-colon의 열차 트랙은 SDJ에서 끊어지는 것처럼 보인다.

이제 청룡열차가 다다른 SDJ은 고정장관(固定腸管)인 하행결장이 시작되는 부분이다. 다른 여러 삽입법 책을 읽어보면 많은 책이 대장의 고정된 부분(후복막 부분, 즉 직장과 상, 하행결장), 고정되지 않은 유동성 있는 부분(에스결장, 횡결장)을 언급하고 있다(그림1-28). 또한 유동성 있는 부분에서 고정된 부분으로 넘어가는 것을 가장 어렵게 이야기하는데, 이 부분을 케이블카로 옮겨 타는 이미지로 이해하면 방향을 잡기 쉽다(그림 1-29).

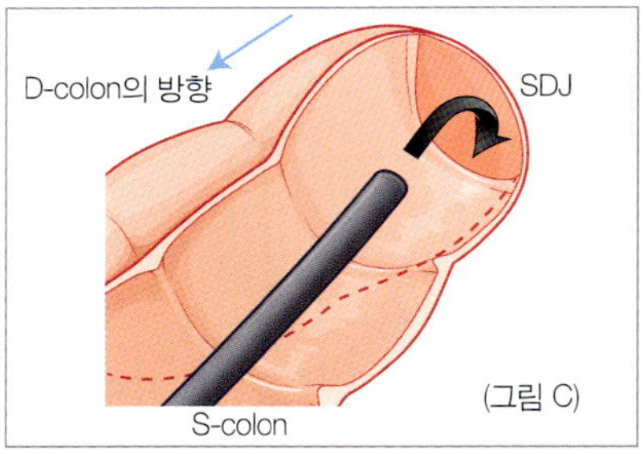

(그림 C)

에스결장 트랙에서 청룡열차를 잘 몰고 **SDJ**까지 도착했다면 화면 오른쪽을 통해서 아래 방향으로 뻥 뚫린 것처럼 관강의 방향이 나온다. 이 관강이 바로 하행결장이다. 여기서 청룡열차의 트랙이 끊어진 상태를 상상하자. 계속해서 **하행결장**으로 진입하기 위해서는 청룡열차를 버리고 케이블카를 타서 매달려야 한다.(하행결장엔 똥물이 차 있으므로 강 위를 케이블카를 타고 지난다고 상상

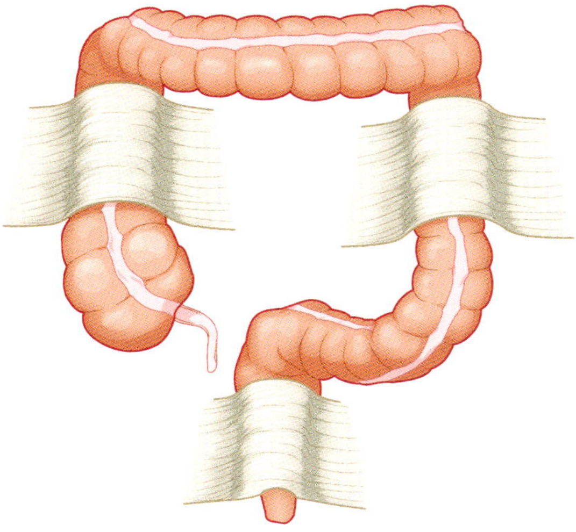

그림 1-28 _

하자) 그러므로 3시 방향으로 둔 관강의 방향으로(내시경 화면에서 3시 방향으로 SDJ의 관강을 두고) 매달리는 이미지를 연상한다(내시경을 업 앵글, 오른쪽 토크를 하여 밀어서 넘는다). **비만곡(splenic flexure)**은 짧은 하행결장 구간, 즉 변물이 가득한 코스를 케이블카로 매달려 내려가면 나오는 종점이다. 종점의 출구는 화면 왼쪽에 나타난다. 왼쪽 토크(회전)를 하여 횡결장으로 진행하면 다시 청룡열차에 탑승하게 된다.

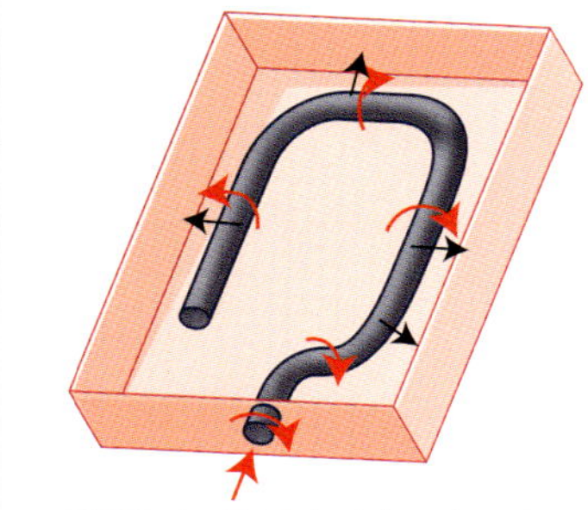

오른쪽 토크를 주면 실제로 장은 외측으로 밀리는 방향으로 힘을 받게 되므로 복벽에 밀착되어 고정되는 효과가 생긴다.

(그림 D)

고정장관인 상행결장, 하행결장, 그리고 mid t-colon이 길어서 상대적으로 고정장이 되는 원위부의 횡결장에서는 항상 오른쪽 토크를 주면서 가야 에스결장에서 다시 루프가 생기는 것을 막을 수 있다(오른쪽 토크를 주면 벡터를 고려해볼 때 외측으로 장을 미는 효과가 생긴다)(그림 D).

횡결장의 가운데 부분(mid T-colon)의 굴곡이 심하면 다시 에스결장에서 처럼 굴곡부가 머리 위쪽으로 보이도록(관강의 방향이 12시 방향이 되도록) 수평을 유지하면서 나아가면 된다. 여기서도 다시 청룡열차를 타고 오르는 것을 연상하면 되겠다.

Hepatic flexure는 SDJ 처럼 단순하게 경첩처럼 포개진 굴곡부가 아니라 간의 아랫면을 따라 이동하여 엇갈린 위치에서 방향이 90도 바뀌는 셈이므로 보이는 데로 우측으로 토크를 거는 것이 아니라 우회전으로 몸을 틀면서 좌측으로 토크를 걸어서 넘어 내려간다. 즉 열차가 완전히 방향을 틀어서 아래에 있는 다른 트랙으로 갈아타는 이미지를 연상하자(이렇게 하면 그림1-30의 8-2의 방식으로 넘어가는 경우가 된다.

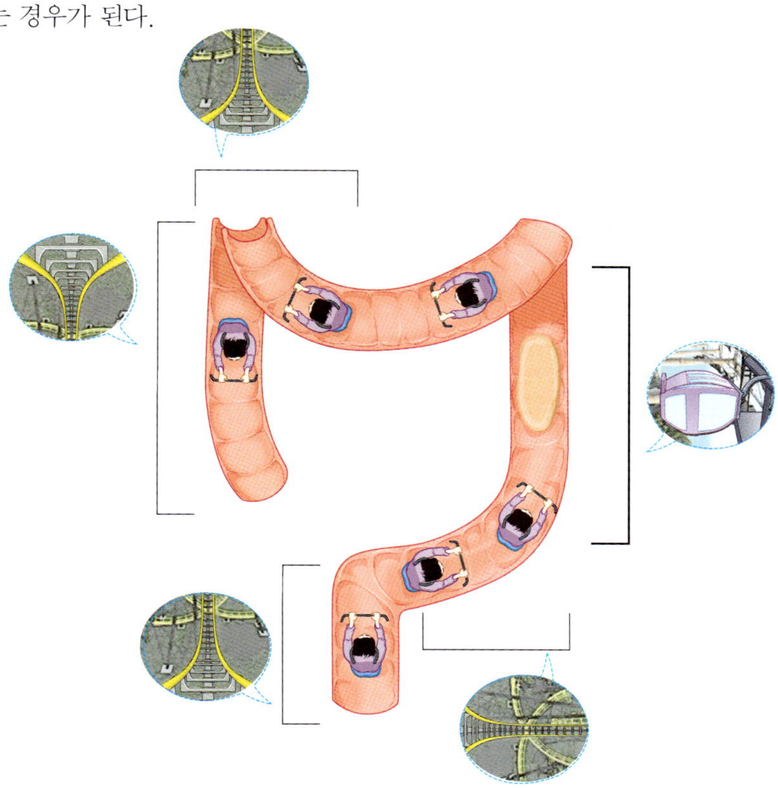

그림 1-29 _

이런 식이 아니라 T-colon에서 충분히 밀어서 그 반동에 의한 추진력으로 넘어가는 경우가 많은데 이때는 열차가 그대로 굴곡을 넘고 나서, 다른 트랙으로 갈아타는 식으로 이해할 수 있다.

그림 1-29에서 표시된 사람의 자세를 눈여겨보자. 사람의 자세에서 머리 쪽이 내시경 화면의 12시의 방향(관강의 방향)이다. 이 사람의 앉은 자세를 기억하면, 내시경의 선단부가 어떻게 움직여야 하는지에 대한 대략적인 오리엔테이션이 생겨날 것이다.

이런 롤러코스터나 케이블카가 아니더라도 나름대로 자신만의 장관 내에서 선단부의 방향에 대한 오리엔테이션을 가진다면 실제로 대장내시경을 마스터하는 시간을 단축하는 데 도움이 될 수 있다.

定石 항문에서 맹장까지 장관 내에서 어떻게 방향을 잡아갈지 나름의 오리엔테이션을 갖도록 한다.

삽입법의 간단 정리

7-1. 오른쪽 토크 걸면서 밀어서 전진하면서 Lt angle 걸어 방향 조정.
7-2. up angle 하면서 좌측 토크 걸어서 밀어서 진행하고 mid T-colon을 지난 뒤 up angle 하고 좌측 토크 걸면서 당겨서 단축하면서 HF까지 진행

8-1. 관강의 방향이 2-4시 사이에 나타나며 up angle 걸면서 오른토크 걸고 밀어서 넘김
8-2. 8-1을 하다가 down angle 걸고 왼쪽 토크 걸고 밀기
8-3. 근접해서 Lt angle 걸고 나서 왼쪽 토크로 밀어 넘기

6. 9시방향으로 관강이 위치, 실제 방향은 좌측아래로 향하므로 down angle 걸면서 왼쪽토크를 걸어 밀어서 넘기, 넘으면서 angle을 풀어준다.

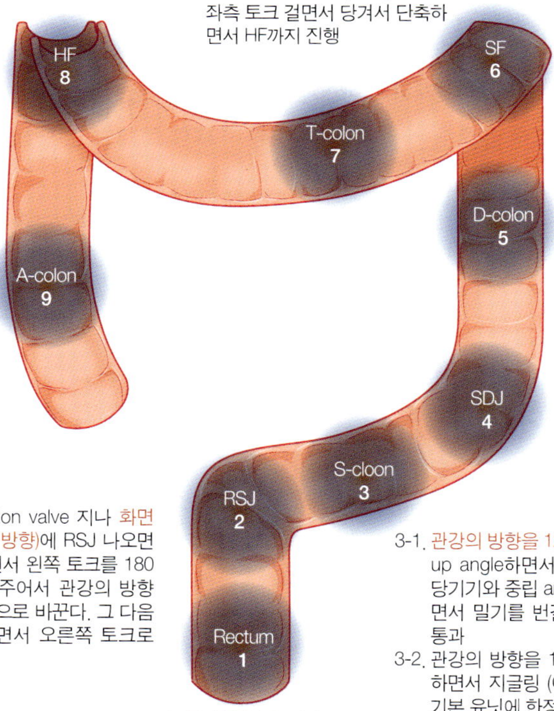

5. angle을 중립으로 하고 양측 토크를 걸면서 당겨 loop 해제하고 들어간 길이를 확인. 우측 토크 걸면서 밀어서 통과.

9. push 한다. 안되면 suction 하거나 환자에게 심호흡을 시키거나 자세변경, 복부 압박을 시행한다.

4-1. 관강의 방향이 3-4시 방향에 나타나며 주로 up angle과 오른쪽 토크, Push로 넘기
4-2. up+right angle을 걸면서 지글링으로 넘기

2. 마지막 houston valve 지나 화면 아래쪽(6-7시 방향)에 RSJ 나오면 up angle 하면서 왼쪽 토크를 180도 정도까지 주어서 관강의 방향을 12시 방향으로 바꾼다. 그 다음 up angle 풀면서 오른쪽 토크로 RSJ 진입

3-1. 관강의 방향을 12에서 3시방향에 두고 up angle하면서 오른쪽 토크 걸면서 당기기와 중립 angle에서 왼쪽 토크 걸면서 밀기를 번갈아 가면서 단축하여 통과
3-2. 관강의 방향을 12시로 두고 up angle 하면서 지글링 (에스결장이 아주 짧은 기본 유닛에 한정)

1. 공기를 넣고 slalom으로 up angle 걸고 좌우 토크로 houston valve 2~3개 넘는다.

그림 1-30 _

내시경 삽입의 정석

내시경의 삽입은 위와 달리 100% 통하는 정석이란 것이 없다. 하지만 대략 50% 이상에서 통하는, 특히 중년의 마르지 않은 체형의 남성에서 통하는 방식은 우선 기본적인 삽입의 기술로 고려할 수 있겠다. 지금 소개하는 삽입의 방법은 저자가 이런저런 방식으로 시도하다가 가장 쉽다고 생각하게 된 방법을 정리한 것이다. 분명 초보자들에게 도움이 될 것으로 기대한다.

아주 마른 남성이나, 젊고 날씬한 여성, 수술한 기왕력이 있는 경우, 변비가 심한 환자는 내시경 삽입이 어려울 것임을 예상할 수 있다. 이런 경우는 아무리 경험이 많은 내시경의 고수라도 어렵기 마련이다. 가끔은 그들도 삽입에 실패하는 경우도 있다. 그런 예를 뒤에서 참관해 보면 '어려운 케이스는 누가 해도 어렵구나!' 라는 사실을 깨닫게 된다. 이러한 사실은 가끔 어려운 케이스를 만나서 고전하는 초중반 실력자들에게 위안이 되고, 자신감을 유지하는 데 도움이 될지도 모르겠다.

Advise 1

필자가 근무했던 병원에서 내시경에 아주 능숙하신 분이 아주 몹시 어렵게 내시경을 한 환자가 대장암으로 진단이 되어서 수술을 하였다. 개복해 보자 놀랍게도 그 환자의 에스결장의 주행은 직장에서 직진하여 바로 비장 밑에 까지 가서 붙었다가 다시 내려와서 SDJ에 연결되어 상행결장으로 이행하는, 완전히 겹쳐진 N자 모양이었다. 그 당시 환자가 내시경이 가능했던 것이 미스터리라고 생각이 들었다. 이런 환자는 누가 하더라도 힘들거나, 불가능할 수 밖에 없지 않았을까?

定石 내시경으로 검사가 힘들거나 불가능한 대장은 누가 하더라도 힘들거나 불가능하다. 일반적인 대장에 대한 삽입법을 기본적으로 익히도록 하자.

대장내시경을 할 때 가장 중요한 것 중의 하나는 마음의 평온함이다.

마음의 평정을 잃고 서두르거나 뭔가 쫓기는 상태라면, 특히 중요한 초반의 1~2분에, RSJ이나 에스결장에서 밀고 들어가거나 단축을 못 하고 루프를 만들어 버려서 결과적으로는 시간이 더 많이 걸린다. 이럴 때는 시간 타이머를 맞춰두고 시간을 확인하면서 삽입을 하면 도움이 된다. 어려운 SDJ에서 낑낑대다 보면 시간이 많이 경과한 것 같이 느껴지지만, 실제 타이머를 보면 그렇게 시간이 많이 흐르지 않았음을 객관적으로 알 수 있다. 그러면 시간에 쫓기는 듯한 불안감이 없어져 침착하고 차분하게 조작할 수 있게 된다.

定石 내시경검사를 하면서 마음의 평온을 유지하기

– 내시경에 있는 타이머 기능을 이용한다. 기능이 없다면 벽시계의 시각을 가끔 확인하도록 한다.

적정한 삽입시간과 관찰시간에 관한 이야기는 분분하다.

대략 빠르면 2분에서 5분 정도로 삽입하고, 나올 때는 최소 6분 정도 이상은 관찰하는 것이 좋

다. 6분보다 짧게 관찰하고 나오는 것은 병변을 간과하게 될 가능성이 높다. 반대로 너무 오랜 시간 동안 자세하게 관찰하면 오히려 공기 주입량이 많아지고 환자가 수면에서 깨어나서 불편감을 많이 호소하게 되므로 오히려 얻는 것 보다 잃는 것이 많은 셈이다. 적절한 관찰시간을 지키도록 한다.

定石 내시경을 빼면서 관찰하는 시간은 6분 정도로 한다.

Advise 1

내시경에 걸리는 시간 단축에 가장 중요한 핵심은?

초보자와 숙련자의 내시경 검사속도에서 가장 차이점은, 상황 판단에 걸리는 시간이다.

초보자는 결국 안되는 상황에서 똑같은 시도를 반복하면서 시간을 많이 허비한다. 하지만 숙련자는 안되는 상황이 오면 빠르게 판단해서 쓸데없는 시도를 하지 않고 스코프를 어느 정도 빼고 나서 다시 진입하거나, 또는 바로 체위를 변경하거나, 복부를 누르는 등의 다른 여러 대안을 선택한다.

내시경 소요 시간 단축을 위해서는 그 상황을 빠르게 판단할 수 있는 경험이 쌓여야 하기 때문에 처음부터 내시경 하는 데 걸리는 시간단축에 너무 욕심을 부리지 않도록 한다.

定石 **시간 단축을 위한 팁들**

- 시간단축을 위해서는 가망이 없는 상태를 빨리 인식하고 쓸데없는 시도를 하지 말아야 한다.
- 너무 굴곡부가 심하게 꺾여 있다면, 억지로 넘으려고 시도하지 말고 다시 충분히 후퇴해서 단축하거나 공기 흡입하는 것이 빠르다.
- 혼자서 하려고만 하지 말고, 예를 들어 장이 고정되지 않고 너무 덜렁거린다는 느낌이 든다면, 우선, 자세 변경, 그래도 안된다면 배를 압박하는 순서로 보조자의 도움을 받도록 한다.

기본 문제

3-1 환자가 준비되어 누워있는 상황에서 무엇을 할 것인가?

기본 정석

(1) 우선 장갑을 끼면서 환자에게 투여할 수면 약의 용량을 지시한다.

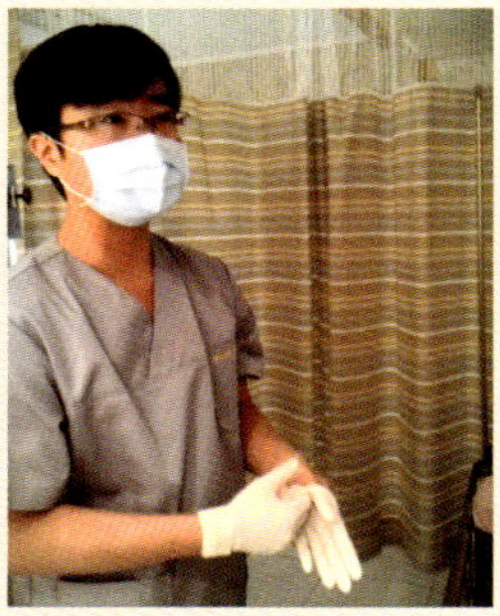

본원에서 예 : 미다졸람 3~4cc, 포폴 3cc(고령, 상태에 따라 조정)

또는 미다졸람 4cc

추가 용량 각각 1~2cc

부스코판 1@ iv(전립선 비대, 녹내장으로 금기일 때는 필요할 때 티램 1Ⓐ IV, 맹장까지 삽입하고 나서 부스코판을 주는 것도 한 가지 방법이다.)

(2) 수면이 완전히 된 후보다는, 수면이 들기 전에 환자에게 '항문검사를 한다' 고 주지시키고 나서 폴리글러브를 장갑 위에 덧쓴 상태로 젤리나 글리세린을 항문 안쪽과 주변에 바른 뒤, 손가락을 넣어 항문검사를 한다. 이렇게 하면, 검사한 손가락의 방향으로 내시경의 삽입 방향을 대략 미리 가늠할 수 있다. 또한, 환자가 심리적으로 검사에 대해 적응을 하도록 하므로 내시경 삽입 초기에 환자의 reaction이 줄어든다.

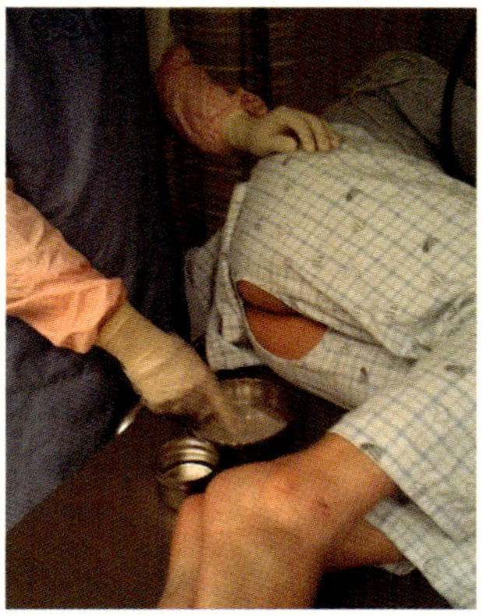

(3) 내시경에 다시 글리세린을 바른다. 그리고 내시경을 항문에 조심스럽게 삽입한다. 항문 삽입 시에 두 번째 손가락을 가이드로 이용하기도 하지만 항문 수지 검사후에 내시경을 천천히 삽입한다면 쉽게 삽입이 된다.

Advise 1

치열이나 항문이 좁은 등의 이유로 항문의 통증이 심한 경우엔 여러 가지 대처 방안이 있다. 단순 젤리 대신에 리도카인 젤리를 바르기도 하고, 리도카인 스프레이를 미리 뿌리는 방법도 있다.

그래도 안 된다면 페티딘(pethidine) 과 같은 마약성 진통제를 쓰는 것을 고려해 본다.

(4) 우선 공기를 충분히 주입하면서 내강을 확인하고 관강의 방향을 찾는다. 직장 내에 똥물이 많이 고여있다면 흡입을 미리 하는 것이 좋다. 이후 관강이 확인되면 휴스턴 밸브가 2~3개 있으므로 좌우로 제쳐서 넘기는 기분으로 직장을 지나간다. 이때 투핸드를 방법을 쓰면 굴곡부를 간편하게 넘을 수 있다. 항상 주름을 넘고 나면 스코프를 미세하게 당겨서 단축을 시도하도록 한다. 낚싯대를 살짝살짝 당겨보는 듯한 기분으로 해보자

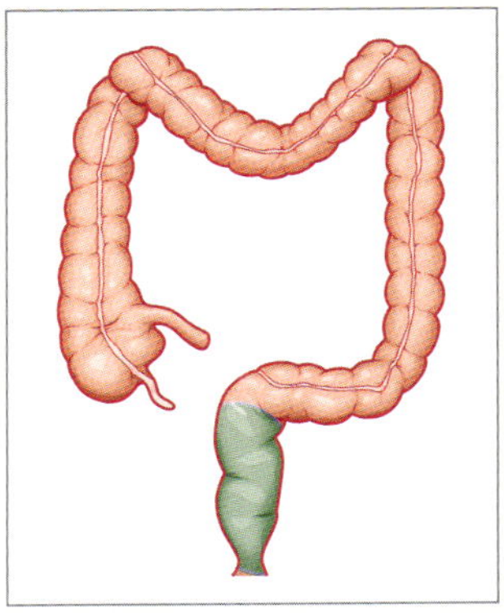

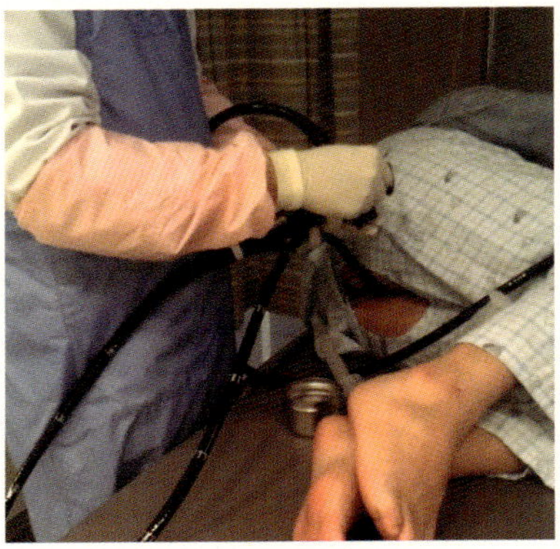

Advise 2 대장내시경 시작할 때의 준비물

글리세린, 물통, 비닐장갑(글러브 위에 덧씌워서 항문직장 수지검사할 때 쓰임).

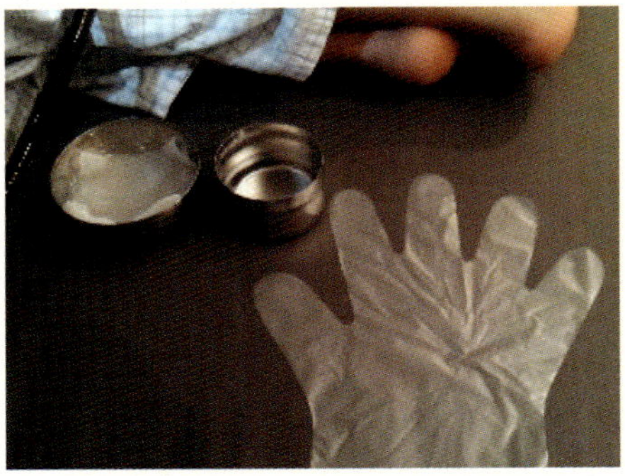

물을 적신 거즈나 헝겊으로 스코프를 잡고 내시경을 하는 방법도 있지만,

글리세린을 쓰고 거즈 없이 장갑에 물을 적셔서 스코프를 잡는 방법도 있다. 이렇게 하면 거즈를 계속 교환해가면서 스코프를 잡는 번거로움이 없고 거즈도 절약할 수 있는 장점이 있다.

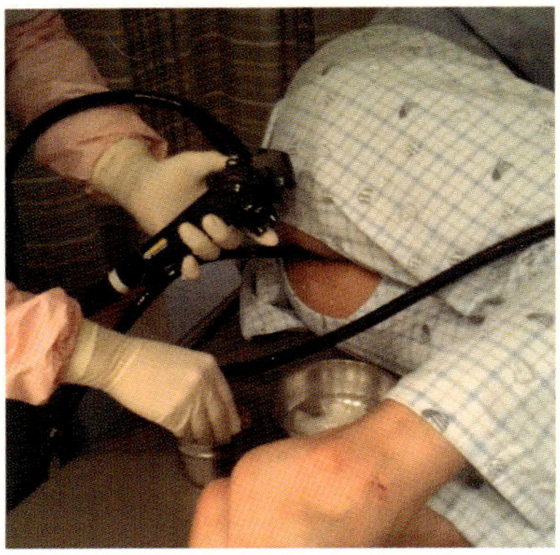

기본 문제

3-2 직장에서 에스결장으로 넘어가기.

기본 정석

(1) 결과적으로는 직장에서 우회전하여 에스결장으로 진입한다.

실제로 마지막 houston valve를 지나면 RSJ의 관강은 아래쪽 또는 6~9시 방향에 나타난다.(청룡열차가 정점에서 내리막으로 출발하는 것을 연상!) 그러므로 Lt torque를 걸어서 대략 180도 회전하여 관강의 방향을 12시~2시 방향으로 옮기는 선행 작업이 필요하다.

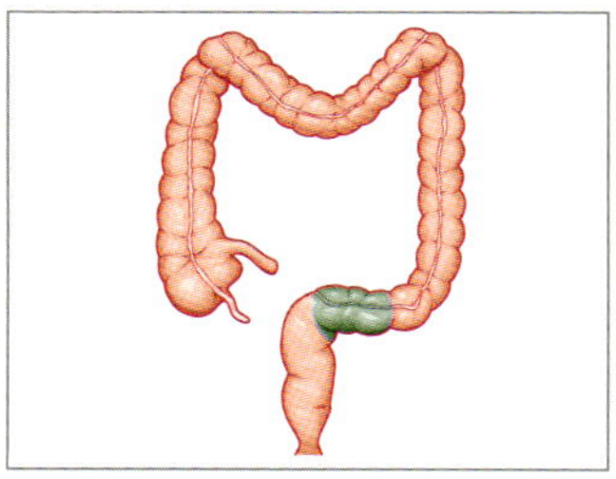
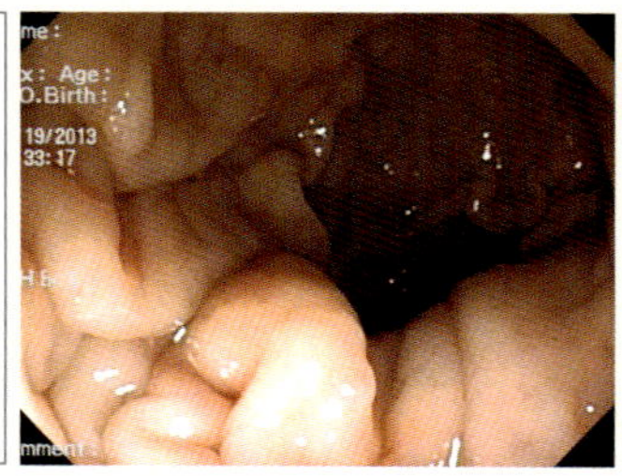
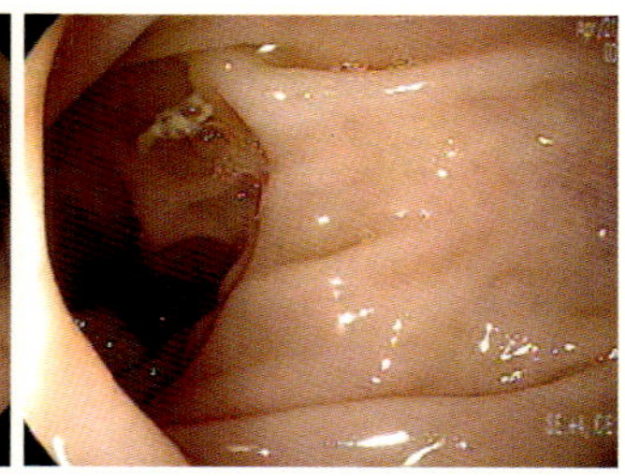

(2) 왼쪽의 주름(마지막 houston valve)이 안 보이게 화면을 오른쪽으로 위치하고 정면의 장벽과 거리를 유지하면서 좌회전, 좌앵글로, 마치 가려진 커튼을 살짝 젖히고 들어가는 기분으로 굴곡부를 통과한다. 다시 관강의 방향이 12시에서 2시 사이에 나타나면 angle을 풀면서 오른쪽 토크로 넘어간다.

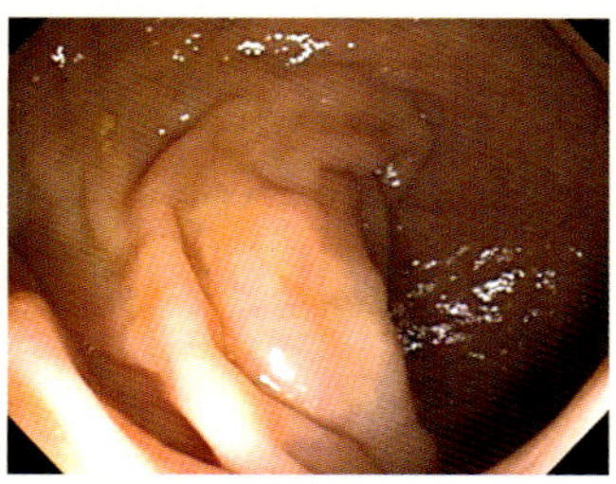

Advise 1

직장(rectum)의 길이는 고작 12~15cm 정도로(한 뼘이 안 되는) 추정되는 짧은 구간이다. 그러므로 절대로 많이 밀어서는 안 된다. 대신 충분히 공기를 넣어서 관강을 확인하면서 주름을 제치듯 넘어간다. 특히 RS의 굴곡부는 장이 거의 11자 형태로 포개져 있다고 생각하고 그 접혀있는 사이의 종이 한 장의 간격을 제치고 넘어간다는 기분으로 미세하게 앵글을 조정한다. 좀 더 와닿을 만한 표현이라면, 식인종에게(?) 사로잡혀서 몸통과 팔다리가 묶여있는 상태라서 풀숲에 머리만 내밀고 좌우로 헤치는 기분이랄까? 암튼 내시경의 끝 선단부만을 조작해서 넘어가도록 한다. 물론 좌우 앵글만 가지고는 전진이 되지 않는다. 좌우앵글과 아주 세심하게 pull 또는 push하기 또는 좌우 앵글을 쓰지 않는다면 up angle에 왼쪽 토크 후에 다시 오른쪽 토크와 pull, push를 세심하게 섞어서 쓰도록 한다.

Advise 2

삽입법 책에 등장하는 슬라럼(slalom)이란 표현은 스키를 연상시키기 때문에 빠르게 활강하면서 표지판을 허리만 이용해 가볍게 스쳐 넘기는 것을 떠오르게 한다. 이 때문에 내시경 스코프도 쑥쑥 밀고 진행하면서 좌우로 넘긴다는 착각을 불러일으키지만 실제로 대장내시경에서 활강이란 없다. 거의 제자리에 선 듯이 거북이처럼 아주 천천히 전진하면서 허리만 움직이는 셈이다.

기본 문제

3-3 에스결장 통과하기

기본 정석

(1) 굴곡부를 넘어서 관강이 3시 방향에 나타나면 우회전을 해서 관강의 방향이 12시로 오게 만든다. (아래 대장 모식도에서 에스결장이 아주 짧은 것에 주의! 에스결장의 최소 기본 유닛이라고 생각해보자.)(일반적으로 이 최소 에스결장 유닛이 기차처럼 여러 개 연결되어 있다고 볼 수 있으므로 대게 에스결장의 관강이 3시 쪽 방향으로 계속 나타나게 된다. 이렇게 관강의 방향을 지속적으로 12시로 맞추는 것은 오른쪽 토크로 주로 이뤄지기 때문에 결국은 우회전 단축기법(right turn shortening technique)이 된다).

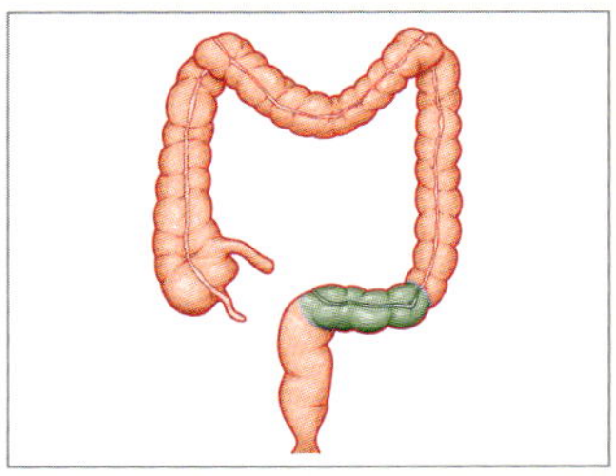

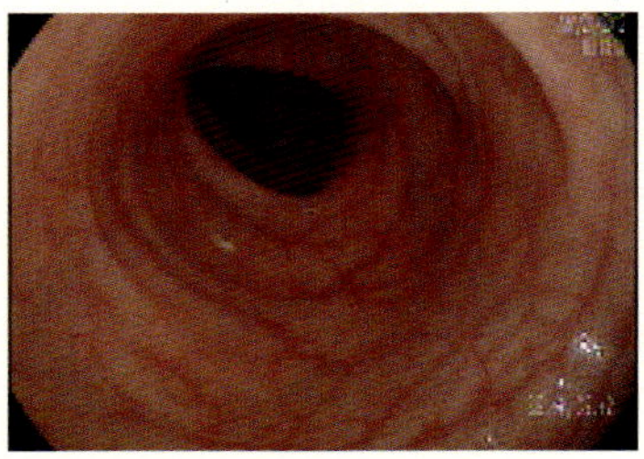

Advise 1

이 부분이 가장 중요한 핵심인데 12시방향에 관강이 지속적으로 나타나게 하는 것은 우회전을 하는 것이 핵심이다. 청룡열차를 타고 트랙을 따라 올라가는 이미지를 연상한다.

(2) 계단을 오르듯, 업앵글을 건 상태에서 지글링(스코프를 전후로 지긋이 밀고 당기기) 을 해주면 저절로 타고 올라간다.(아주 드물게 에스 결장이 아주 짧은 경우에는 이런 식으로 쉽게 된다. 대부분 에스결장이 길어서 실제로 해보면 우회전 단축기법이 된다. 즉 Right torque를 걸면서 조금 push후에 pull 하는 동작으로 장을 접어가면서 진행한다.)

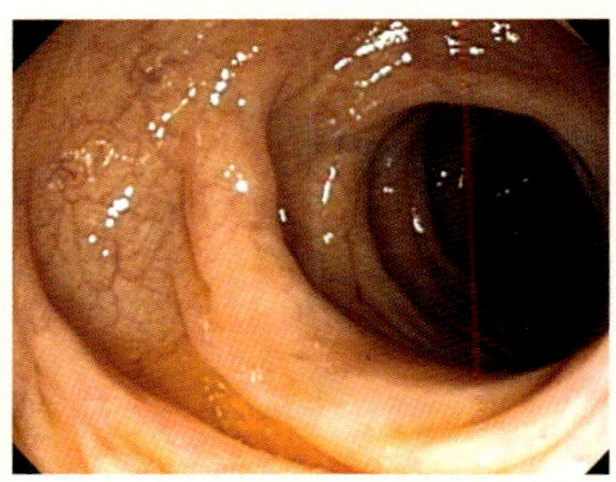

Advise 1

이 상태는 화면 뒤쪽(즉, 뒤통수쪽에서)의 장이 받치고 있는 식이므로 지글링을 하는 것으로 hooking이 되어 장이 접히게 된다. 이론상으론 이렇게 접근하면 SDJ 에선 화면의 아래쪽으로 상행결장의 관강이 나타나게 된다.

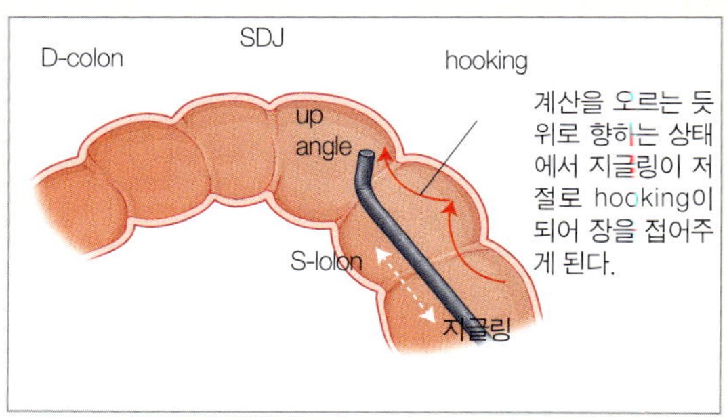

Advise 2

실제로는 에스결장에서 굴곡이 이렇게 크게 하나만 한쪽 방향으로 나타나는 경우보다는 구불구불하게 여러 개의 굴곡이 나타나는 경우가 많다.(짧은 에스결장 유닛이 여러 개가 기차처럼 연결되어 있다고 이해하자) 또한, 에스결장의 방향이 RSJ 이후에 오른쪽이 아니라 왼쪽으로 치우처져 있기도 하다. 하지만, 이와 비슷한 방법으로 하나하나 접근한다고 생각하면 된다. 장관의 방향이 화면의 왼쪽으로 진행하는 경우엔 왼쪽 토크를 주면서 밀어가지만, 지글링을 조금씩 해가면서 장을 단축하려고 노력한다. 이렇게 최대한 단축해서 들어가서 왼쪽으로 치우친 부위를 모두 넘어가면 다시 오른쪽으로 관강이 향하는 부분이 나오게 된다.

그 이외의 경우에선 항상 오른쪽 토크를 살짝 살짝 주면서 살짝 살짝 밀어가면서 진행하면 된다. 오른쪽 토크가 과도하면 오른쪽 토크를 더 걸면서 스코프를 당겨 빼서 단축 후에 다시 중립상태로 스코프를 되돌린다. 이 오른쪽 회전을 계속하면서 진행한다.

(3) 서서히 지글링을 하면서 오른쪽 토크를 걸어주면서 굴곡부, SDJ의 관강을 3시 방향에 놓는다.

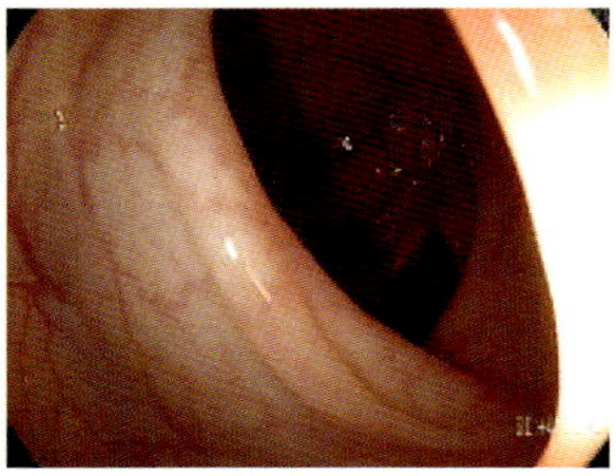

Advise 1

단축이라는 게 초심자에게는 가장 어렵다. 그러나 이걸 시도하지 않고서는 아주 단순하게 길만 찾아 따라 들어가는 되는 케이스를 제외하고는 해결하기 힘들다.

현재 위치한 대장에 비해 내시경이 들어간 길이가 길다면(p.47쪽의 그림 1-27 참고) 빠질 것을 각오하고 우선은 오른쪽 토크를 걸면서!! 순차적으로 (오른쪽으로 돌리고 나서 빼는 것이 아니다) 서서히 당겨서 빼기를 시도해본다. 토크는 손목으로 돌리기 때문에 최대 한계가 90~180도 정도 된다. 물론 잡는 방법에 따라서, 그리고 체외의 루프를 이용해서 걸어서 좀 더 돌리기도 하지만, 대개는 180도 이내의 회전으로 충분하다. 토크가 최대한 돌아간 상태에서 스코프를 서서히(!!) 당기는데 이때 당기다가 화면이 멀어지면서 빠지는 느낌이 들면 중단한다.

환자의 작은 아랫배에 내시경이 60~70cm, 많게는 1미터의 길이로 들어가는지 의아스럽겠지만, 이는 루프가 되어서 말려있는 상태이다. 그러므로 내시경 들어간 길이를 단축하는 과정은 결국 루프를 푸는 과정이 된다. 통계를 보면 80~90% 정도가 N자 모양의 루프, 알파 모양의 루프가 만들어지고 10% 정도에서 역 알파 모양의 루프가 만들어진다고 한다. 즉, N자 루프와 알파 루프는 오른쪽으로 토크를 주면서 스코프를 당겨서 빼는 단축술로 풀리기 때문에, 대부분의 루프 형성의 80~90%의 경우에서 오른쪽 토크와 스코프를 당겨서 빼기로 루프를 풀고 단축할 수 있다.

이렇게 몇 번 시도해서 안 된다면, 뒤 알파 또는 역 알파 루프를 생각한다. 뒤 알파와 역 알파 루프는 우선 알파 루프로 바꾸어서 풀게 된다. 역알파를 알파로 바꾸는 것은 왼쪽 토크와 스코프 당겨빼기이다. 즉, 뒤 알파루프나 역 알파루프를 해제하려면 우선은 왼쪽 토크를 주면서 서서히 스코프를 빼다가, 손에 오는 느낌이 변하면 다시 오른쪽 토크를 주면서 스코프를 빼면 된다.

定石 에스결장의 루프 풀기는 스코프의 단축술과 같은 의미다.
대부분인 80~90%의 경우에서 오른쪽 토크를 걸면서 스코프를 서서히 당겨서 빼기를 하여 스코프의 길이가 40~50cm 길이가 되도록 단축할 수 있다.
안될 때는 반대로 왼쪽 토크와 스코프를 당겨 빼기를 한다. 이때는 360˚까지 토크를 주기도 한다.

Advise 2

에스결장에서도 충분히 단축하는 것이 좋다. 단축을 하는 요령이 바로 문제인데, 단순히 오른쪽으로 토크를 걸면서 스코프를 당기는 것이 주가 되지만, 여기에 추가로 내시경을 펴주는 받침대 같은 작용점이 필요하기도 한다.
고데기로 머리카락을 펴는 것을 연상해 보자.
단순히 고데기를 쭉 직선으로 하기보다는 약간 비틀면서 당기면 잘 펴진다.
마찬가지로, 대장내시경도 토크를 서서히 주는 동시에 같이 서서히 당겨서 빼는 것만으로는 그냥 빠져 나오는 경우가 많으므로 스코프를 양측의 좌우의 엉덩이 쪽에 마찰시키는, 또는 문지르는 느낌으로 측면으로 힘을 가하면서 당기면 루프를 푸는 데 도움이 된다.
가능한 아래 오른쪽 그림의 파란색 방향으로, 즉 천장쪽으로 스코프를 약간 들어 올리는 기분으로 조작하는 것이 좋은데 이 방법은 결국 힘의 전달 방향 즉, 벡터를 이용하는 것이다. RSJ과 에스결장, SDJ의 방향이 환자가 우측으로 누운 자세에서는 아래쪽으로 향하기 때문에, 스코프의 축의 대략적인 방향도 아래쪽으로 향하게 된다. 즉, 힘의 전달 방향 벡터(vector)를 유지하기 위해, 항문에서 나와 있는 스코프, 즉 체외 부분의 스코프도 같은 방향으로 유지하는 셈이다.

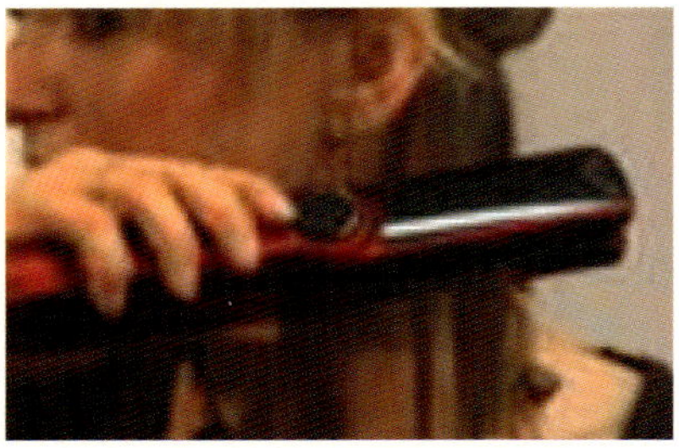

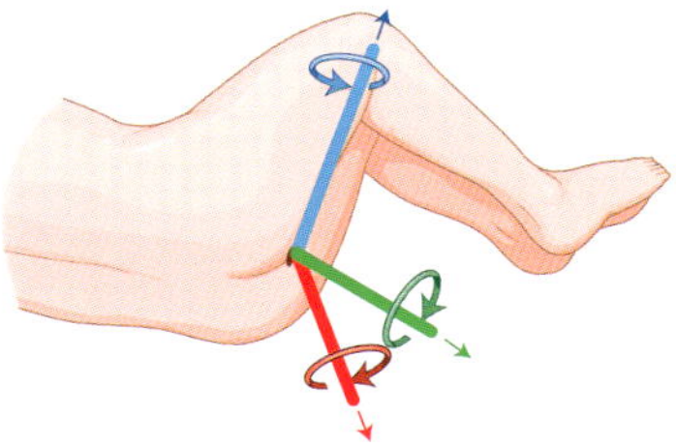

定石 에스결장에서는 스코프의 진행 벡터를 고려해서 체외의 스코프를 높게 잡고 늘어 뜨리는 식으로 하면 유리하다. 이 상태에서 우측 토크를 걸면서 진행해서 들어가거나, 우측 토크를 걸면서 당겨서 단축을 시도해 보자.

Advise 3

토크를 걸 때는 충분히 효과적으로 걸어야 한다. 90~180도 정도에서 효과가 없다면, 스코프의 상태를 보면서 180~360도까지 돌려서 풀어야 한다.
만약에 풀렸다면 당연히 루프가 없으므로 스코프를 원래 상태로 반대로 토크를 주어서 되돌릴 수가 있다.

물론 다시 루프가 생기지 않도록 주의하여야 한다.
이것은 자동차 운전할 때 오른쪽으로 꺾기 위해 핸들을 우측으로 돌렸다가 다시 원상태인 가운데로 푸는 것을 연상하면 된다.

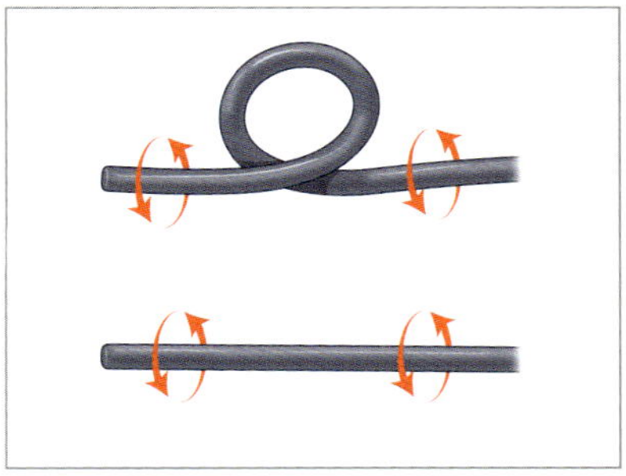

定石 루프가 풀리지 않는다면 토크를 360도 이상까지 돌리기도 한다.
루프가 풀리고 나면, free 해 지기 때문에 다시 루프가 생기지 않도록 주의하면서 원래의 중립상태로 스코프를 되돌린다.

Advise 4 축의 유지

특히 에스결장에서 장이 이 방향 저 방향으로 굴곡이 있으면 그 굴곡에 따라 스코프가 들어가면 그 장관의 굴곡에 따라 스코프가 휘둘리게 된다. 그러므로 스코프를 꼭 잡고 있지 않으면 스코프가 이리저리 안에서 비틀려 버린다. 그렇게 되면 스코프의 힘의 전달이 어렵게 되고, 안쪽에서 어떻게 회전되었는지를 알 수 없게 되고, 잘못된 루프를 만들어 진퇴양난의 상태에 봉착하게 된다.
그러므로 가능한 스코프에서 손을 떼지 말고 꼭 잡고 있도록 하고, 손을 바꾸거나 할 때에도 왼손의 새끼손가락으로 스코프를 걸어 잡는 식으로 가능한 스코프의 축을 유지한 상태에서 이루어지도록 한다.

定石 스코프를 단단히 잡아서 축을 유지하도록 노력한다.

기본 문제

3-4 에스결장과 하행결장 결합부(SDJ)를 넘어가기

기본 정석

SDJ은 업앵글과 우측토크로 밀어서 넘어간다.

에스결장에서 관강을 12시로 유지하면서 진행하였던 것과 다르게 이제는 관강을 3시에 두고 업앵글, 우회전 하고 밀어서 넘어간다. 열차트랙이 끊어져서 할 수 없이 청룡열차에서 뛰어나와 케이블카에 매달려 내려가는 이미지를 떠올려 보자.

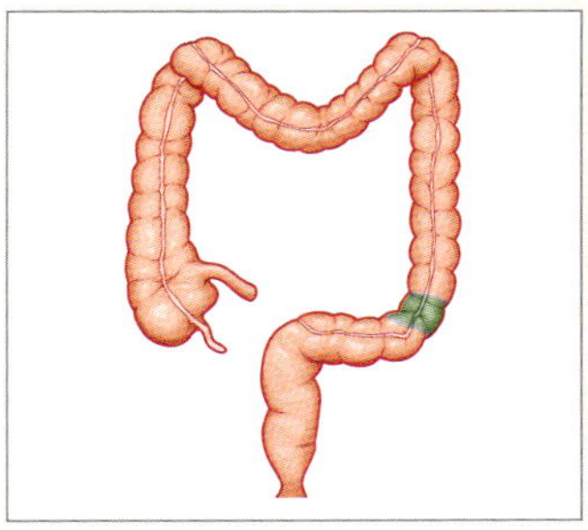

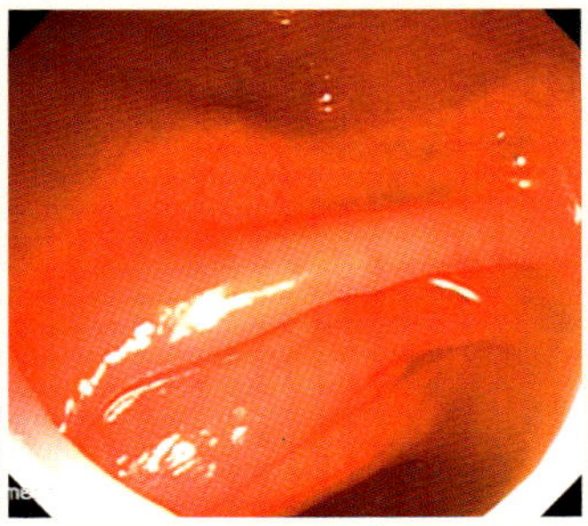

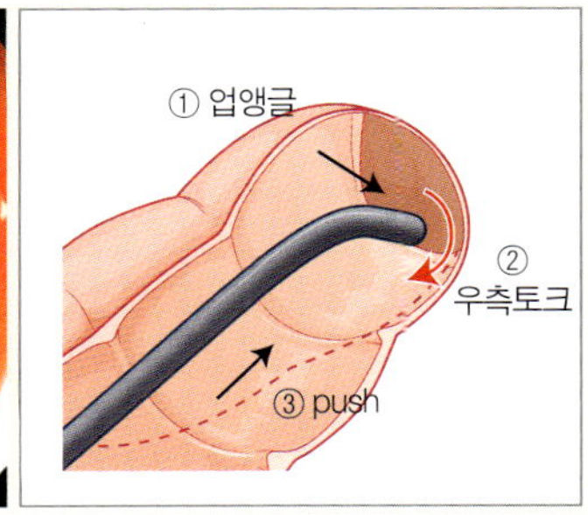

Advise 1

많은 경우에서 SDJ의 관강의 방향은 모니터 화면 2~3시 방향에서 나타난다.
에스결장이 짧거나 단축이 잘되고 공기 주입이 과도하지 않았으면 쉽게 넘을 수 있지만, 그렇지 않은 경우엔 SDJ이 아주 예각으로 나타나는 때도 있다. 이럴 때는 투핸드 방법으로 다음의 방법을 쓴다.

♦비법♦ UP + Right 앵글을 동시에 걸어주면서 서서히 지글링을 하면서 서서히 밀면 저절로 SDJ을 넘어간다.

Advise 2

가끔 SDJ 앞에서 아무리 단축을 해도, 장이 같이 밀리고, SDJ에 다다르지 못하는 경험을 하게 된다.
필자는 이런 상태를 '장이 덜렁거린다' 고 표현한다.
우선 자세를 바꿔보고도 마찬가지 상태라면, 복부를 압박해야만 해결이 된다.
아마도, 후복벽에 복막으로 고정이 덜된 redundant 한 SDJ의 상태 때문이라고 추측한다.

기본 문제

3-5 하행결장에서 진행하기

기본 정석

(1) 하행결장에 들어서면 물이 고여있다. 흡입하면서 좀 더 진행하고 우측 토크를 걸면서 서서히 진행해 들어간다.

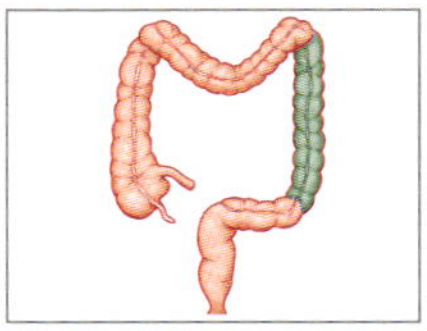

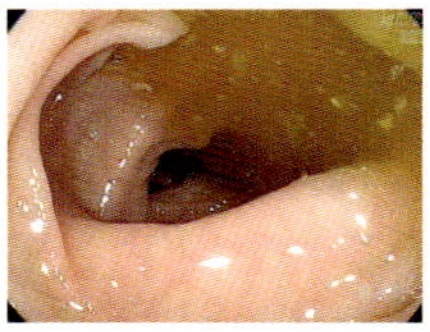

定石 삽입 중 에스결장 진행 이후에 똥물이 많이 고인 장관이 나타나면 SDJ를 지나 하행결장에 다다른 것으로 판단할 수 있다.

(2) 여기서 스코프가 50센티 이상 들어가 있다면 대략 40에서 50센티 정도까지 우측 토크를 걸면서 동시에 항문의 아랫바닥 쪽으로 스코프를 누르는, 또는 비비는 느낌으로 힘을 주면서 당겨서 서서히 빼면 루프가 풀리면서 단축이 된다.

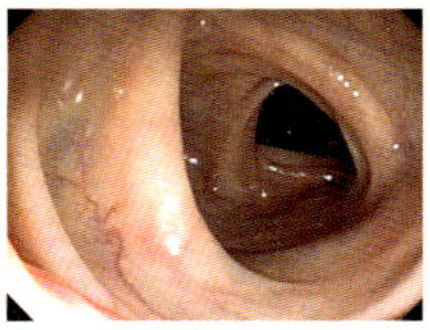

Advise 1

단축을 크게 시행하는 위치는 주로 하행결장이지만 경우에 따라서는 비장굴곡을 지나서 횡결장에 들어간 뒤에 시행하는 때도 있다.

Advise 2

단축을 고정장에서 주로 하는 이유는 간단하다.

양쪽을 잡고 돌려야만 풀 수 있지, 한쪽만 잡고 돌린다면 나머지 부위가 같이 움직이기 때문에 풀리지 않는다. 이렇게 양쪽을 잡는 개념이 바로 고정장, 즉 하행결장이나 횡결장에 들어가는 것이다.

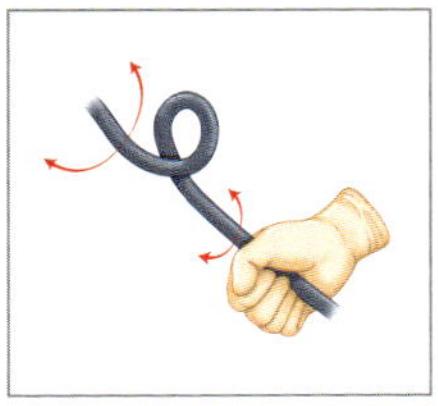

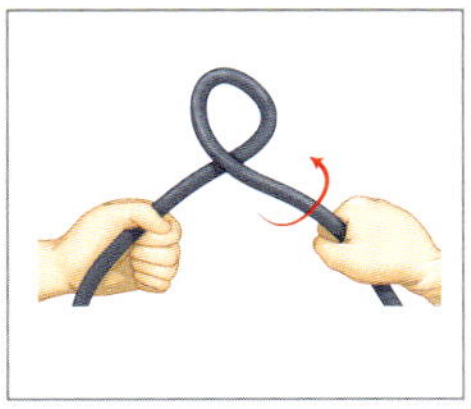

물론 에스결장이 길면 중간에서도 서로 단축이 되는데, 그것은 남아있는 근위부의 긴 에스결장의 부분이 고장장의 역할을 해주기 때문이다. 또한, 복부를 보조자가 손으로 압박해주는 것도 비슷한 결과를 가져올 수 있다.

기본 문제

3-6 비만곡 부위를 넘어가기

기본 정석

(1) 비만곡 부위는 업앵글 또는 다운 앵글과 좌회전으로 넘어간다.

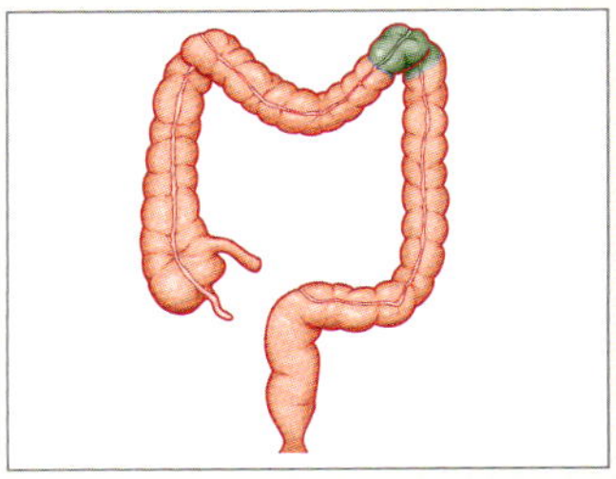

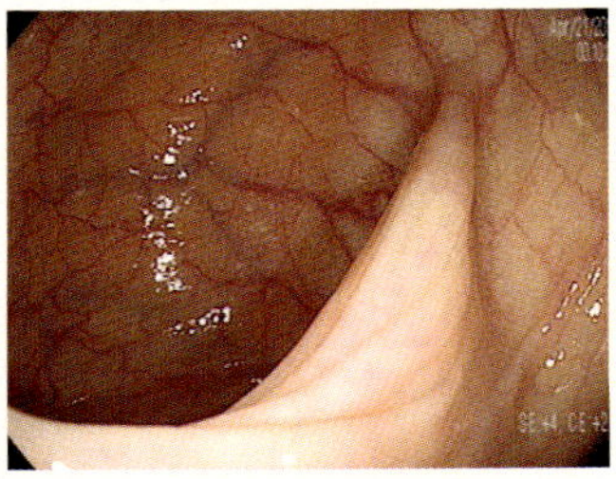

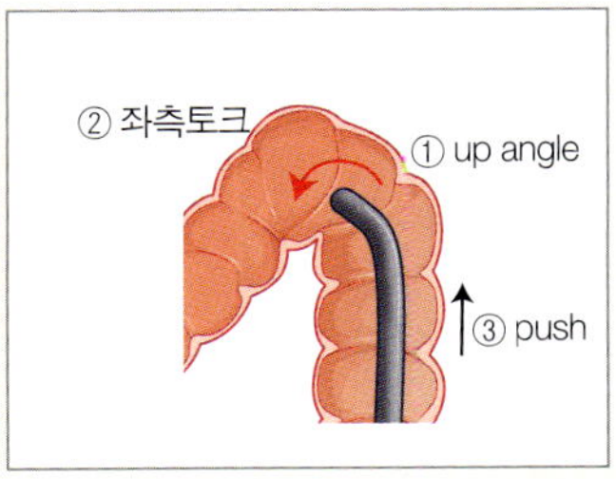

(2) 충분히 단축해야만 쉽게 넘어갈 수 있다.

Advise 1

비만곡 부를 앞에 두고, 하행결장에서 스코프를 아무리 단축하고 나서 밀거나, 자세를 변경하여도 장이 전체적으로 같이 밀려서 움직이는 느낌이 드는 경우가 있다. 필자는 이것을 "장이 덜렁거린다"고 표현하는데, 말 그대로 에스결장이나 하행결장의 이행부가 고정되지 않고 redundant 한 경우이다. 이런 때에는 대부분 복부를 압박해야만 넘어가는 경우가 많다.

이런 상태를 빨리 깨닫고 무의미한 시도를 줄이면 시간을 단축하는 데 도움이 된다.

定石 비만곡 부위를 확인하는 방법

1. 비장이 비춰서 간만곡처럼 대장 점막이 검게 보인다.
2. 심장의 박동이 느껴지는 부위의 굴곡 부위

기본 문제

3-7 횡결장의 중간부위 넘어가기

기본 정석

(1) 횡결장에서도 오른쪽 토크를 걸면서 진행하여 에스결장 이후에 풀었던 루프가 다시 생기지 않도록 한다.

(2) 오른쪽 토크를 걸 때 오른쪽 장벽에 들러붙지 않도록 좌측 앵글로 조정한다.

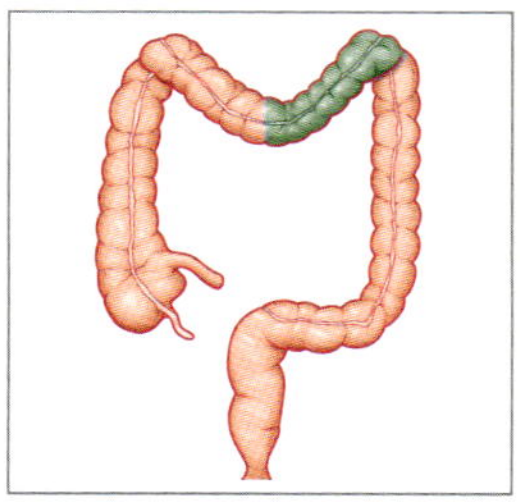
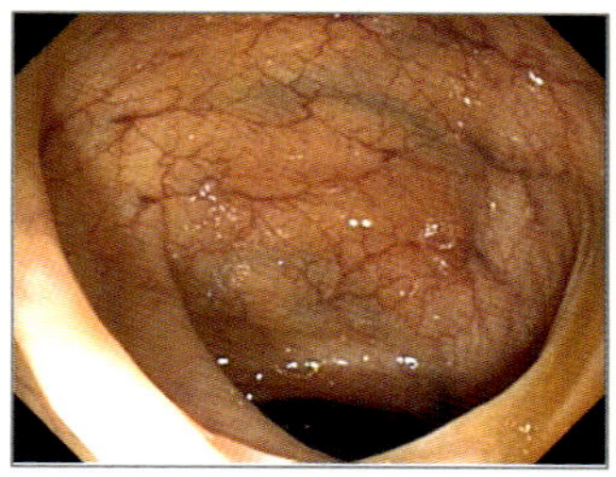
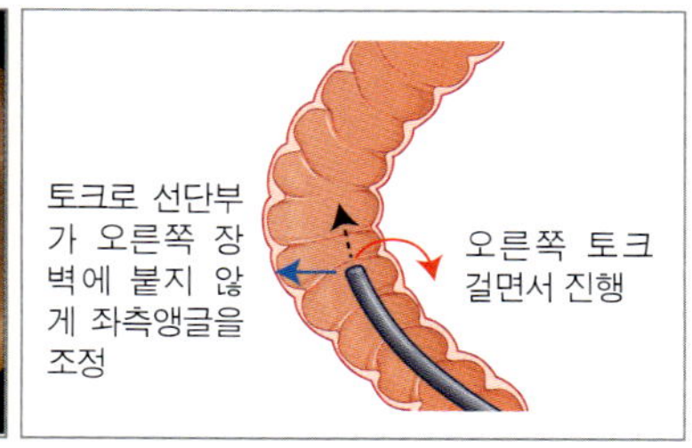

(3) 횡결장의 중간부위의 굴곡부는 왼쪽 장벽이 보이도록 조정하면서 지글링을 서서히 하면서 굴곡부를 오른쪽 토크로 넘어간다.

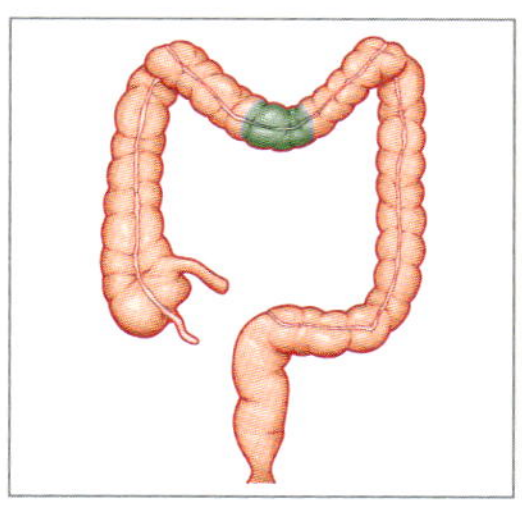
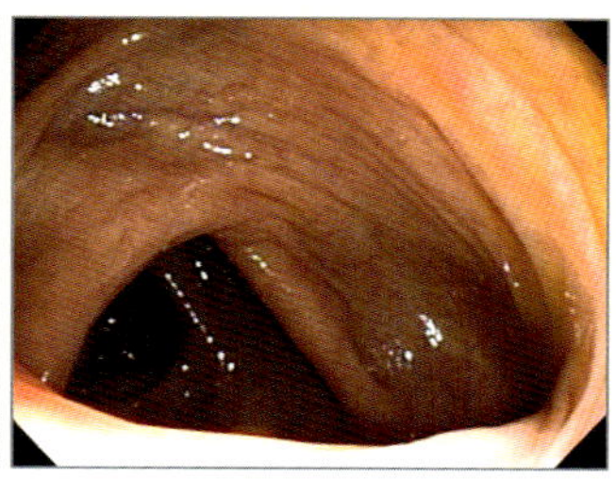
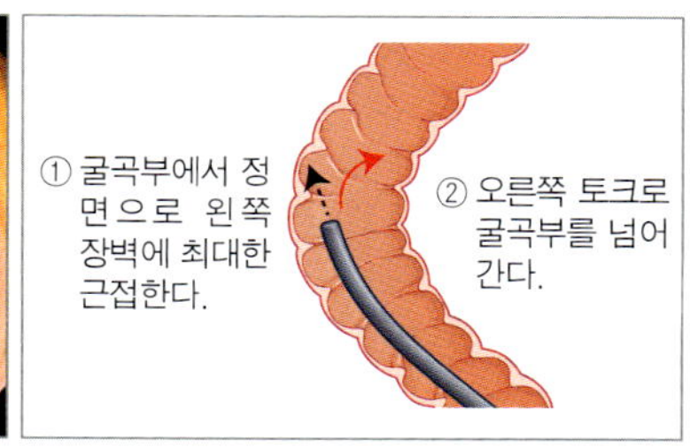

횡결장의 중간부위. mid T-colon이 너무 심하게 늘어나서 redundant한 경우에 보조자에게 상복부를 밀어 올리듯 압박하도록 한다.(그림 A)

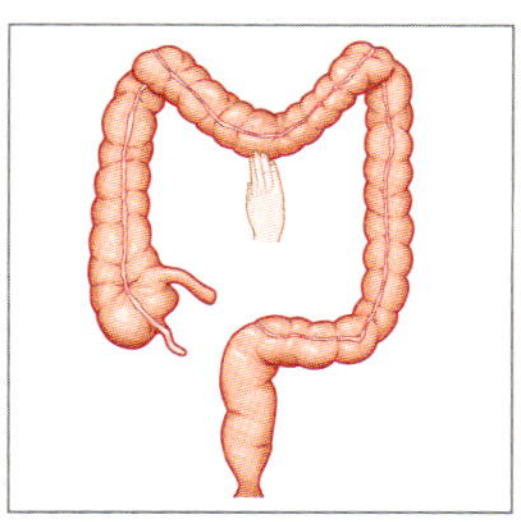

(그림 A)

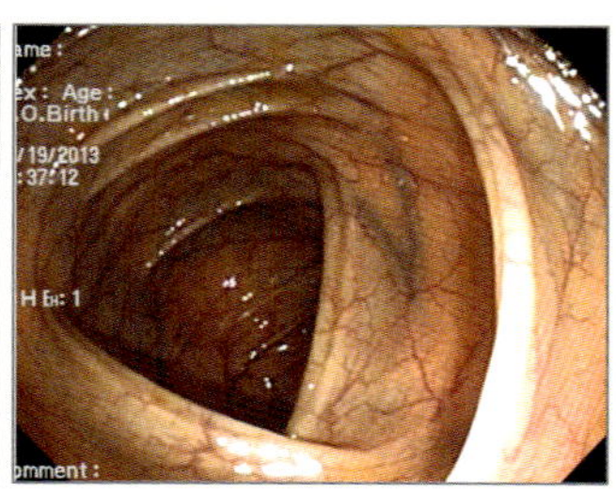
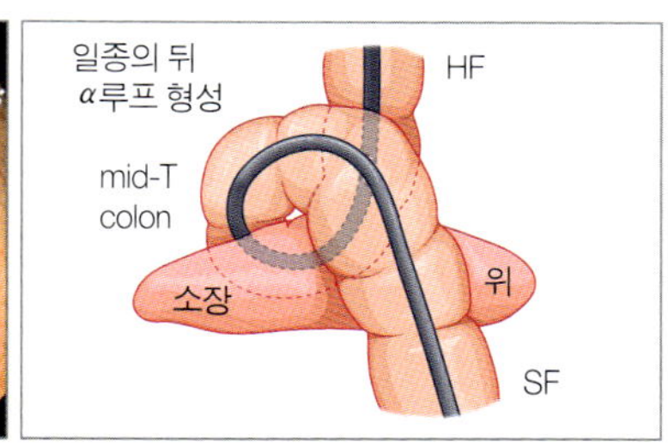

(그림 B)

(3)' 횡결장이 조금 길게 되면 밑에 깔린 위, 췌장, 소장 등에 의해 언덕을 넘듯이 올라갔다 내려가면서 일종의 '뒤 α루프'를 만들게 된다(그림B) 이런 경우 mid T-colon은 업앵글을 걸고 왼쪽토크를 걸면서 당겨서(pull) 단축하면서 넘어갈 수 있다. (Paradoxical movement, suspended ceiling method)

기본 문제

3-8 횡결장의 중간부위를 지난 뒤에 간굴곡부까지 진행하기

기본 정석

(1) 중간부위 다음의 횡결장은 관강의 방향이 화면의 위쪽이 되도록 12시 방향에 두고 지글링을 하여서 계단을 타고 오르듯 앞의 장벽에 부딪히지 않도록 하면서 넘어간다.

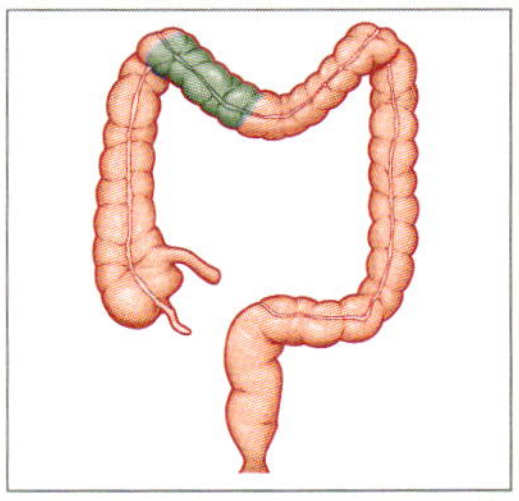

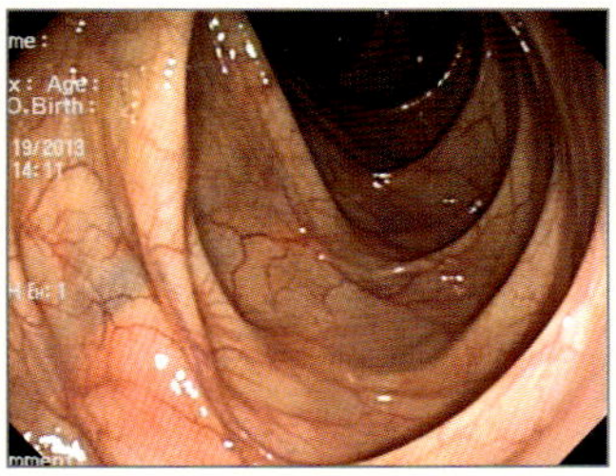

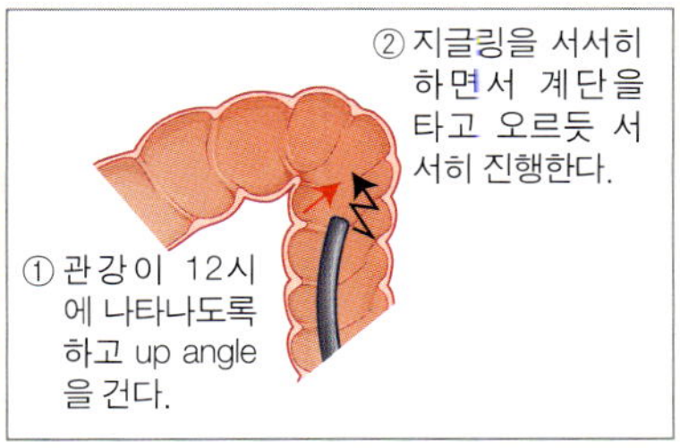

Advise 1

여기도 앞서 sigmoid colon에서 청룡열차를 타고 오르는 것을 연상했던 것과 같이 생각한다.

Advise 2

많은 경우에서 횡결장이 많이 늘어져 있지 않고 짧아서 비만곡을 넘자마자 바로 간만곡부에 도달하게 된다. 이런 경우엔 간만곡부를 넘을 때도 간단하게 오른쪽 토크만으로 넘어갈 수 있다.

(1)' (3-7 기본정석 (3)'에서 연속) 횡결장이 길어서 늘어뜨려져 있으면 mid T-colon의 굴곡이 두드러지게 된다. 이러면 마치 mid T-colon이 Hepatic flexure처럼 보이게 된다.

이런 경우엔 업앵글을 걸고 왼쪽토크로 mid T-colon을 넘어가면서 당겨서(pull-back) 단축하면 된다.(마치 '뒤 α루프'를 풀듯이) 대부분은 아주 손쉽게 HF까지 이르게 된다. (Paradoxical movement)

기본 문제

2-9 간만곡부 넘어가기

기본 정석

간만곡부는 단순히 다른 굴곡부처럼 대장만으로 접혀서 굴곡이 생긴것이 아니라 둥글게 돌출된 간이라는 고형장기가 누르고 있어 입체적이고 복잡한 형태의 굴곡이 된다. 대장이 간을 따라서 우측 복벽 위로 올라갔다 방향이 틀어져 내려오므로 굴곡부의 만곡이 크고 구간이 길며, 방향이 서서히 바뀌어 엇갈린 위치로 향한다.

간막곡에 이르면 오른쪽에 관강이 열려있더라도 위와 같은 이유로 보이는 대로 오른쪽 토크만 해서 넘어가는 경우는 많지 않다.

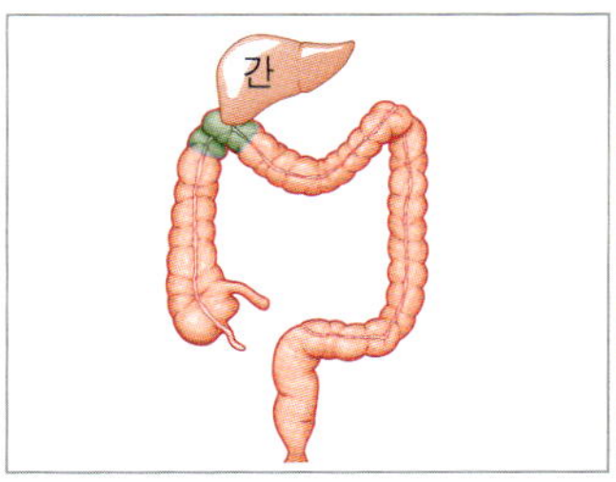

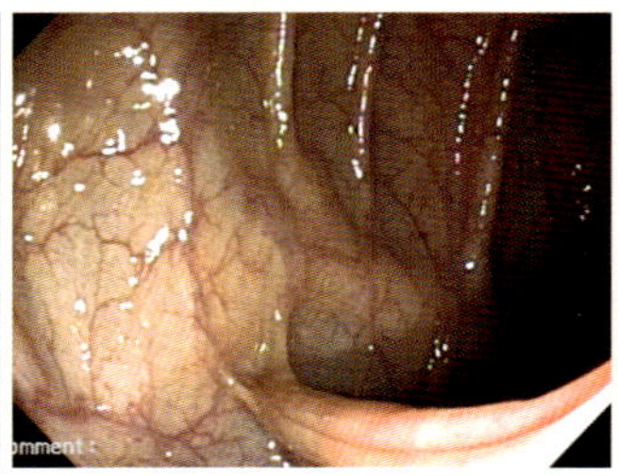
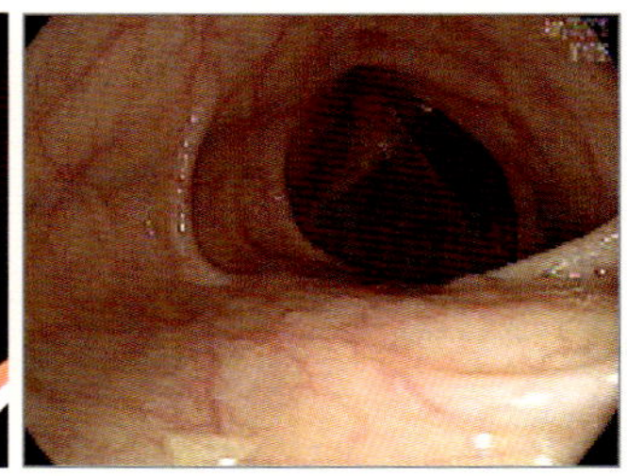

우선 최대한 왼쪽 장벽으로 접근한 뒤에 우측 앵글을 통해서 오른쪽 벽면, 즉 관강으로 방향을 향하면서 좌측 토크를 걸어서 아래방향으로 넘어간다. (RSJ을 넘어가는 것의 거울상 개념이다)

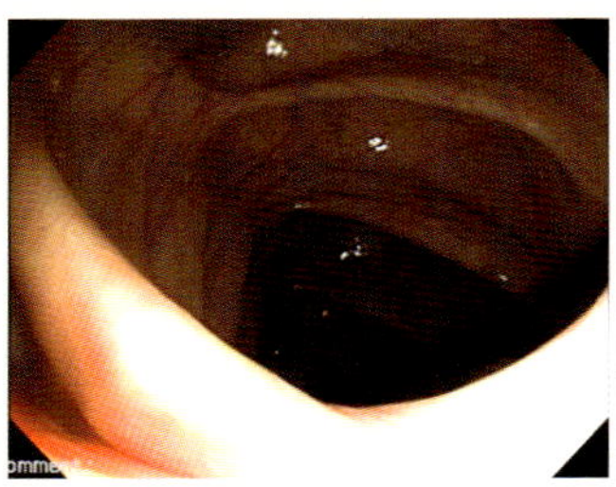
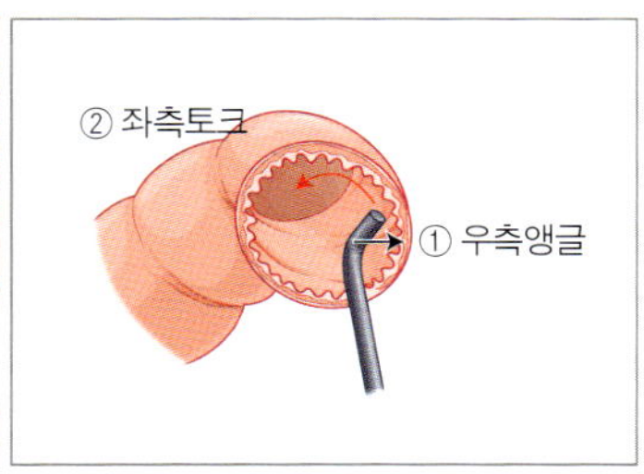

Advise 1

경우에 따라 충분히 단축되고 횡결장이 redundant 하지 않아서, 축의 힘이 전달이 잘 된다면 어느 정도 충분히 밀어서 그것의 추진력을 이용해서 한번에 우측토크를 충분히 준 뒤에 업앵글을 풀면서 서서히 당기기(pull-back)를 하면서 넘을 수 있다.

그래도 안된다면 보조자의 압박을 이용해야 한다.

기본 문제

3-10 상행결장에서 진행하기.

기본 정석

상행결장에 들어서면 가볍게 우회전을 해서 축을 원상태로 돌리면서 밀고 맹장까지 진입한다. 또는 석션을 하면서 단축해 들어간다.

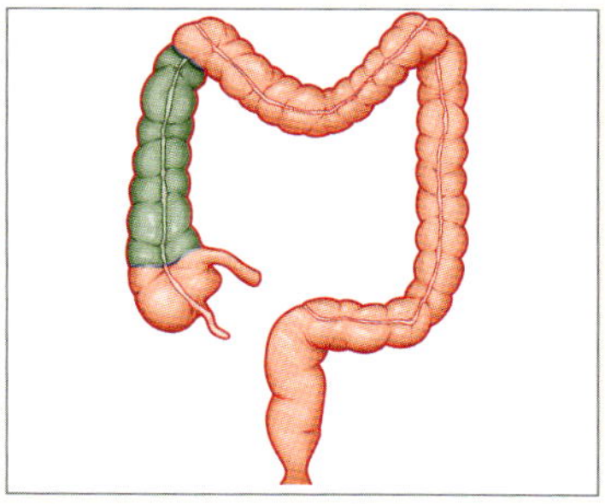

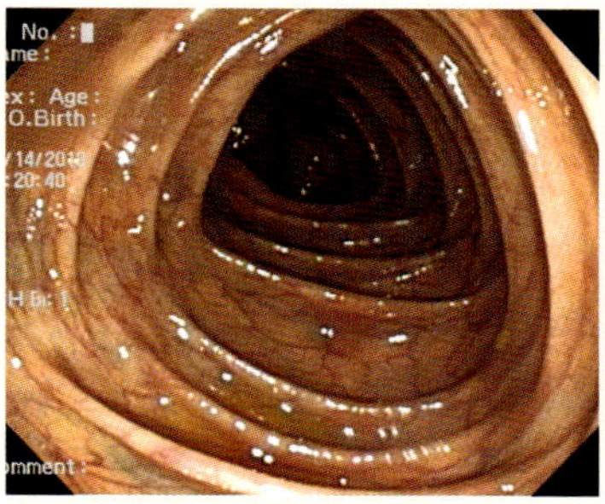

Advise 1

상행결장에서 맹장이 눈앞에 보이면서도 끝에까지 도달하기 어려운 경우가 종종 있다. 이럴 때는 자세를 변경하거나, 복부를 압박하는 보조방법을 동원한다.

특히 좌측 옆으로 누운 상태에서 어느 정도 상행결장에서 진행하고 난 뒤에 환자를 바로 눕게 하면 선단부가 저절로 맹장에 도달하게 된다(시술자입장에서 반시계방향으로 환자가 움직임). 그래도 안된다면 오른쪽 아래쪽의 맹장부위를 위쪽으로 밀어주는 느낌으로 복벽을 압박해서 들어가는 방법을 써 본다.

기본 문제

2-11 말단부 회장으로 진입하기.

기본 정석

(1) 대부분은 측면에 회맹판이 위치하기 때문에 말단부 회장으로 직진해서 바로 들어가는 것은 아래 그림에서 보듯이 안된다.

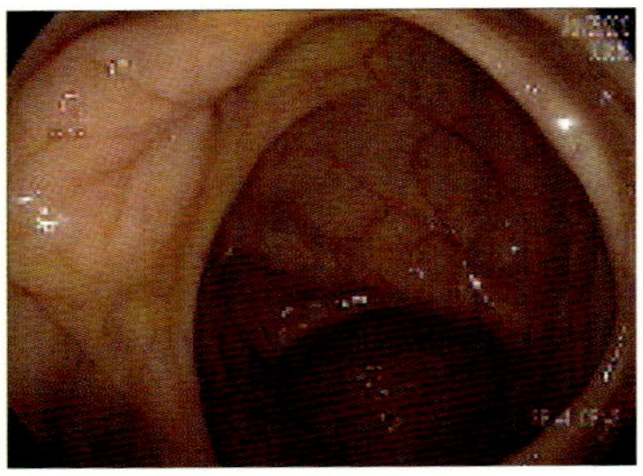

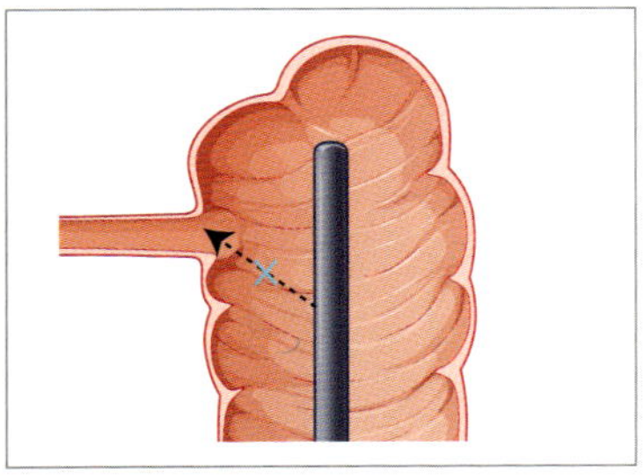

(2) 회맹판은 대게 좌측 화면에 나타나므로 충수돌기의 입구가 확인되는 맹장까지 진입 후 업앵글과 좌측 토크를 하면서 서서히 당기면서 회맹판에 집어넣어 말단부 회장 안으로 진입한다.

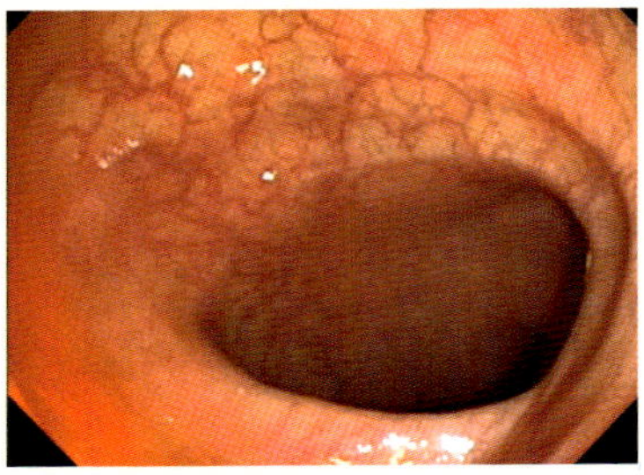

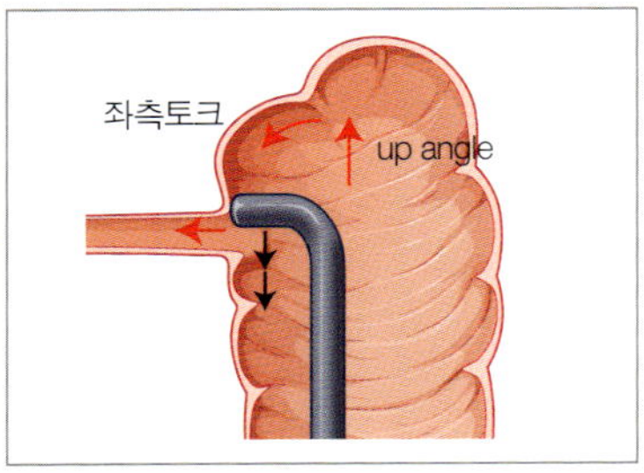

Advise 1

방향을 대략 가늠한 상태에서 갈고리로 걸어서 넣는 기분으로 시행한다.
회맹판에 선단부가 걸리면 앵글은 풀거나 조절하면서, 송기 또는 흡기하면서 방향을 확인해서 밀어서 말단부 회장으로 진입하게 된다.

대장내시경의 소견 작성의 예

Mida(   )cc : Fofl(   )cc

Bowel prep : good/fair/poor

Terminal ileum까지 관찰함.

Terminal ileum, ICV, Cecum : 특이소견 없음

A-colon, T-colon, D-colon

HF의 0.8cm sized sessile polyp이 관찰되어 snare을 이용하여 제거함. Bx(1), 출혈로 clip사용 (×1)

Rectum : 특이소견 없음

J-turn : int.hemorrhoids

Imp) Int.hemorrhoids

Colon polyp(1)

plan) 입원치료, 조직검사 결과 확인. CFS F/U.

치핵 수술

The scope was inserted upto terminal ileum

Bowel preparation was good(fair/poor), and there was no luminal contents

There was no adverse event, such as hypoxia/tachytachycardia/paradoxical movement/arrest.

findings)

There was a small polyp.

Bx#1 AV cm, - colon, Y- , mm sized polyp, → total removed by biopsy

Bx#2 AV cm, - colon, Y- , mm sized polyp, → total removed by biopsy

Bx#3 AV cm, - colon, Y- , mm sized polyp, → total removed by biopsy

There were some vascular engorgement at dentate line.

diagnosis)

Colon polyp

Hemorrhoids, internal & external

recommend) CFS F/U

대장내시경의 일반적인 소견들

흑색장(melanosis coli)(K590:변비, K589:자극성장증후근NOS)

변비가 있는 환자가 알로에나 하제를 많이 복용한 경우에 대장이 검게 된다. 이런 소견이 있다면 거꾸로 환자가 변비가 있음을 유추할 수 있다. 흑색장에서는 용종은 착색이 되지 않아서 상대적으로 희게 관찰되어 오히려 용종이 쉽게 관찰된다.

치료 특별한 치료가 필요없이 몇 달간 하제 등을 복용하지 않으면 회복된다고 설명해주고 안심시킨다.

염증성 병변(K501:대장의 크론병, K509:상세불명의 크론병, K512:궤양성 직장염, K519:상세불명의 궤양성결장염)

궤양성대장염, 크론씨 병은 실제로 전형적인 예를 보이는 경우가 많지 않다. 초기의 병변은 육안적으로 그냥 염증 소견이며 조직검사를 해봐도 대부분 비특이적이라서 감별하는데 어려움이 있다. 그래서 그 병변의 위치를 보고 판단하는 게 간편하다. 항문 위 직장을 포함하여 연속적으로 염증소견이 있으면 궤양성대장염을, 직장은 깨끗하다면 크론을 우선 생각한다. 궤양성대장염은 맹장의 충수돌기입구 주변의 점막 변화를 동반할 수가 있기 때문에 참고 할 수 있다.

Advise 1

궤양성대장염, 크론병, 장결핵, 베체트의 진단 가이드라인은 대한소화기학회에서 만들어진 것이 있다. 진단은 이것은 참고하도록 하자. 조직검사할 때 생검부위 당 최소 2번 이상의 생검이 추천된다.

치료 – Crohn's ds : 심한 경우 입원하면서 프레드니솔론 5mg 8T qd AC로 투여, triple 항생제와 PO 시메티딘, 비오딘 (정장제) 투여, 경과에 따라서 메살라진정 2T tid 추가 투여 7일 지나면서 호전되면 프레드니솔론 7T로 감량, 결장경 시행, 호전되면서 후라시닐 PO로 변경

예) 비오딘 tid(정장제)
시메티딘 tid
프레드니솔론정 5mg 7T qd AC
메살라진정(→ 살로팔크정, mesalazine 250mg) 2T tid
후라시닐정 1T tid
→ 호전되면 퇴원하면서 프레드니솔린 6T로 7일 처방 후 계속 5T 7일… 이후 계속 tapering(2개월 내 중지)

– Ulcerative colitis : 범위, 증상에 따라… 입원 여부 결정

우선은 oral 프레드니솔론정 5mg 8T(total 40mg) qd AC(식전에)투여×2 Weeks

베라졸 1T qd를 추가 처방(역류성 식도염이 있거나, GI trouble 때문에) 5-ASA or 메살라진 250mg 1.5-2(upto 3g)g #3 투여(→ 살로팔크정 2T tid)

직장이나 왼쪽 대장염이라면 살로팔크 좌약을 qd-bid로 prn으로 환자가 출혈이 있으면 넣도록 교육

2주 후부터 매주 5mg씩 PDS를 감량한다.

→ 호전이 안되면 이뮤란 투여

- **장 결핵** : 장결핵은 증상이 비특이적인 경우가 많고 국내에서 크론씨병과 감별이 중요하다. 진단은 내시경을 통한 생검과 조직에서 배양 및 결핵균 핵산증폭검사가 중요하다. 치료는 결핵성 복막염의 치료원칙과 같다. 결핵성 복막염의 치료는 폐결핵 치료에 사용되는 6개월 표준 처방에 따라서 치료한다.

* 2개월 Isoniazid(INH, 300mg qd), Rifampicin(RMP, 450/600mg qd(식전)), Ethambutol(EMB, 1200/800 → 2달 후 800mg qd), Pyrazinamide(PZA, 1500mg(>50kg) qd) 복용 후 PZA를 제외한 3가지를 4개월간 투여, 총 6개월 치료

용종성 병변(K636:상세불명의 결장의 폴립)

용종은 육안으로 관찰이 쉽기 때문에 어려울 것이 없다. 하지만 LST(Lateral Spreading Tumor: 측방 발육형 종양) 중에서 납작한 것은 잘 보이지 않을 수도 있기 때문에 주의해야 한다.

직장이나 원위부 에스결장에서는 과증식성용종(hyperplastic polyp)이 많이 발견되는데, 이것은 투명하거나 흰빛의 작고 납작한 용종으로 발견된다. 여러 개가 관찰되는 경우가 많은데, 고두 제거하거나 조직검사를 하지 않아도 된다. 단, 크기가 큰 과증식성용종의 위험성이 보고 되기드 하므로 크기가 큰 것 위주로 필요하다면 조직 검사를 해본다.

Advise 1

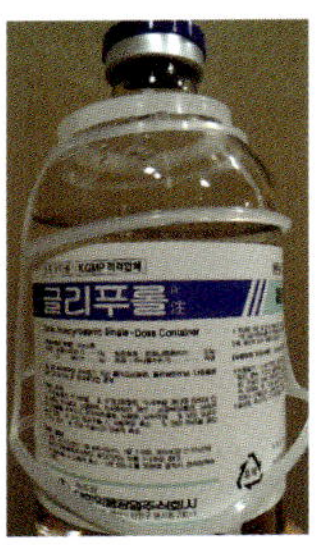

용종절제시에 글리푸롤의 사용 :

EMR (Endoscopic mucosal resection,점막절제술) 시행 시에 일반적인 생리식염수와 에피네프린을 9:1 로 혼합하는 것보다 식염수 대신에 글리푸롤을 이용하면 lifting 이 좀 더 오래 지속하는 장점이 있어 도움이 된다. 강력히 추천한다.

Advise 2

용종절제술의 합병증 :

출혈과 천공이 있으며 각각 1-5%, 0.5-1%의 위험성이 있다고 환자와 보호자에게 설명한다. 출혈, 천공 모두, 즉시 또는 지연성 합병증의 위험성이 있음을 설명해야 한다.

대장암

보면 알 수 있다. 몇 군데에서 조직검사하고 응급으로 보내서 빠른 결과가 나오도록 한다.

말단부 회장

일반적으로, 특히 젊은 사람은 용종처럼 보이는 림프여포가 많이 관찰되나 정상 소견이다. 자주 발적을 동반한 염증소견이나, 미란, 궤양이 관찰되지만, 대부분은, 조직검사에서 비특이적인 염증으로 보고된다. 증상이 없다면 특별한 치료가 필요 없다.

상행결장, 구불결장의 게실(K5730: 합병이 없는 대장의 게실)

직장

단단한 노란빛의 용종으로 관찰되는 유암종(carcinoid tumor)이 드물지 않게 나타난다. 될 수 있으면 J턴을 해서 항문 가까운 부분(ampulla of rectum)까지도 확인한다.

Advise 1

유암종은 크기가 중요하다. 1cm 이상이면 전이의 위험성이 높아지므로 자세한 정밀검사 및 수술적 치료가 요구된다. 상급병원으로 전원한다. 1cm 미만이면 절제만으로 충분한 치료가 될 수 있다.

Advise 2

틈틈이 아틀라스를 봐서 병변들의 육안소견을 익혀두도록 하자.

대장내시경 검사 후의 처방

① 수면대장내시경(→ 수면비용 청구)

② 결장경 검사(E7660 → 내시경 검사료)(용종절제가 들어가면 제외할 것)

③ a. [조직검사만 한경우] 대장병리조직 검사(E7660010), 병리조직검사(C5911···)

b. [포셉용종절제] 절제용포셉(N0041002), 결장경하 종양수술-폴립절제술(Q7701), 병리조직검사(절편)(C516···)

c. [EMR] 절제용스네어(N0041003), 병리조직검사(절편)(C516···)

－폴립절제술(Q7701)

＋추가시(Q7702)

II 초음파

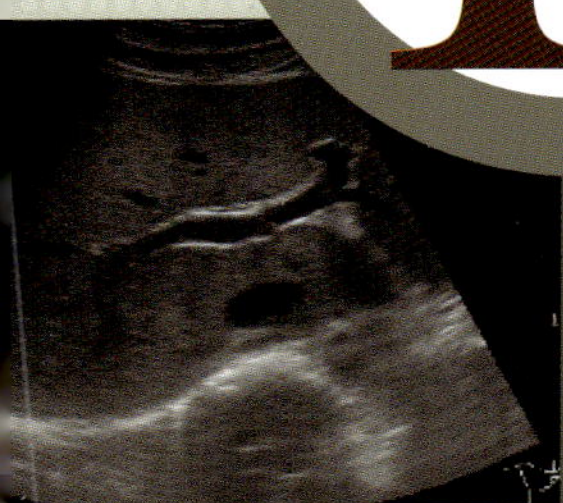

1 초음파 장비 활용

당신이 초음파를 하지 못하는 이유

1. 막연한 두려움

소견을 놓칠 것에 대한 두려움이 가장 큰 이유다. 이를 극복하기 위해서는

- 진단 목적의 초음파가 아닌 스크리닝(검진) 목적으로 시작한다.
- 연속적인 이미지이기 때문에, 실제로 초음파를 해보면 이상 병변은 생각보다 눈에 잘 드러남을 이해한다(주변의 에코, 색상에 대비되어서 병변이 대체로 잘 드러난다).
- 실제 환자에게 하기 전에 아는 사람들, 직원들을 대상으로 연습해 본다.
- 이상 소견이 있을 때 초음파를 다시 한번 봐줄 숙련자의 백업이 필요하다.
- 이상 소견이 있지만 분명하지 않다면, 영상의학과에 보내서 CT를 찍도록 한다(대부분 환자들은 의사보다도 더, 자신의 병변을 정확히 알고 싶어한다).

실제 초음파는 암이나 병변의 진단적인 목적으로 보다는 진단된 병변의 경과 관찰, 또는 초음파 가이드한 시술에 적합하다고 알려졌다. 국내에 번역된 많은 일본 서적에서는 미국 등에 비해 초음파만 가지고 진단하기 위해 애쓰는 경향을 보인다. 하지만 이것도 조영제 초음파 같은 좀 더 응용된 방법을 이용하자고 하는 걸로 봐서는 실제로 초음파만 가지고 임상에서 진단하는 것은 분명한 한계가 있음을 자신이 스스로 반증하는 셈이다.

경복부 초음파만으로 진단이 가능하고 추가적인 검사가 필요없는 질환

1. 단순 간낭종(simple cyst)
2. 1.5cm 이하로 벽이나 격벽의 비후가 없는 췌장낭성병변
3. 동반증상이나 간기능 검사의 이상이 없고 담관의 확장이 없는 담낭결석
4. 1cm 이하의 담낭용종
5. 이전의 검사와 변화가 없는 추적 초음파 소견

CT, MRI, EUS 등을 포함한 추가적인 검사가 필요한 경우

1. 고형성의 간, 췌장 종괴
2. 담도확장 및 담도결석
3. 1cm 이상의 담낭용종
4. 1.5cm 이상의 췌장낭성병변
5. 급성 또는 만성 췌장염
6. 황달, 복수, 체중감소, 복통 등의 증상이 있는 경우
7. 이전의 초음파 소견과 변화가 있는 경우

Advise 1

1cm 이상의 크기를 보이는 결절성 병변이 처음 발견되면 그 에코성향에 관계없이 CT나 MRI를 추가로 검사하여 확인하는 것이 바람직하다. 왜냐하면, 악성 및 양성 종양의 감별은 에코양상만으로 구별하기 어렵기 때문이다.

2. 장비의 문제

장비마다 버튼의 위치, 모양이 조금씩 다르므로 당황하게 된다.

- 하지만 조작법은 같음을 이해하도록 한다.
- 그 장비를 쓰는 의사나, 그 장비의 관리하는 이에게 사용법을 배워 놓는다.

장비에 조작 버튼이 너무 많아 당황한다.

- 쓰는 버튼이나 기능들은 딱 정해져 있기 때문에 몇 가지만 알아두면 된다.
- 그 모든 기능을 다 알 필요가 없다.

해상도가 아주 낮은 구형의 초음파 장비는 될 수 있는 대로 초보자들은 피하도록 한다.

- 요즘은 초음파 장비가 엄청나게 좋아졌다. 특히 산부인과에서는 초음파가 생명인지라 초음파 장비의 수준을 업그레이드하는 첨병 역할을 하고 있다.
- 이런 시대에 너무 구형의 장비를 쓴다면 좌절감만 느끼게 될 것이다. (원장에게 바꿔달라고 요구하자)

초음파 장비

꼭 알아야 하는 버튼들만 알고 있으면 된다.

요즘 초음파 기기는 너무 첨단화되어, 너무 기능이 다양하고 많으므로 시작할 때 그것들을 모두 익혀서 쓴다는 것은 무리다.

꼭 필요한 기능, 기본적인 것들만 알고 우선 시작하자. 그러고 나서 차츰차츰 배워나가면 된다

우선은 필자가 써본 General electric사의 LOGIQ P5를 살펴보자(그림 2-1).

우선 버튼들이 많지만 간단하게 두 가지로 나누어 볼 수 있다.

첫째는 우선 초음파를 준비, 시작할 때만 쓰는 기능의 버튼이다.

두 번째는 초음파를 하는 도중에 계속해서 쓰게 되는 기능의 버튼이다.

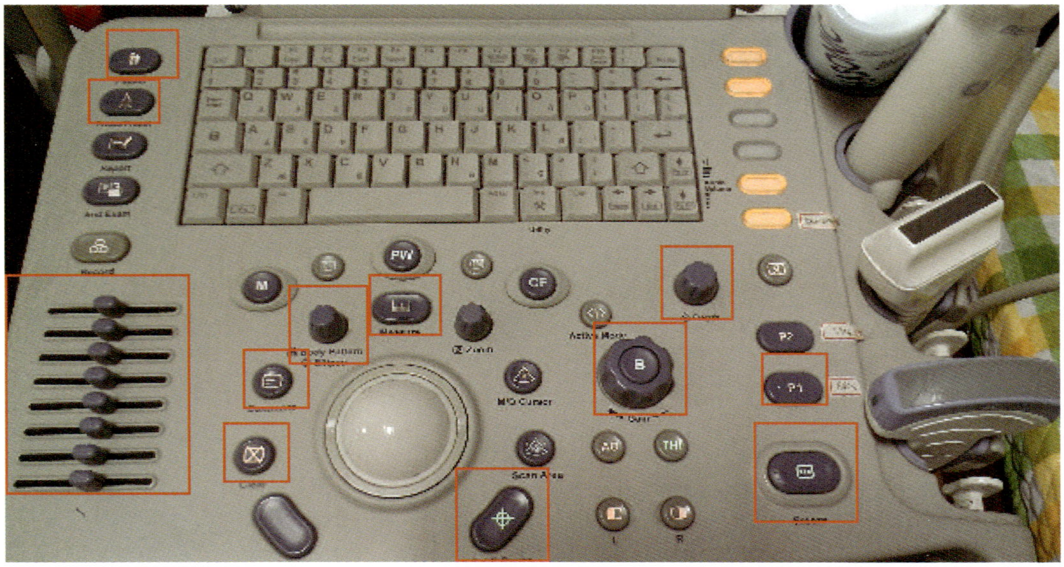

그림 2-1 _ General electric 사의 LOGIQ P5

우선 시작할 때 쓰는 버튼 4가지

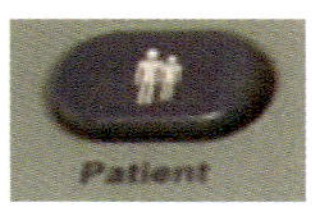

환자 정보 불러오기 버튼 | 대개는 간호사가 검사를 준비하면서 이 버튼을 눌러서 환자의 이름, 차트번호, 성별, 나이 등을 입력하거나 또는 PACS가 연동된 경우라면 목록에서 대기환자를 불러온다.

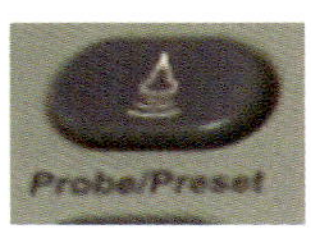

탐촉자(Probe)의 선택 버튼 | 복부는 부채꼴모양의 탐촉자(Probe)를 선택한다. 요즘의 초음파기계는 탐촉자(Probe)와 장기만 선택하면 자동으로 세팅된다. 즉, 클릭만 해주면, Hz 등의 설정이 자동으로 된다(물론 수동으로 다시 조정하는 버튼들도 있다. 이는 차츰 배우도록 하자).

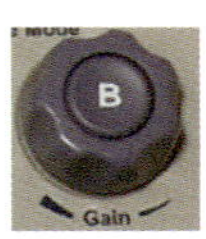

게인 조절 버튼(Gain control) | 화면에 나타나는 영상의 전체적인 밝기를 조절한다.

이것은 TV 모니터의 밝기(Brightness) 조절 버튼과 같다고 이해한다.

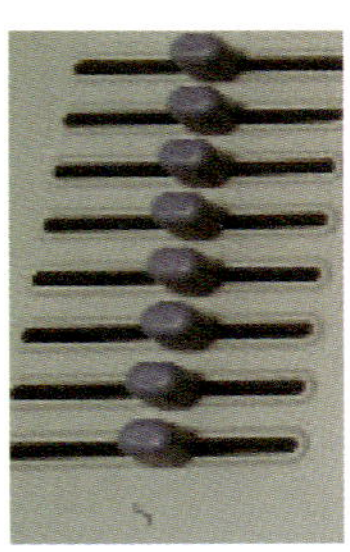

시간 이득 보상 버튼(Time gain compensation, TGC) | 초음파의 특성상 몸 안으로 깊이 들어갈수록 확산, 흡수, 산란 등에 의해 에너지가 감소하게 된다. 그러므로 화면의 위와 아래의 밝기가 고르지 않다면, 이것을 좌우로 조절하여 화면의 위, 아래 밝기를 고르게 해준다. 아래에 보면 마킹이 있는데. 일반적으로 그 그림대로 위쪽은 좌측, 아래는 우측으로 조정하게 된다.

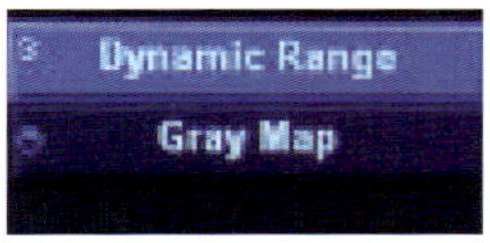

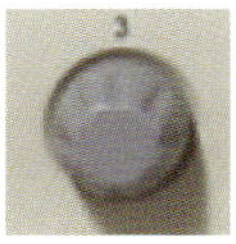

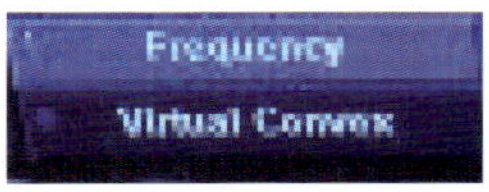

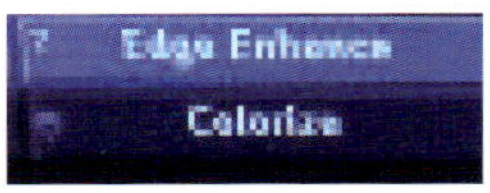

기기마다 다르지만 탐촉자(Probe)의 주파수(Hz)를 조정하는 다이얼이나, 동적범위(Dynamic range) 다이얼이 있다. 특히 동적범위를 조절하면 영상의 대조도를 조정하여 선명함을 조정 가능하다.

즉, TV의 Contrast 조절 버튼과 같은 셈이다.

복부 초음파의 경우 동적 범위는 30~60dB 이며, 낮을수록 초음파 신호의 강약이 선명해져서 간의 영상은 거칠고, 담석은 보다 분명하게 나온다. 높으면 대조도가 떨어져 화면 영상이 부드럽게 보인다.

이 세 개(Gain, TGC, DR)의 버튼, 다이얼을 이용하여 화면을 제대로 조절해야만 문맥, 횡격막의 고음영(흰색) 소견이 분명하게 나타나고 실질과 제대로 대조가 되어 깨끗한 영상을 얻게 된다.

초음파 검사를 하는 도중에 계속 쓰게 되는 버튼들

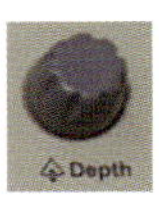

깊이 조절(Depth control) 버튼 | 이것은 초음파 화면의 측면에 나타나는 눈금자의 길이를 조절한다. 이것은 컴퓨터 화면의 해상도와 비슷한 개념이다. 복부 초음파의 기본 설정은 화면의 깊이가 15~16cm로 설정되어 있다.(아래 왼쪽 사진의 붉은 동그라미 참고) 이것은 오른쪽 간의 크기를 기준으로 삼은 것으로, 왼쪽 간을 본다거나, 담낭을 본다거나, 췌장을 볼 때는 이 깊이 다이얼을 돌려서 조절하면 관찰을 원하는 부위만을 크게 확대해 볼 수 있다. 이 버튼을 쓰게 되면 실제로 확대기능 버튼(zoom)을 이용할 필요가 거의 없게 된다.

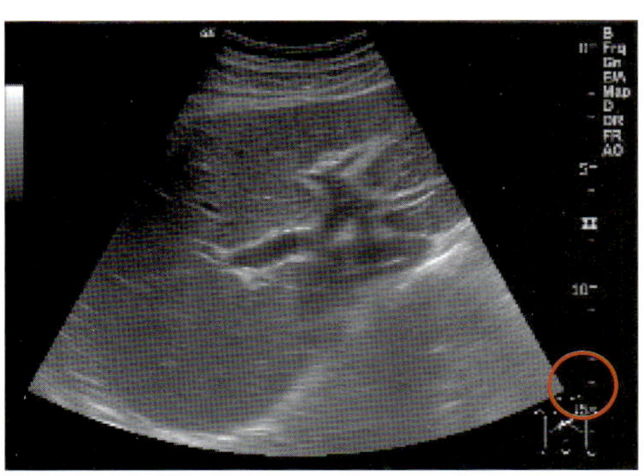

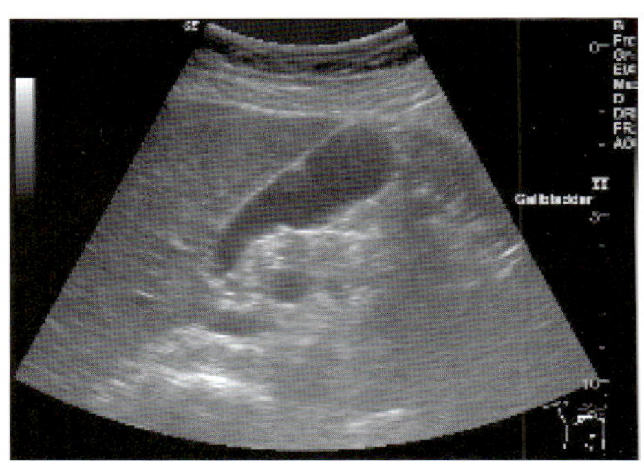

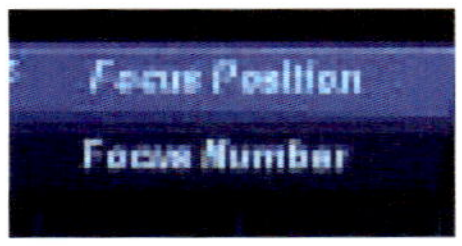

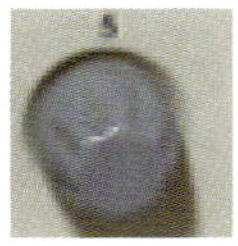

초점 다이얼(Focus) | 자세히 보고 싶은 부위에 초점을 맞춰 조절할 수 있다. 초점 부위에서는 초음파의 강도가 강해지고 분해능이 향상되므로 선명하게 관찰할 수 있다. 기본적으로 16cm의 Depth의 중간인 8cm에 초점이 맞추어져 있다.

지방간이 심하다면 이 초점을 좀 더 아래로(깊은 level로) 내리면 도움이 된다. 특히 담석의 음향 음영이 잘 관찰되지 않으면 stone의 위치로 focus를 맞추고, 탐촉자를 움직이면 분명하게 관찰할 수 있다.

초점 다이얼의 기능에는 여러 개의 초점을 만드는 다중초점도 있다. p 5장비는 다이얼을 눌러서 기능을 바꾸어 다중 초점을 설정할 수 있다. 그러나 써보면 전체적인 분해능이 떨어지므로 잘 쓰지 않게 된다.

Advise 1

주파수(Hz)를 높이면 병변이 관찰된 경우에 좀 더 자세히 보거나 매우 마른 사람일 때 도움이 된다.

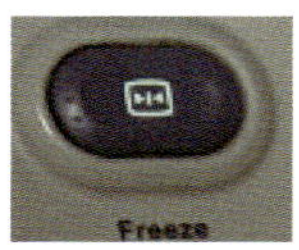

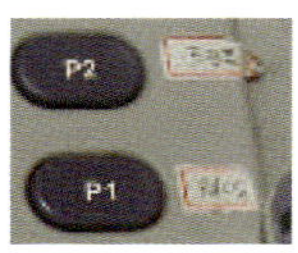

화면 멈춤(Freeze) 버튼 | 스캔하고 있다가 측정이나 영상의 저장을 할 때 화면을 멈추는 버튼이다.

이 버튼을 누르고 나서 지정된 버튼을 누르면 프린트나 PACS로의 사진의 출력 또는 저장된다.

요즘 장비는 자동으로 freeze 하기 수 초 전까지의 영상을 자동으로 저장하는 Cine loop 기능이 있으므로, Tract ball을 돌려서 자동 저장된 이전의 영상을 볼 수 있어서 상당히 편리하다.

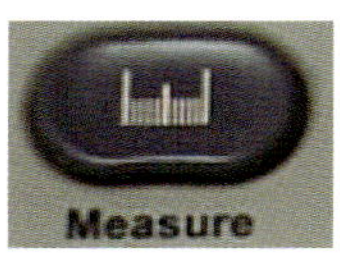

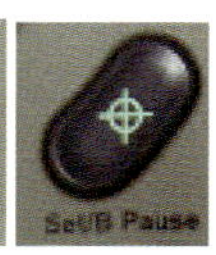

측정버튼 | 간, 담도, 신장 등의 장기의 크기를 재거나 이상 병변, 종괴가 있을 때 그 크기를 측정하는 기능이다. 지정 버튼은 마우스의 클릭 버튼과 같다.

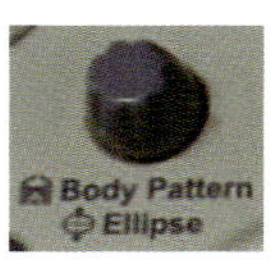

체위와 탐촉자(Probe)의 위치 표시 버튼 | 이 버튼을 클릭하면 초음파의 아래쪽에 환자의 현재 체위, 그리고 그 위에서의 탐촉자(Probe)의 위치, 방향을 표시할 수 있다.

글 쓰는 버튼(comment) | 이 버튼을 누르면 화면에 글을 입력할 수 있다.

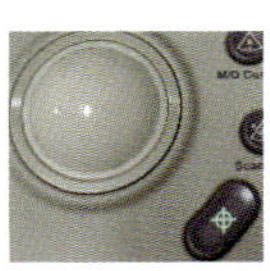

트랙볼과 선택버튼 | 이것은 컴퓨터의 마우스와 같은 역할을 한다.

탐촉자(Probe)의 종류

주로 쓰이는 탐촉자는 부채꼴 모양, 납작한 모양, 길쭉한 모양의 세 가지가 있다(그림 2-2).

복부에서는 주로 부채꼴 모양을 이용한다.

갑상샘이나 유방 등의 깊지 않은 연부조직의 경우엔 납작한 탐촉자를 주로 이용한다.

길쭉한 모양은 부인과, 항문, 전립선 등을 검사하는 경우에 주로 쓰게 된다.

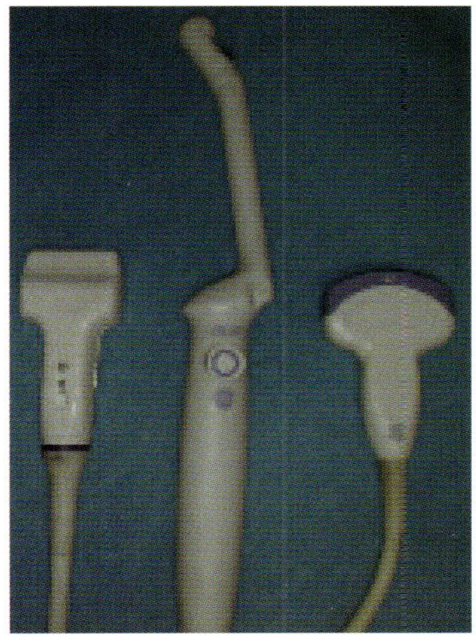

그림 2-2 _ 탐촉자(Probe)의 종류

탐촉자의 방향

탐촉자에는 한쪽 모서리에 요철로 표시된 부분이 있다. 이 쪽은 화면에서 왼쪽에 대게 나타나게 된다. 간단히 원칙을 정하자면, 이 탐촉자의 표시된 부분이 항상 환자의 위쪽, 왼쪽을 향하도록 한다.

定石 탐촉자의 방향 표시된 부분이 환자의 위쪽, 왼쪽을 향하도록 잡는다.

탐촉자(Probe)의 조작 방법들(그림 2-3, 표 2-1)

다양한 조작방법이 있지만, 이건 실제로 해보면 아주 당연한 이야기다.

문제는 그런 움직임에 대한 명칭이 단지 생소하다는 것 뿐이다(표 2-1).

이와 같은 조작방법으로 실제 스캔하는 정해진 순서의 위치에서 탐촉자를 여러 방향으로 움직이거나 기울여 보면 연속적인 초음파 영상을 얻을 수 있다. 이를 통해서 이상 병변을 쉽게 찾거나 주변과의 비교가 쉬워진다.

여기까지 기기의 세팅과 탐촉자의 선택 방법을 알아보았다. 이제는 실제로 초음파를 스캔하는 방법을 알아보자.

다른 검사와 마찬가지로, 초음파 스캔에 일정한 자신만의 루트를 정해두면, 배우기도 쉽고, 검사하다가 보아야 할 부분을 빠뜨리지 않고 차근차근 검사하는데도 도움이 된다.

우선 과거에 초음파의학회에서 나온 초음파 표준안을 훑어 보는 것에서부터 시작해 보자.

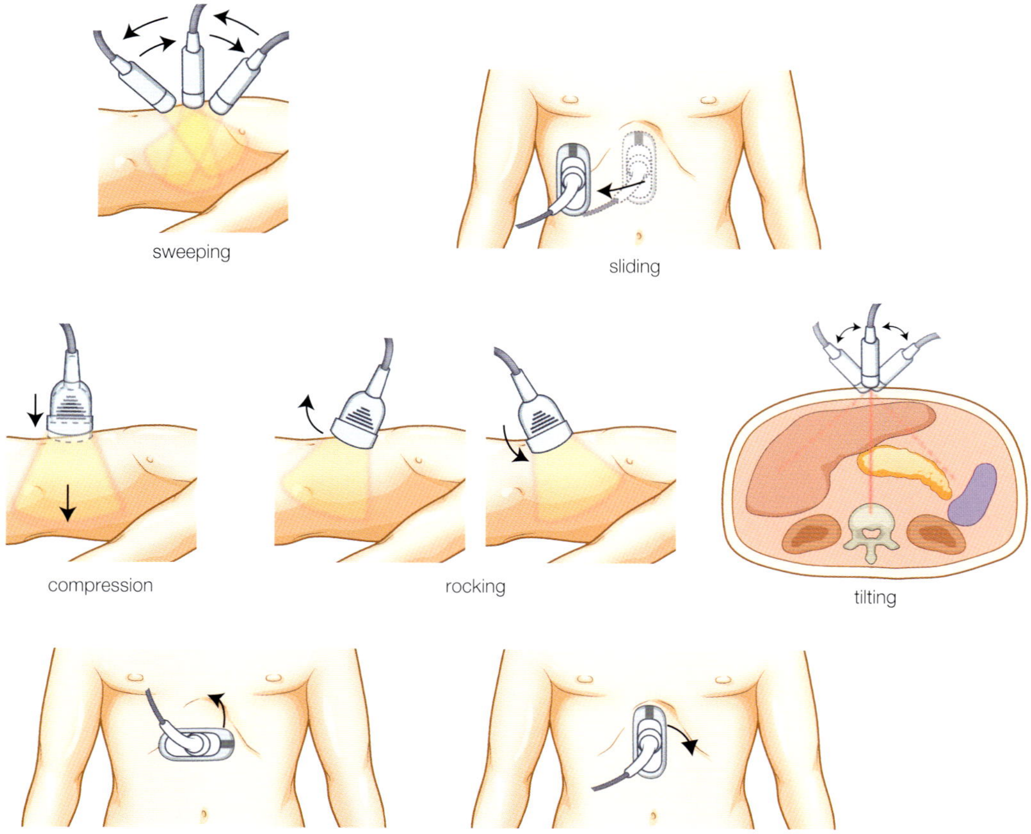

그림 2-3 _ 탐촉자(Probe)의 조작 방법들

표 2-1 탐촉자(Probe)의 조작 방법들

탐촉자(Probe) 움직임	설명
기울이기(Tilting)	가장 흔히 쓰이는 움직임이다. 탐촉자를 가져다 대고 접촉한 방향의 좌우로 기울이면서 그 구획을 스캔하게 된다.
미끄러지기(sliding)	부분적인 검사를 마치고, 전체적으로 쭉 미끄러지면서 훑어볼 때 이용한다.
흔들기(rocking)	마치 흔들의자의 다리가 움직이듯 탐촉자를 접촉한 방향을 따라서 앞 뒤로 굴리는 것으로, 대개 subcostal view에서 갈비뼈 밑으로 탐촉자를 밀어 넣는 기분으로 시행한다.
누르기 (compression)	췌장, 총담관 같이 장관 뒤에 있는 장기를 볼 때 복부를 눌러서 공기를 밀어내고 관찰할 때 주로 쓰게 된다.
돌리기(rotation)	탐촉자의 축을 회전하는 것이다. 특정 구조물이나 병변을 중심으로 주변의 구조를 회전시켜서 위치관계를 3차원적으로 이해하기 위해 쓴다.

2 복부 초음파

대한 초음파 의학회에서 2003년에 발표된 가이드라인

초음파표준안(복부)-대한 초음파의학회

1. Main portal vein의 bifurcation 부분을 횡 스캔(동그라미: 제부, umbilical portion)
2. 간의 좌엽의 종 스캔(동그라미: 좌측 간정맥, Lt. hepatic vein)

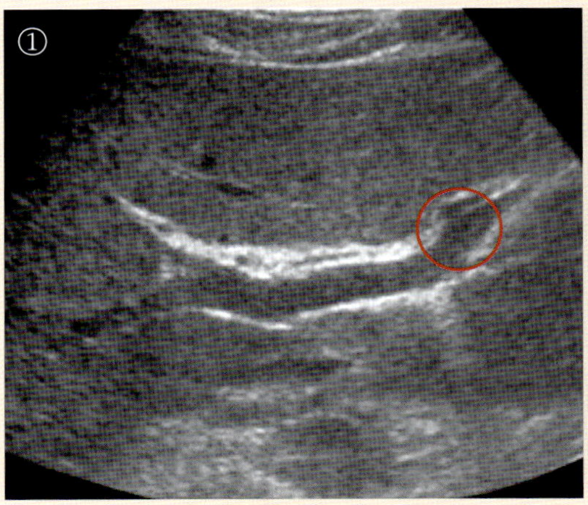

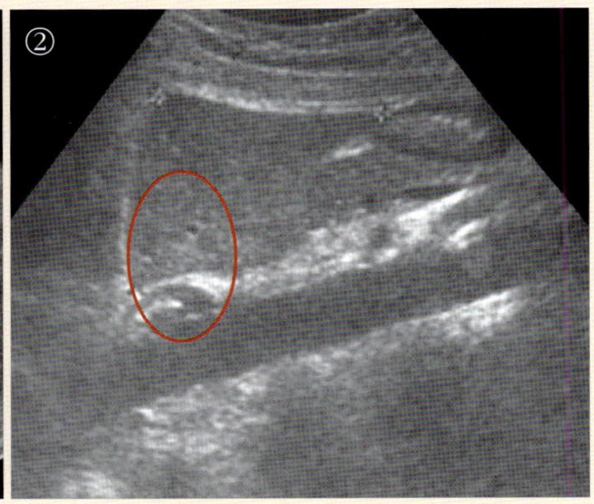

3. 간우엽을 횡 스캔(동그라미: 간문맥, portal vein)
4. 간정맥의 분지를 횡 스캔(동그라미: 간정맥과 IVC)

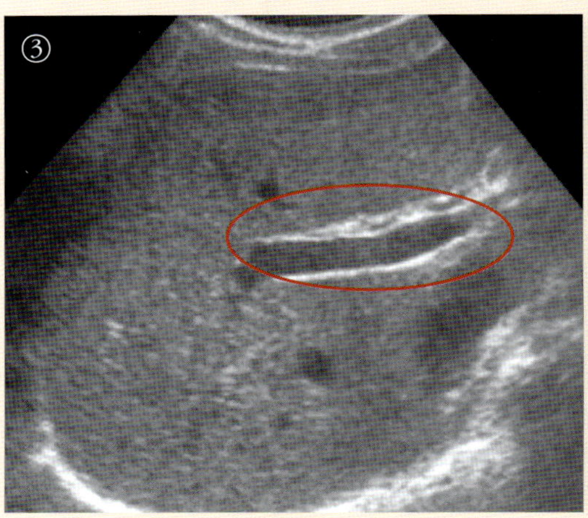

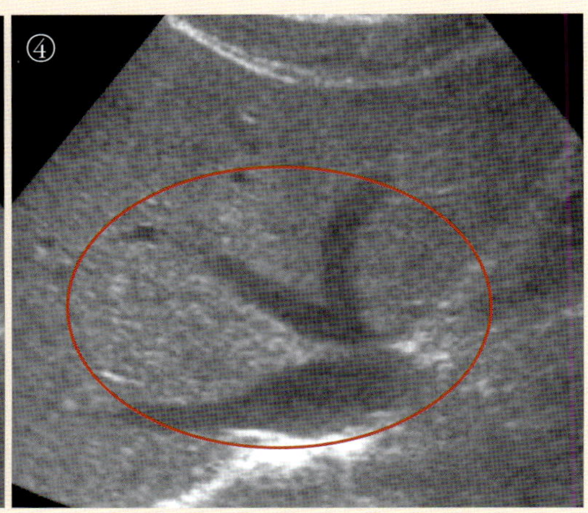

5. 담낭의 종 스캔

6. 간외담도의 종 스캔

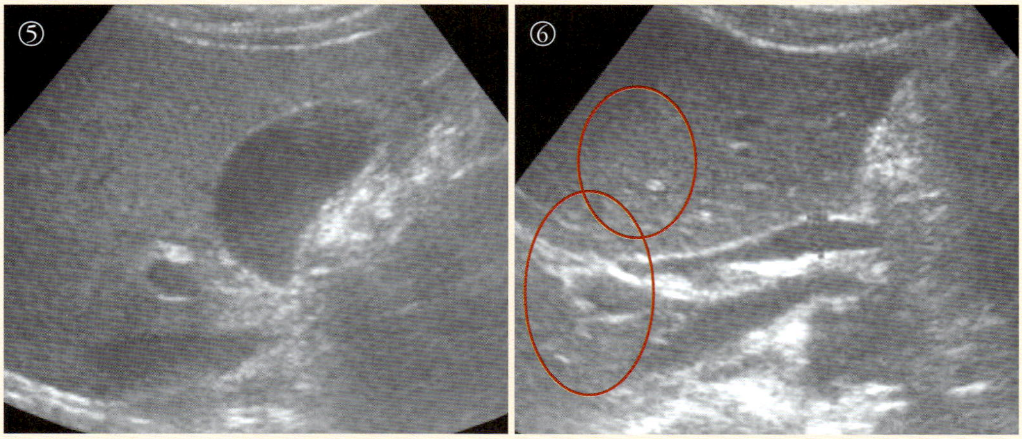

7. 간문맥의 늑간 스캔

8. 우측 간정맥의 늑간 스캔

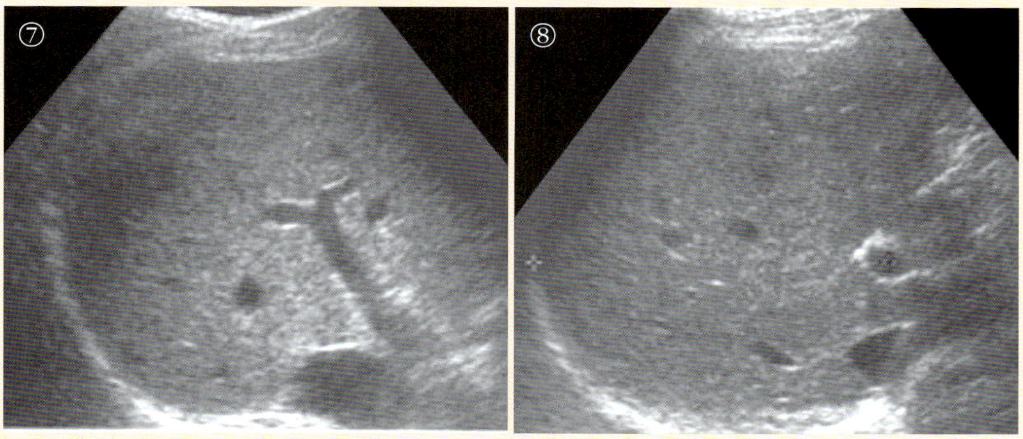

9. 췌장 두부의 횡 스캔

10. 췌장 체부의 횡 스캔

11. 췌장 미부의 횡 스캔(동그라미 : SMA와 aorta)

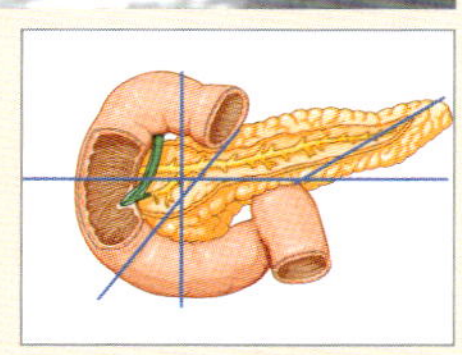

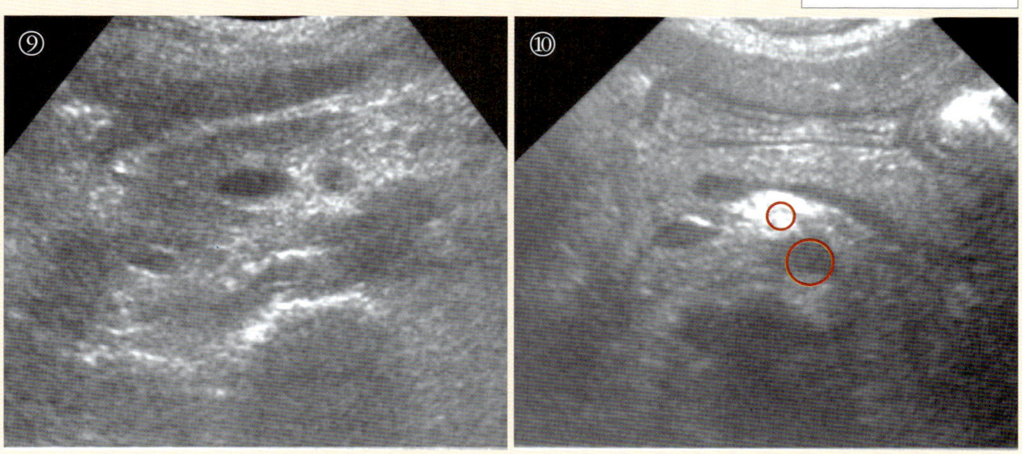

12. 췌장 두부의 종 스캔

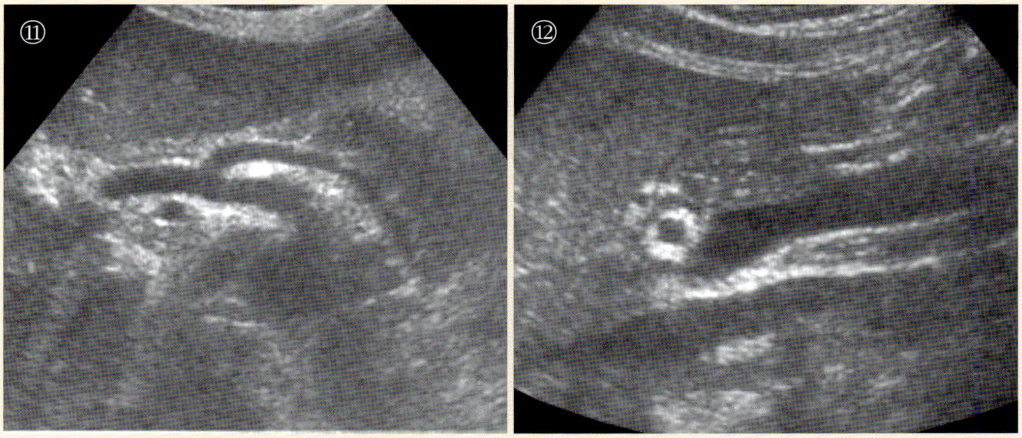

가이드라인은 개원가들의 반발로 정착되지 않고 있다.

하지만 이 가이드라인은 중요한 landmark들을 포함한 중요 스캔들을 모두 포함하고 있다.(동그라미에 주목할 것)

이 landmark들에 대해서 정리해서 익히도록 하고, 이후에 이 책에 소개되는 스캔 방법과 이 가이드라인을 나중에 비교해 보도록 하자.

복부 초음파에서 해부학 지식은 아주 중요하다.

다음의 그림 2-4, 5, 6는 복부 초음파에서 필수적인 해부학 그림이다.

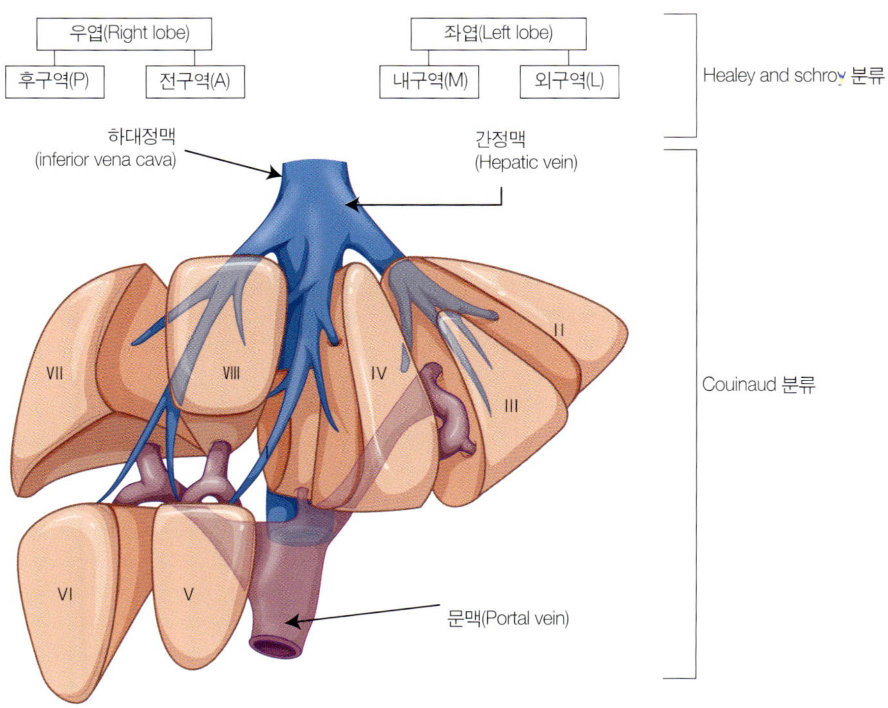

그림 2-4 _

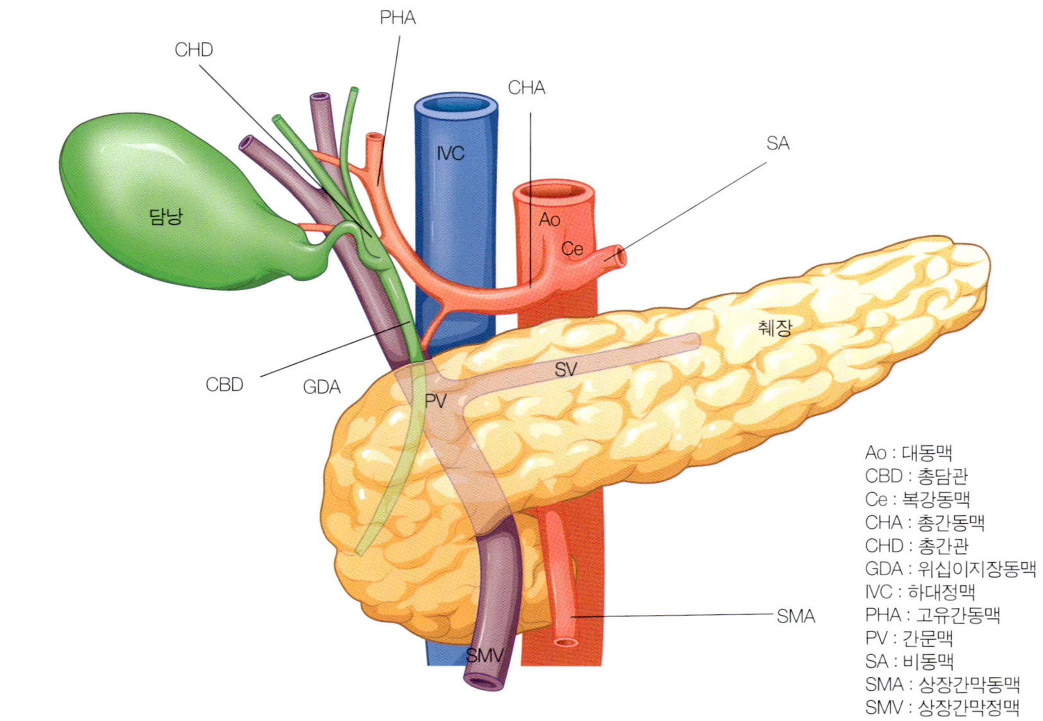
PHA
CHD
CHA
SA
IVC
담낭
Ao
Ce
췌장
SV
CBD
GDA
PV
Ao : 대동맥
CBD : 총담관
Ce : 복강동맥
CHA : 총간동맥
CHD : 총간관
GDA : 위십이지장동맥
IVC : 하대정맥
PHA : 고유간동맥
PV : 간문맥
SA : 비동맥
SMA : 상장간막동맥
SMV : 상장간막정맥
SMA
SMV

그림 2-5 _

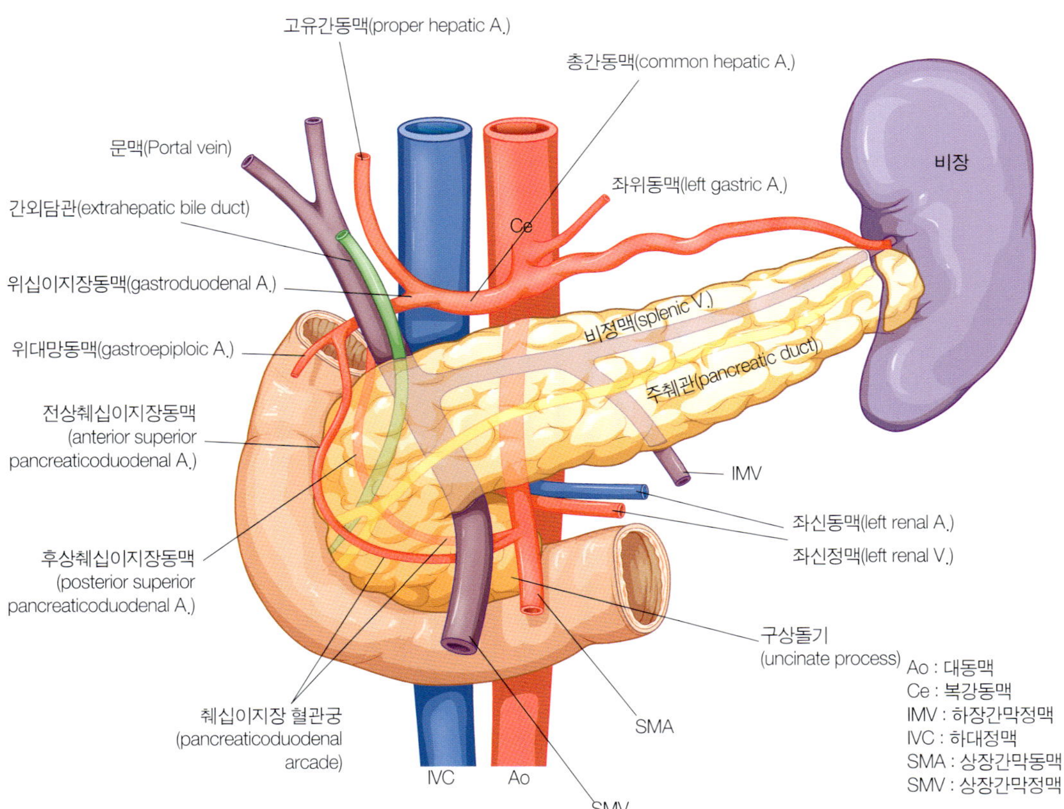
고유간동맥(proper hepatic A.)
총간동맥(common hepatic A.)
비장
문맥(Portal vein)
좌위동맥(left gastric A.)
간외담관(extrahepatic bile duct)
Ce
위십이지장동맥(gastroduodenal A.)
비정맥(splenic V.)
위대망동맥(gastroepiploic A.)
주췌관(pancreatic duct)
전상췌십이지장동맥
(anterior superior
pancreaticoduodenal A.)
IMV
좌신동맥(left renal A.)
좌신정맥(left renal V.)
후상췌십이지장동맥
(posterior superior
pancreaticoduodenal A.)
구상돌기
(uncinate process)
Ao : 대동맥
Ce : 복강동맥
IMV : 하장간막정맥
IVC : 하대정맥
SMA : 상장간막동맥
SMV : 상장간막정맥
췌십이지장 혈관궁
(pancreaticoduodenal
arcade)
SMA
IVC
Ao
SMV

그림 2-6 _

위의 그림을 프린트하거나 책상에 붙여놓고 자주 보고 그 구조물들 간의 상관관계, 위치를 숙지하도록 한다.

Advise 1

아이들이 가지고 노는 고무찰흙, 아이클레이를 이용해서 간 모형을 만들어보는 것은 공간지각력이 부족한 경우에 아주 도움이 된다.

간의 초음파적인 해부학

들어가기 전에

우선 간의 초음파를 이해하기 위해서는 간정맥과 문맥을 구분해야 한다.

(간정맥)

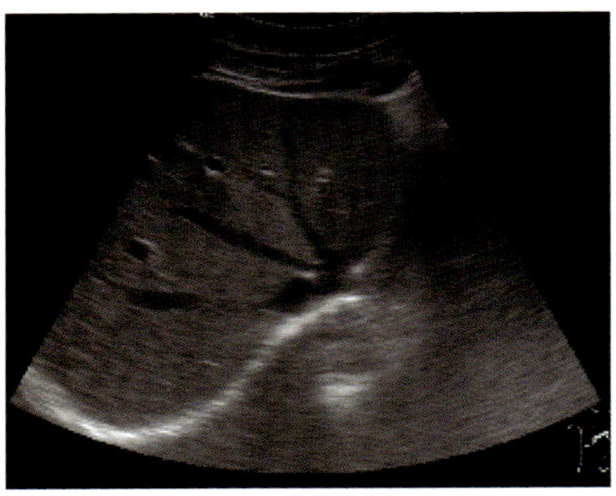

(간문맥)

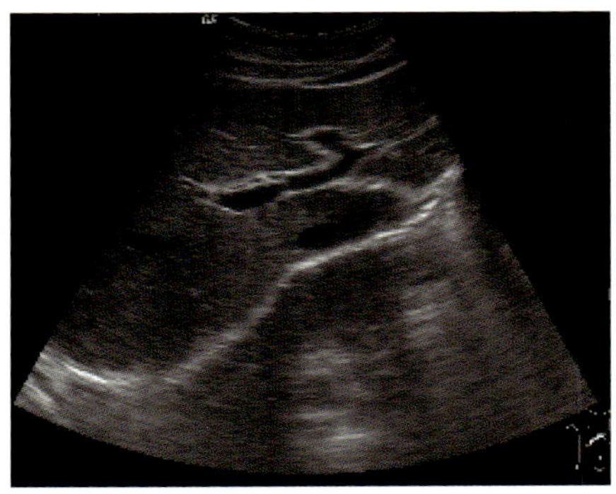

이 둘은 초음파로 아주 간단하게 구분된다. 간정맥은 흰 테두리가 없이 검게 나타나며, 문맥은 테두리가 하얗게 나타나므로 분명하게 구분된다. 문맥이 하얗게 나타나는 이유는 그 유명한 portal tirad 구조로 정맥, 간동맥, 담관이 같이 뭉쳐져 주행하고, 또한 글리슨막(Glisson' s capsule) 구조가 있기 때문이다.

Advise 1

간문맥도 각도의 영향을 받으면(예를 들어, 초음파 빔에 대해 평행인 경우), 하얗게 보이지 않을 수도 있기 때문에 절대적으로 테두리만 가지고 간정맥과 문맥을 구분하려고 해선 안 된다.

간정맥과 간문맥을 이용하면 다음의 구분에 도움이 된다.

① 우선 이 간정맥과 문맥을 이용해서 간의 구조를 나눌 수 있다.(간 구획은 간암 위치 기술에 중요하다.)

② 간 문맥이 하얗게 보이는 고에코를 이용해서 간실질의 에코질감(echo texture)을 구분해 볼 수 있다.(에코 질감은 간염, 간경화 같은 병변 감별에 도움이 된다)

이상에서 보듯, 간정맥과 문맥은 간 초음파에서 가장 중요한 핵심 구조이다.

이 둘을 이용하여 간의 구획을 잘 이해하고 기억할 수 있도록 '아파트 모델' 을 만들어 보았다.

간의 구획 간단 정리(간정맥과 문맥을 기준으로 만든 아파트 모델)

간을 schematic 하게 '2층' 높이의 아파트로 그려보자. 이 이 층 아파트는 '앞뒤 동' 으로 나누어진다. IVC를 이 아파트의 엘리베이터라고 생각하자 (그림 2-7).

이 아파트의 1, 2층을 나누고 앞동 뒷동으로 구분하는 경계는 문맥(PV)이다(그림 2-8).

그리고 각 구획을 수직으로 나누는 경계가 바로 간정맥(HV) 이다.

3개의 HV은 각각, 이 아파트의 가운데 세로 벽을 구성한다고 생각한다(그림 2-9의 초록색 테두리의 사각형).

이제 각각의 간정맥(HV)을 기준으로 이 아파트를 둘러보도록 하자.

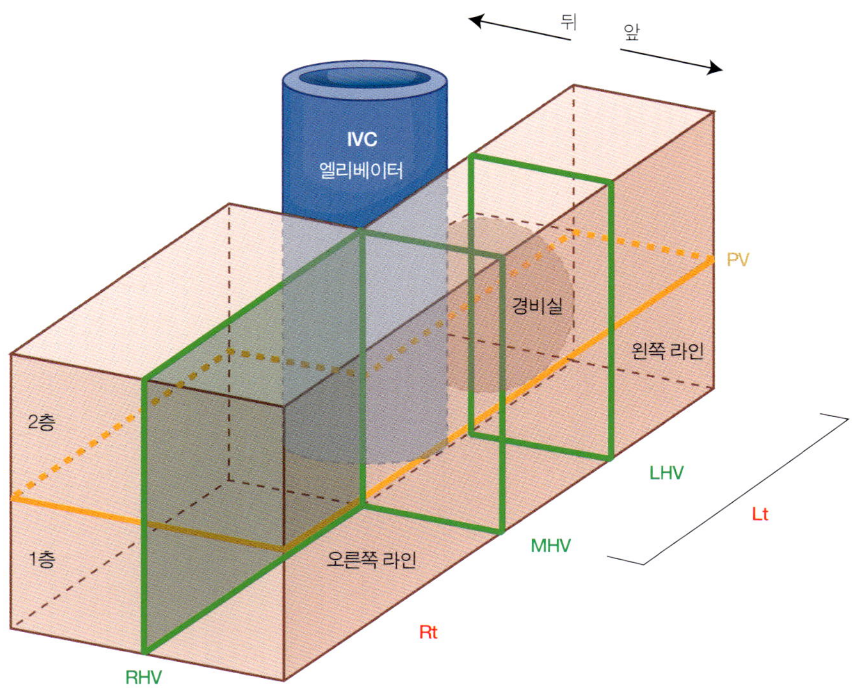

그림 2-7 _ 간의 구획 간단 정리를 위한 아파트 모델

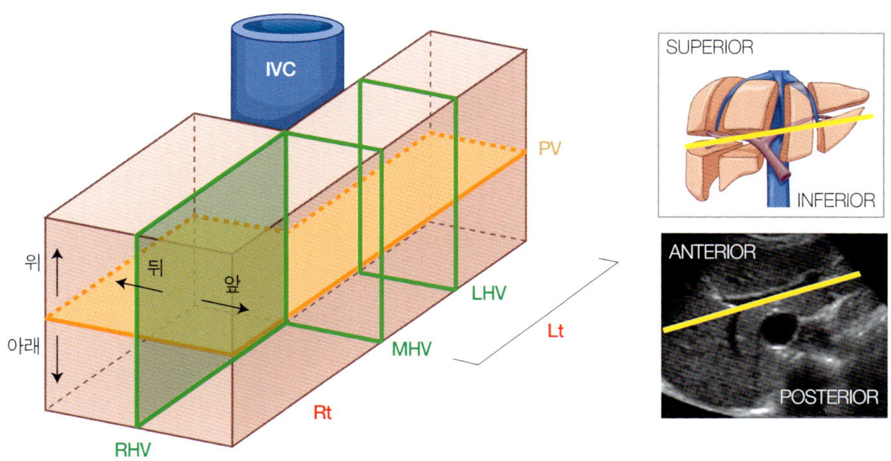

그림 2-8 _ 간문맥(PV)은 간을 정면에서는 위아래로 나누고, 단면에서는 앞뒤로 나눈다.

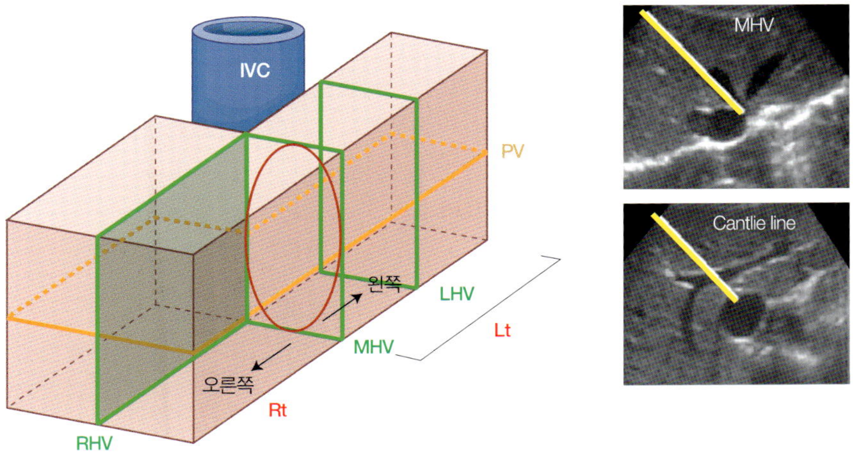

그림 2-9 _ 우측 간, 좌측 간을 나누는 경계인 중심간정맥(MHV), Hepatic vein이 보이지 않는 단면에서는 담낭와(gallbladder fossa)와 IVC를 연결하는 가상선인 Cantlie' s line이 MHV의 위치에 준한다고 생각하면 된다.

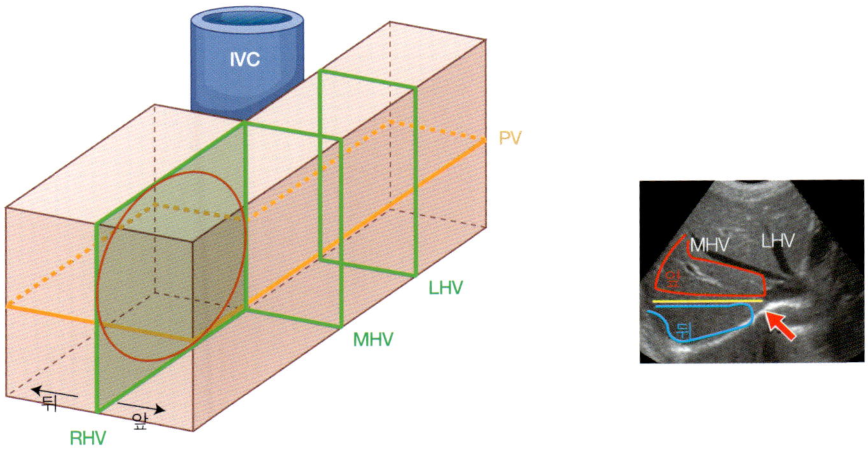

그림 2-10 _ 우측 간의 앞, 뒤를 나누는 경계인 오른쪽 간정맥(RHV).

1. 중심 간정맥(MHV, middle hepatic vein)

이 아파트는 중간 간정맥(MHV)이라는 가운데 수직 벽을 경계로 크게 오른쪽 아파트와 왼쪽 아파트로 구별된다. 엘리베이터가 공간을 차지해서 왼쪽 아파트엔 뒷동은 없이 앞 동 건물만 있는 셈이다(미상엽(caudate lobe)은 1층 엘리베이터 옆에 위치한 경비실로 상상하자).(그림 2-7, 2-9)

2. 오른쪽 간정맥(RHV, right hepatic vein)

오른쪽 간정맥(RHV)이 포함된 벽은 오른쪽 아파트의 앞뒤 동을 구분하는 경계다(그림 2-10).

3. 왼쪽 간정맥(LHV, left hepatic vein)

왼쪽 간정맥(LHV)은 왼쪽 아파트를 다시 내측, 외측으로 구분하는 경계다(그림 2-11).

실제로 간정맥은 면이 아니라 선이기 때문에 정맥만으로 입체적인 왼쪽 간을 구분하는 것은 힘들다. 왼쪽 간의 내측, 외측을 구분하는 경계면은 상, 중, 하의 3부분으로 나누어 생각할 수 있다. 상부에서는 간정맥으로 내측, 외측 구별이 되고, 그 아래에서는 PV의 umbilical portion을 landmark로 내외 측이 구분되고, 아랫부분에서는 falciform ligament, fissure for ligament teres를 landmark로 이용하여 내측, 외측을 구별 가능하다(그림 2-11).

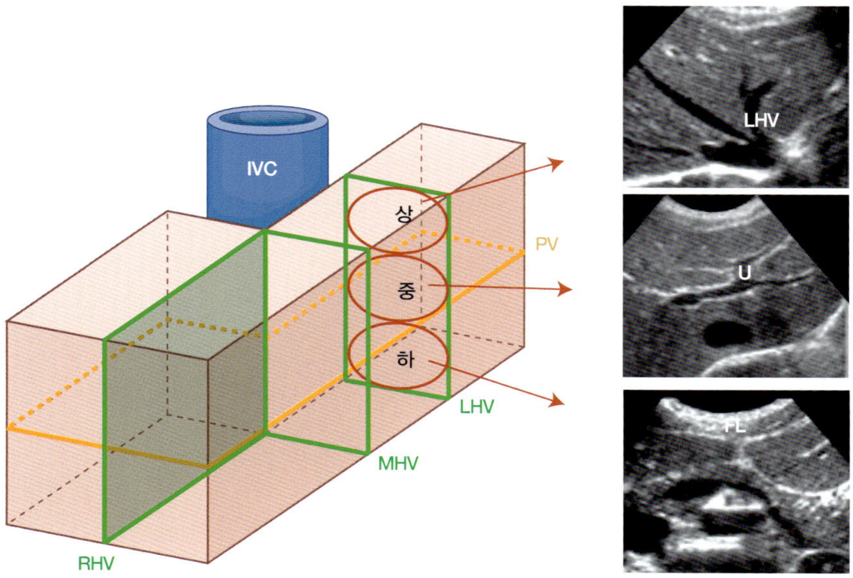

그림 2-11 _ 왼쪽 간을 다시 내측, 외측으로 구분하는 왼쪽 간정맥(LHV), 간정맥이 보이지 않는 간 단면에서는 문맥의 제부(umbilical portion), falciform ligament 등이 LHV의 위치에 준한다.

간정맥은 위쪽에서 마치 우산처럼 아래로 내려오는 모양이기 때문에 간의 구역 구별에서 위쪽 구역에 해당하는 2, 4, 8, 7은 모두 간정맥의 합류부위에 있다고 암기하면 쉽다. 즉, 2층에 위치한다고 기억하자(그림 2-12).

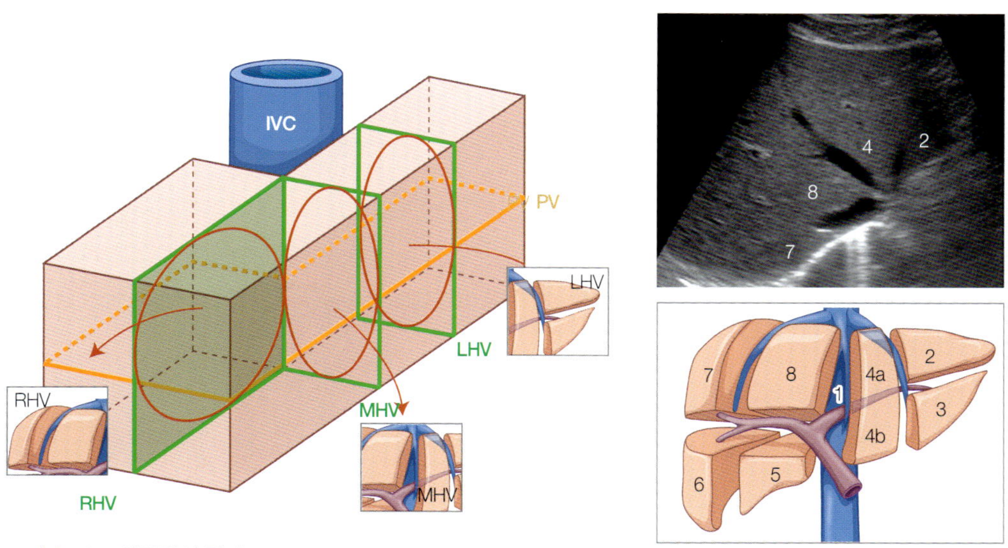

그림 2-12 _ 간정맥의 정리

정리해 보면, 간의 구조를 구분하는 데 중요한 표시자들은 다음과 같다. 이 표시자들은 스캔을 하는 동안 짚고 넘어가야 한다. 다시 83페이지의 복부 초음파 표준안의 스캔 그림을 보면 이 표시자들이 대부분 포함되어 있음을 알 수 있다.

1. 3개의 Hepatic vein
2. Portal vein의 central portion
3. Portal vein의 umbilical portion
4. falciform ligament, fissure for ligament teres

이걸 정리하면 다음 그림 2-13와 같다.

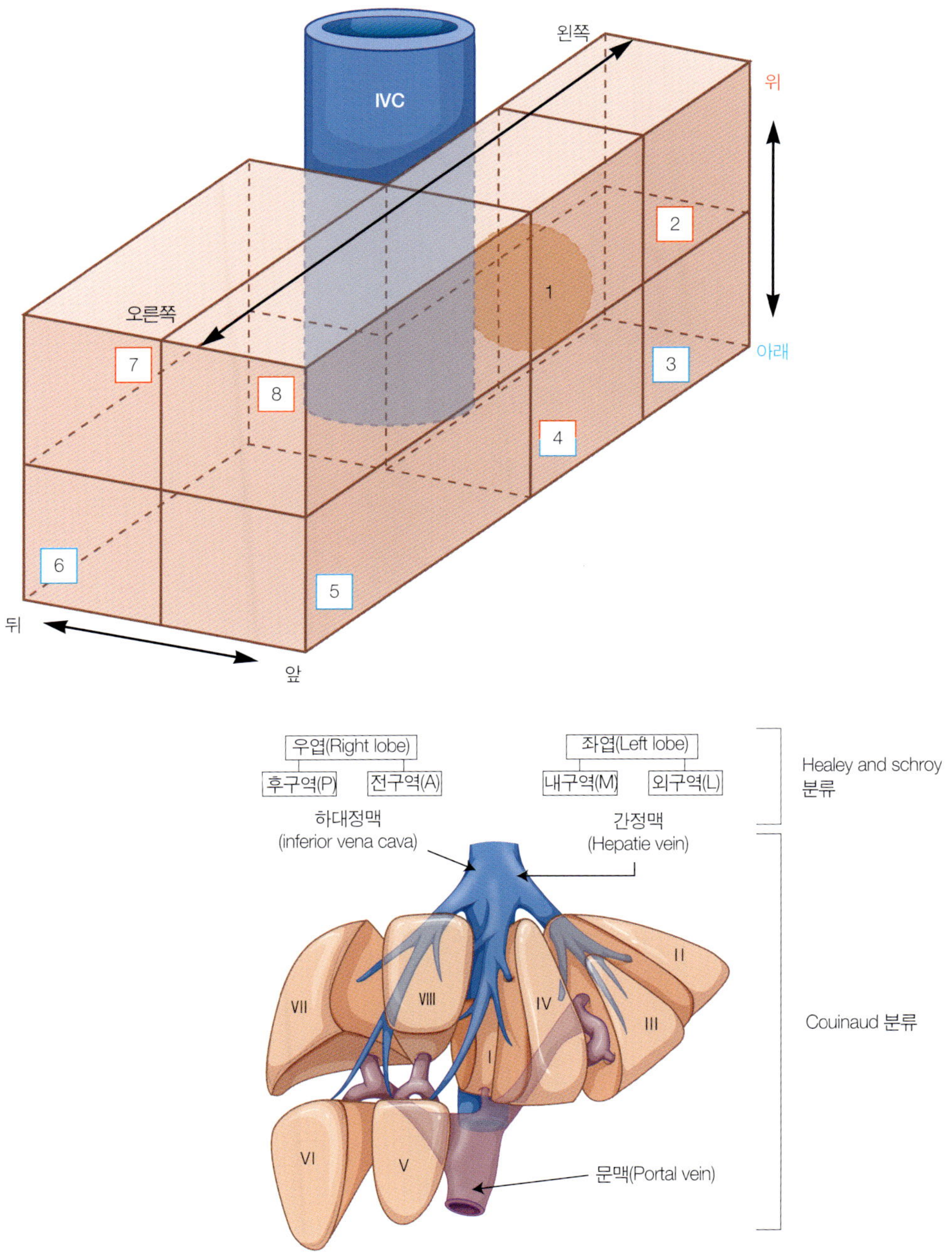

그림 2-13 _ 1번엽인 미상엽은 엘리베이터 옆에 위치한 경비소로 상상하고, 2번엽은 2층에 위치한다고 생각하자. 시계방향으로 2 → 3 → 4 → 5 → 6 → 7 → 8의 순서로 번호를 매길 수 있다.

순서를 미리 정해놓고 그것을 따라서 스캔을 해보면, 특정 부분을 빼먹지 않고 온전한 검사가 가능하다. 두서없이 검사하는 경우엔 특정 부분의 간병변을 유심히 관찰하다가 정작 기본적으로 봐야 할 담낭, 총담관을 보지 않고 검사를 끝내기도 한다.

여기서 제시하는 스캔 순서는, 복잡하게 모든 기본 스캔을 이야기하지 않고 각 스캔에서 가장 잘 볼 수 있는 체위까지 고려해서 만들어졌다.

그러므로 이 스캔 순서를 따라 하면 초보자라도 손쉽게 총담관 등의 어려운 구조물도 쉽게 찾아낼 가능성이 높아지고, 자신감을 얻는 데 도움이 될 것이다(예를 들어 총담관은 좌측 하로 옆으로 누운 상태에서 잘 관찰되는데 이것은 총담관이 중력으로 왼쪽 옆으로 누운상태에서 길게 늘어나기 때문이다). 스캔 순서는 말 그대로 스캔하는 순번에 지나지 않는다. 각 지정된 스캔 순서에서 탐촉자(Probe)를 충분히 돌리고 기울여서 그 스캔 위치에서 간이나 장기를 연속적으로 쭉 살펴보고 이상을 찾으려고 노력해야 한다.

기록사진을 찍어 남기는 것은 다른 여러 책에서는 우선 전체적으로 스캔을 마친 후에 다시 필요한 부위의 스캔을 다시 해서 찍도록 하는 것을 추천하지만, 초보자의 경우엔 우선 스캔 순서에 따라 가장 올바른 화면을 우선 잡아서 찍고 나서 그 주변을 스캔하는 것도 하나의 방법이라고 생각한다(그림 2-14).

빨간색, 초록색-처음의 앙와위 자세에서
노란색-환자가 왼쪽으로 누운 자세에서
보라색-환자가 오른쪽으로 누운 자세에서

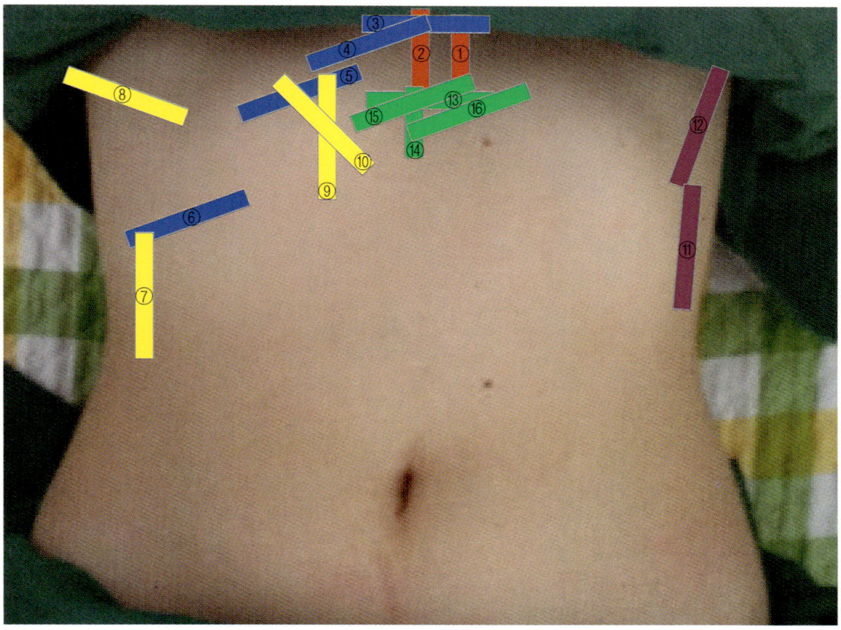

그림 2-14 _ 스캔 순서에 따른 탐촉자의 위치 순서

초록색-환자가 다시 앙와위로 누운 자세에서

표 2-2

스캔 위치	스캔 방법	초음파 이미지
①, ②	우선 좌측 간정맥이 보이는 심와부 종단 스캔을 하면 '미상엽', '하대정맥' 이 좌측 간과 함께 보인다.	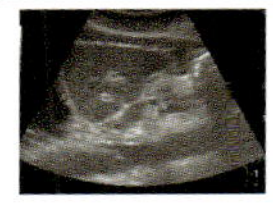
③	이렇게 해서 좌측 간을 관찰한 후에 심와부 횡단 스캔으로 *umbilical portion* 이 보이도록 하고, 문맥 쪽을 살핀 뒤	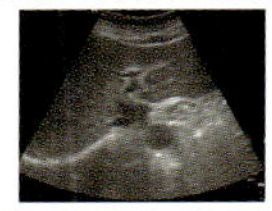
④	하대정맥로 유입되는 간정맥이 삼지창처럼 보이도록 컷을 잡는다. 그리고 MPV이 보이도록 컷을 하나 더 잡는다.	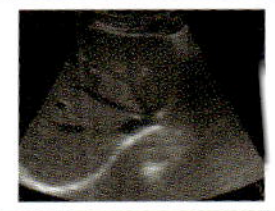
⑤, ⑥	그다음엔 우측 늑골궁 아래를 따라가면서 스캔을 한다. 우측 PV이 나오는 것을 잡는다. 담낭을 관찰할 수 있다.	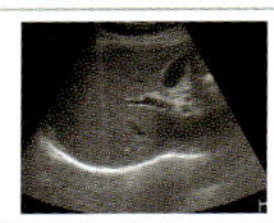
⑦	우측 간의 대부분을 대략 관찰 후에 환자를 왼쪽 측면으로 돌아눕게 한다. 검사자 쪽으로 몸을 당기도록 하고, 배를 내미는 느낌으로 허리를 펴도록 이야기한다.	
⑦	대략 ant. axillary line 위치에서 종단 스캔으로 Hepatorenal view가 잘 나오도록 컷을 잡는다.	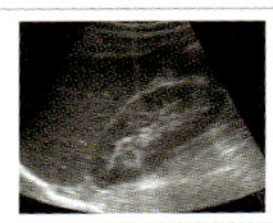
⑧	이후 우측 늑간 스캔을 시행한다. 여기선 오른쪽 간정맥이 landmark가 된다.	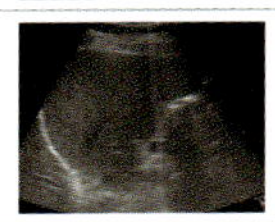
⑧	우측 간정맥을 기준으로 좀 더 바깥쪽에서 나타나는 문맥의 분지는 후상(7)/ 후하 구역지 (6)에 연결되고	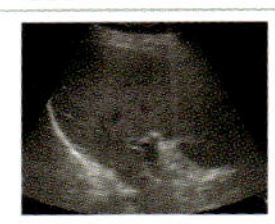
⑧	우측 간정맥을 기준으로 좀 더 내측에 나타나는 문맥의 분지는 전상(8) / 전하구역지 (5)에 연결된다.	
⑨, ⑩	우측 간을 관찰하고 나서, 옆으로 환자가 누운 상태에서 그대로 mid clavicular line에서 xyphoid process의 사이쯤에서 우측 늑골궁 아래 종단 스캔을 하면 대게 가운데 간정맥이 나타나고 이 근방에서 담낭과 CBD를 관찰할 수 있다.	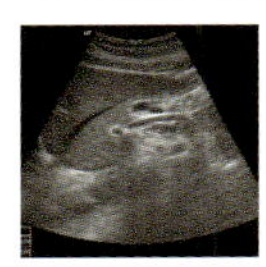
⑨	종단 스캔으로 우선 담낭을 길게 종으로 확인 후에 다시 횡단 스캔으로 담낭을 단면으로 쭉 관찰한다.	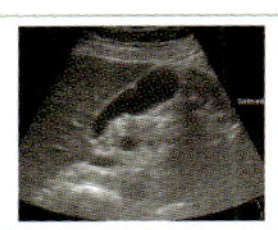
⑩	그리고 담낭의 종단 스캔에서의 탐촉자의 위치에서 탐촉자(Probe)를 시계반대 방향으로 조금 회전하고 관찰하면 CBD를 찾을 수가 있다. (탐촉자의 표시된 부분이 대게 10-12시 위치에서 관찰된다)	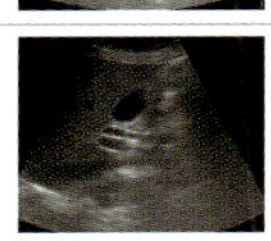
	담도까지 관찰하였으면 간을 전체적으로 다시 한번 확인하고 간검사는 끝난다.	
⑪, ⑫	왼쪽 신장, 비장, 췌장의 검사 스캔은 생략	

기본 문제

2-1 환자가 누워있다. 간호사가 초음파 준비를 한 상태다. 이제 환자의 자세는 어떻게 하고 어떻게 시작하겠는가?

기본 정석

(1) 상의와 하의에 준비된 수건을 감싸서 젤리가 옷에 묻지 않도록 한다.

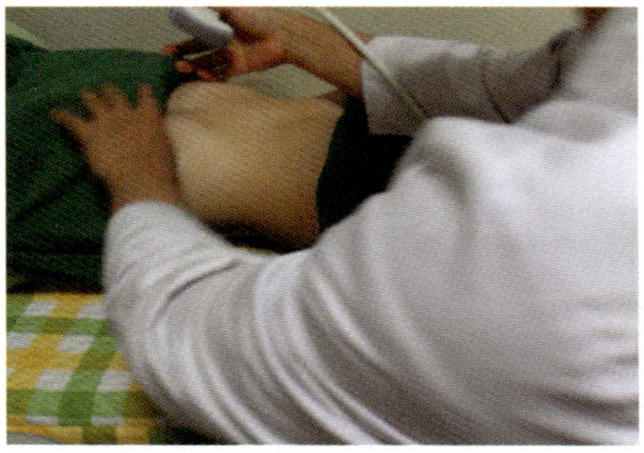

(2) 환자의 손은 머리 위에 두도록 한다(머리 위에 손을 두면 흉곽이 위로 당겨져 올라가고, intercostal space(ICS)가 넓어져서 간검사가 쉽게 된다). 그리고 환자의 몸을 검사자 쪽 침대 가장자리 쪽으로 오도록 한다.

(3) 탐촉자에 젤리를 묻히면서 환자의 과거 초음파검사 유무와 이전의 초음파상의 이상 소견, 그리고 다른 병력이 있는지 물어본다. 그리고 검사를 시작한다.

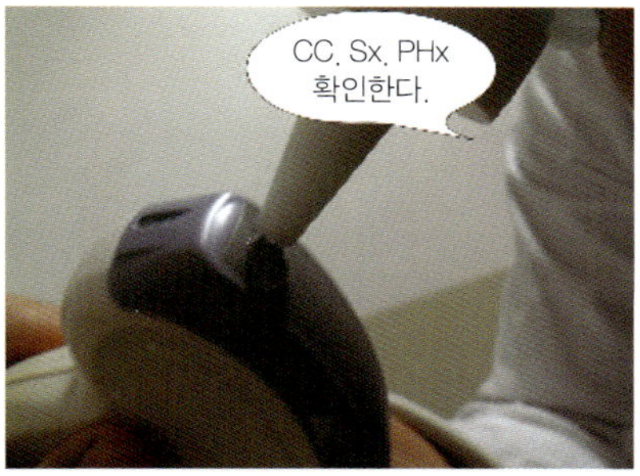

定石 시작하면서 환자에게 물어볼 것들

"이전에 복부 초음파를 해 보신 적 있습니까?"

(한 적이 있다면) "언제 하셨나요?" "어디서 하셨나요?"

"그때 이상 소견이 있었습니까?"

"이번에 하는 검사는 무엇 때문에 하시는가요? 불편하신 데가 있습니까?"

"간염이나 다른 병 앓고 있는 것이 있습니까?"

→ 이런 대화는 환자의 긴장을 풀어주고, 협조를 얻는 데 도움이 된다.

기본 문제

2-2 명치각(흉골하각, infrasternal angle)에서 왼쪽 간의 2개의 세로(종단) 스캔 뷰 얻기 ** Left hepatic vein이 landmark!

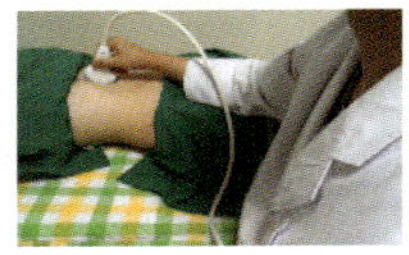

기본 정석

환자에게 숨을 깊게 들이쉬고 숨을 참고 있도록 한다.

명치각(흉골하각)에서 탐촉자를 세로로 세워서 잡는다.

왼쪽 정맥(Left hepatic vein)이 보이면서 미상엽(caudate lobe)이 보이는 view (1) 얻는다.

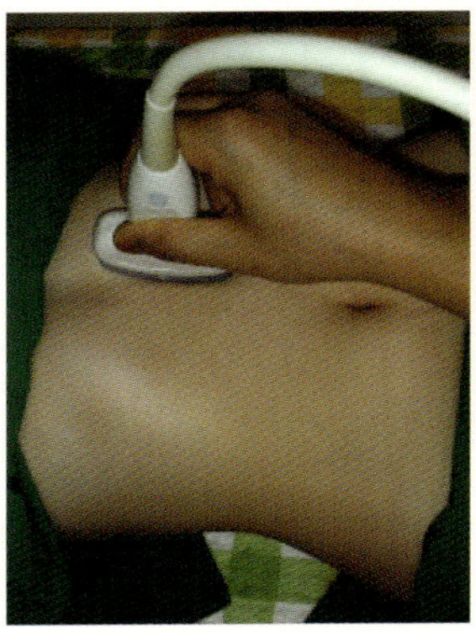

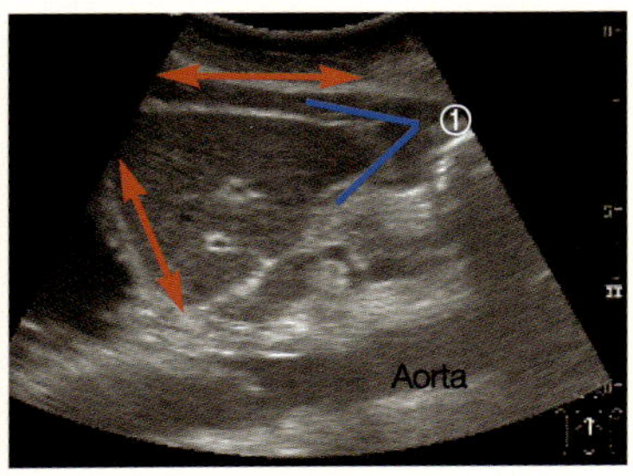

暗記 **좌엽의 크기 측정**

대략적인 판단

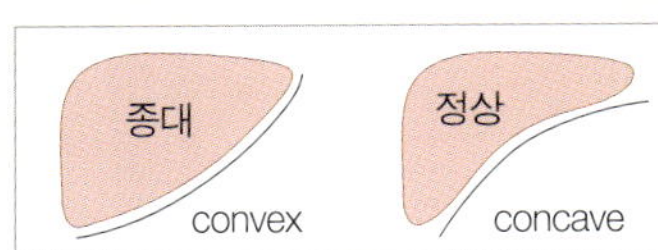

대동맥이 보이는 종 스캔에서 좌엽의 하극이 45도 이상으로 예리함을 잃거나(①), 간의 하연이 concave 하지 않고 convex 하다면 좌엽의 종대를 추정할 수 있다.

계측하기

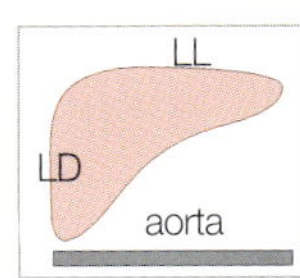

환자가 숨을 깊게 들이마신 상태에서 대동맥이 종단으로 길게 관찰되는 영상을 얻는다. 여기서 나타나는 간의 삼각형 단면에서 탐촉자와 접하는 모서리의 간 길이(LL)와 화면 왼쪽의 심장과 마주하는 모서리의 간 깊이(LD)를 가지고 판단할 수 있다. 즉, LL, LD가 동시에(!!) 다음의 길이(표 2-3) 이상, 이하라면 종대, 위축으로 각각 판단한다.

표 2-3

	LL	LD	질환
종대	≥11cm	≥7cm	지방간, 급성간염, 알코올성 간염, amyloidosis, hemochromatosis
위축	≤7cm	≤5cm	간경변(미상엽 종대 동반), 간부전

탐촉자를 여기서 환자의 왼쪽, 검사자에게서 오른쪽으로 sliding 하거나 tilting 하면 좌측 간의 좀더 외측 부분이 보인다. 미상엽이 있던 부위에서 원형의 고에코가 나타나는 것은 식도의 단면이다. 전체적인 좌측 간을 스캔한 후에 식도가 보이는 위치에서 좌측 간의 view (2)를 얻는다.

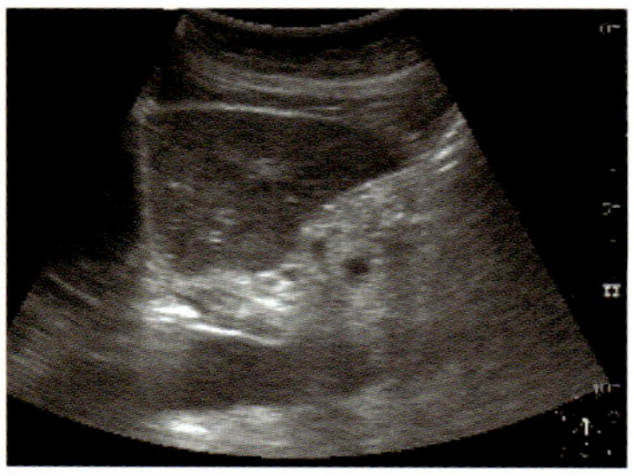

Advise 1

기본적인 view를 얻는 것은 마치 "같은 그림 찾기"란 게임을 하는 기분이 들 것이다. 하지만 이 view는 기준에 지나지 않을 뿐 이 기준의 주변으로 부지런하게 탐촉자를 움직여서 관찰해야 한다.

Advise 2

숨을 깊게 들이쉬어서 횡격막을 아래로 밀어내면 관찰에 도움이 되지만, 환자가 제대로 심호흡을 못하는 경우나 덩치가 크고 뱃통이 큰 분들은 아랫배를 볼록 내밀도록 하면 시야가 좋아진다.

定石 환자의 호흡은 다음과 같이 지시한다.

앙와위 간, 담낭, 담도의 관찰 시 "숨을 깊게 들이마시고, 숨을 참습니다."

그래도 잘 보이지 않는다면 "아랫배를 불룩하게 내밀고 숨을 참습니다."

우측 늑간 스캔이나 우측와위에서 좌측 늑간 스캔으로 비장을 관찰할 때는 숨을 내쉬는 것이 도움이 되기도 한다.

"숨을 뱉어내고 나서 숨을 참습니다."

Advise 3

탐촉자를 너무 세게 누르지 않도록 한다. 췌장을 관찰할 때처럼 위장 뒤에 있는 장기의 관찰을 위해 장관의 공기를 밀어내기 위해서 압박하는 경우가 아니라면 탐촉자는 가볍게 잡고 복부에 가볍게 밀착하는 기분으로 검사하도록 한다. 깨끗한 영상은 탐촉자의 각도, 빔의 입사 각도로 결정되므로 너무 세게 압박을 하여 환자에게 불편감을 주지 않도록 한다.

기본 문제

2-3 명치각(infrasternal angle) 에서 2개 가로(횡단) 스캔 뷰 얻기
** Umbilical portion of PV 이 landmark!

기본 정석

탐촉자를 명치각에서 횡으로 잡고 세워서 보면 "工"자 모양의 문맥의 제부(umbilical portion)가 관찰된다.

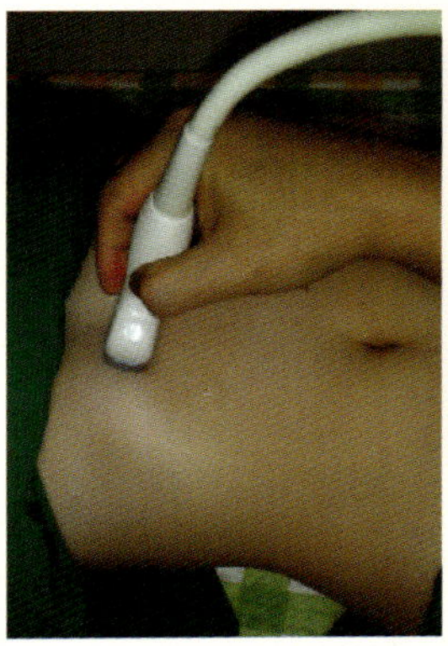

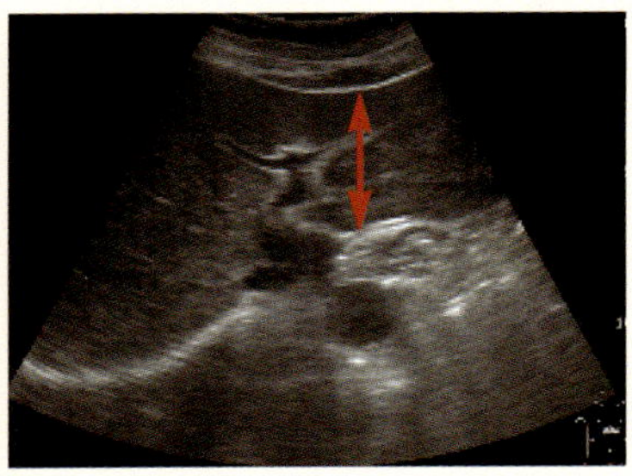

Advise 1

이 명치각에서는 대동맥을 기준으로 하여서 좌엽의 크기, 그리고 미상엽의 크기를 측정할 수 있다.

대동맥이 보이는 지점에서 수직으로 화면에서 보이는 좌엽의 두께를 측정하여 이것이 5~7cm 이상이라면 좌엽의 비대로 판단할 수 있다. (그림과 사진에서 ↔ 표시)

미상엽이 대동맥의 화면에서의 오른쪽 경계보다 넘어서 커져 있고, 끝이 뭉툭한 경우엔 미상엽이 커져 있다고 판단할 수 있다(미상엽의 종대는 간경화에서 아주 특징적이기 때문에 중요하다).

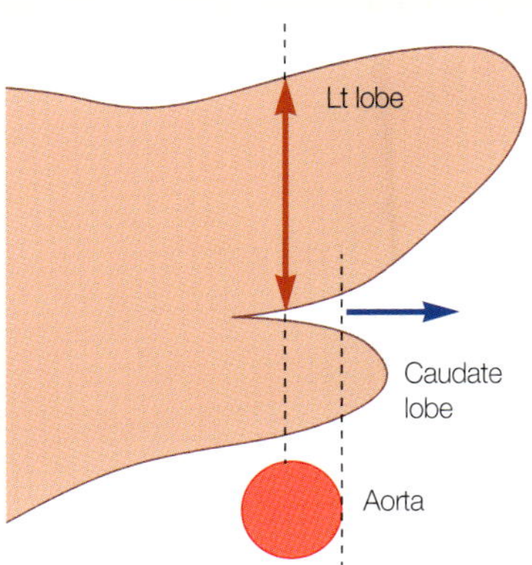

문맥은 왼쪽이 오른쪽보다 약간 높은 방향에 위치하므로 제부가 보이는 상태에서 약간 반시계 방향으로 회전하면 문맥의 중심부가 길게 보이게 된다(실제로는 앙와위에서 깨끗하게 관찰하긴 어렵고 왼쪽 옆으로 누운 자세에서 깨끗하게 view가 나온다).

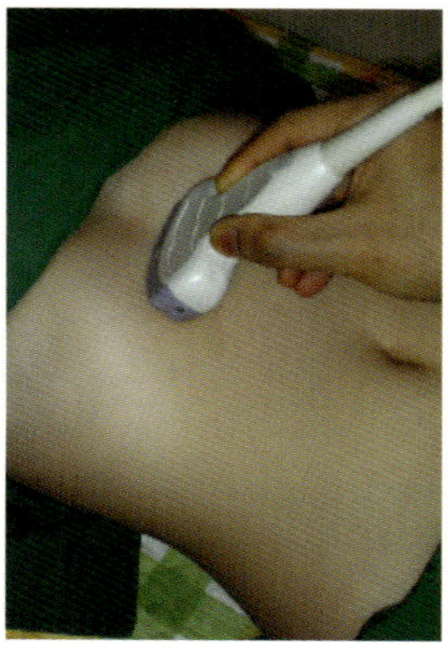

여기서 view를 깨끗하게 얻기가 어렵다면 관찰만 열심히 하고 넘어간 뒤에 view는 왼쪽으로 옆으로 누운 자세에서 얻도록 한다.

명치각에서 탐촉자를 sweeping으로 환자의 머리 쪽의 방향으로 향하게 눕히면 간정맥이 하대정맥에서 3개가 나오는 분지를 볼 수 있다.

(간정맥의 주행이 우산의 살처럼 위에서 아래 방향임을 생각하면 탐촉자를 눕혀야만 함을 이해할 수 있다)

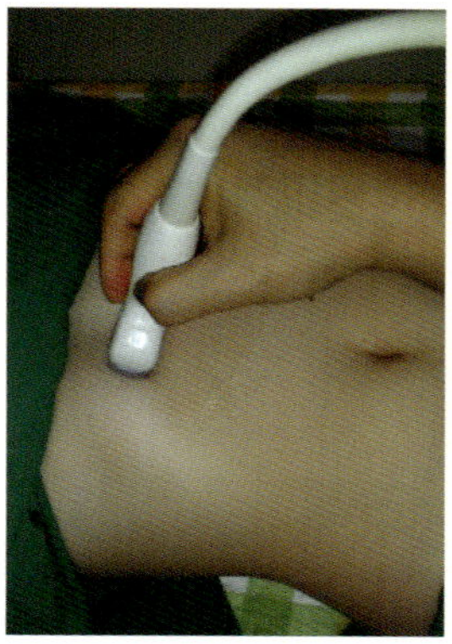

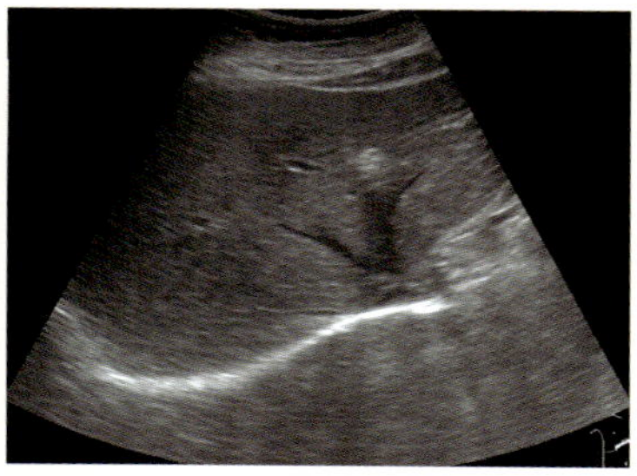

Advise 2 말초부위 문맥이 보이는 소견

실제로 초음파를 해보면 중심부의 문맥과 탐촉자 사이의 간 실질에서는 정상적으로도 문맥지가 관찰된다. (화면에서 좌우로 주행하는 고에코의 관상구조) 이것은 탐촉자와 가까운 부위라서 음향의 감쇠 등이 적어서 구조물이 자세히 드러나는 결과라 하겠다.

말초부위 문맥이 보인다고 일반적으로 이야기하는 것은 중심부의 문맥보다 좀 더 깊은 부위에서 나타나는 가늘고 작은 고에코의 문맥지 소견이라고 해야 한다. 급성 간염에서는 이런 문맥지의 고에코벽이 두드러져 "starry night sign"이 나타난다.

기본 문제

2-4 바로 누운 자세에서 우측 늑골궁 아래 스캔 2개 얻기
** Three hepatic vein이 landmark!

기본 정석

우측 늑골궁 아래 중심부, 즉 mid clavicular line에서의 스캔에서는 우측간정맥이 수평으로 보이는 view 를 얻을 수 있다.

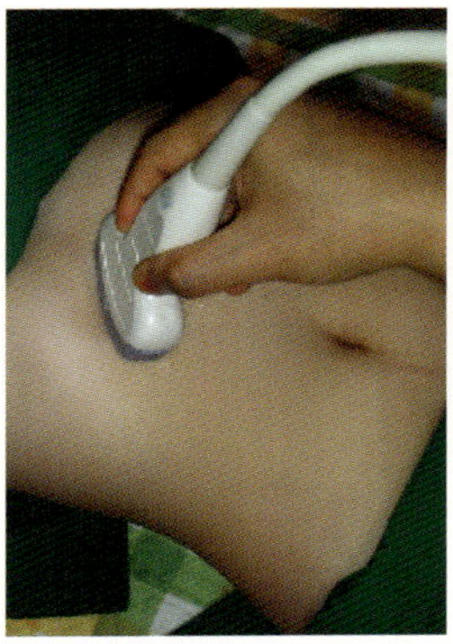

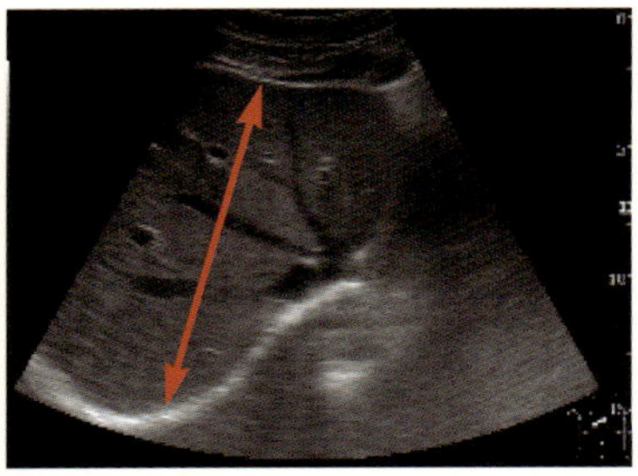

이 지점에서 우측 간의 크기를 측정할 수 있다. (그림과 사진의 ↔ 표시)

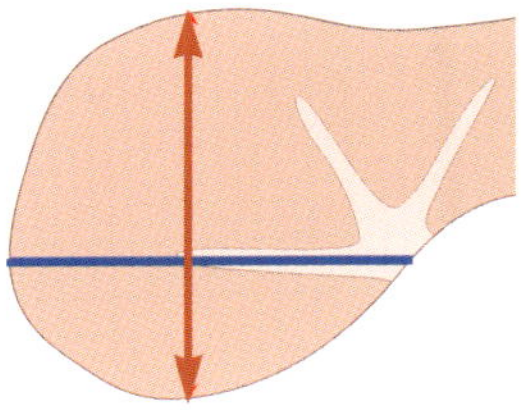

좀 더 외측으로 우측 늑골궁 아래 스캔을 하면 우측 간문맥의 분지가 보이는 view가 보인다. 이 view에서는 담낭의 길쭉한 영상을 얻을 수 있다.

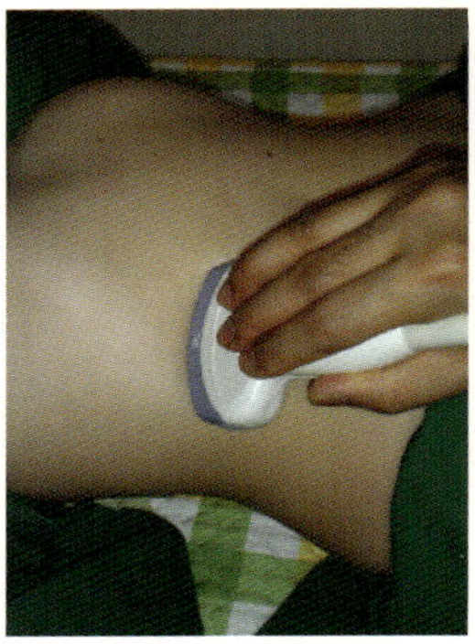

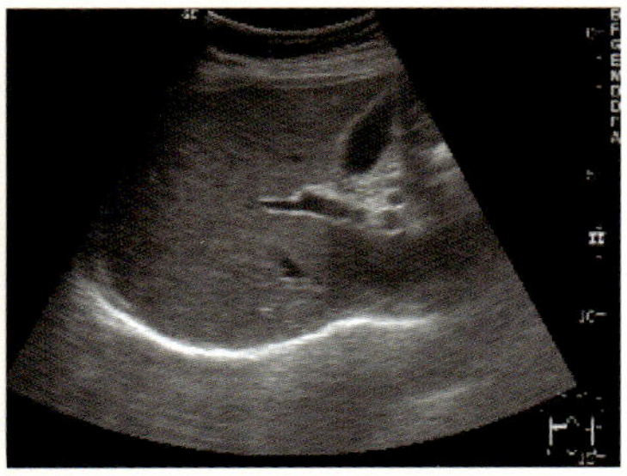

暗記 **오른쪽 간의 정상 크기**

대략적인 종대 판단 방법

실제로 임상에서 이학적 검사로 간종대를 판단하는 것은 늑골 아래로 간이 촉진되는 경우다. 마찬가지로 간단하게 간의 종대를 판단하는 방법으로 늑골의 경계 아래로 간이 내려오는지 탐촉자를 종 방향으로 대어서 확인할 수도 있다.

또한, 오른쪽 간신 영상(hepatorenal view)에서는 오른쪽 신장의 크기가 대략 9~12cm 정도이므로 화면에서 신장 위쪽으로 나타나는 간의 하연(6번 간 분절)이 우측신장의 하극(下極)보다 아래로 내려가 위치한다면 간종대가 있다고 판단할 수 있다(이때는 설상엽(Liedel's lobe)과 감별이 필요).

계측방법

좀 더 객관적으로 오른쪽 간의 크기는 앙와위, 왼쪽으로 누운 자세에서 각각 잴 수가 있다.

이는 탐촉자를 tilting 하거나 움직여서 최장거리를 만들어서 측정하면 된다.

대략 13cm까지를 정상으로 한다.

하지만 분명하게 간종대가 있다고 하려면 15cm 이상을 기준으로 하는 것이 좋다.

실제로 13~15cm의 크기는 간종대일 수도 있고 정상일 수도 있다.

기본 문제

2-5 환자를 왼쪽 옆으로 돌아눕게 한 뒤에 (Lt decubitus 자세) hepato renal view 얻기
** Hepatorenal view(간신 영상)

기본 정석

환자에게 왼쪽 옆으로 돌아눕도록 한다.

허리를 펴고, 약간 배를 내미는 기분으로 자세를 잡도록 한다. 환자가 검사자 쪽으로 몸 전체를 당겨 오도록 한다. 오른팔을 머리 위로 두게 한다.

탐촉자를 ant. axillary line 쯤에서 세로로 댄다.

환자에게 숨을 크게 들이마시도록 한다.

간신 영상(Hepatorenal view)을 얻는다. 그리고 오른쪽 신장의 크기를 측정한다.

이 영상에서 간신 대비(Hepatorenal contrast)를 이용하여 지방간의 여부를 판단할 수 있다. 대게 간은 신장 실질과 비슷한 에코를 가진다. 신장보다 에코가 높아 희게 나타난다면 지방간으로 판단할 수 있다.(p.119표 2-15 참고)

여기서 간의 크기를 잴 수 있다. (아래의 초음파사진에서 ↔ 표시)

또한 측정 없이도 오른쪽 신장과의 크기를 비교하여 우측 간의 하연이 상당히 길게 보인다면 간비대를 의심할 수 있다.

이때 정상변이 중의 하나인 Riedel' s lobe(설상엽)과 감별해야 한다. 간비대에서 하연이 둥근 변연을 갖는 것과 달리 설상엽은 아래 모서리가 혀 모양으로 뾰족한 변연을 가진다(정상은 오른쪽 간 하극은 45~90도의 변연을 이룬다. 아래 초음파 사진의 파란색 마킹 참고).

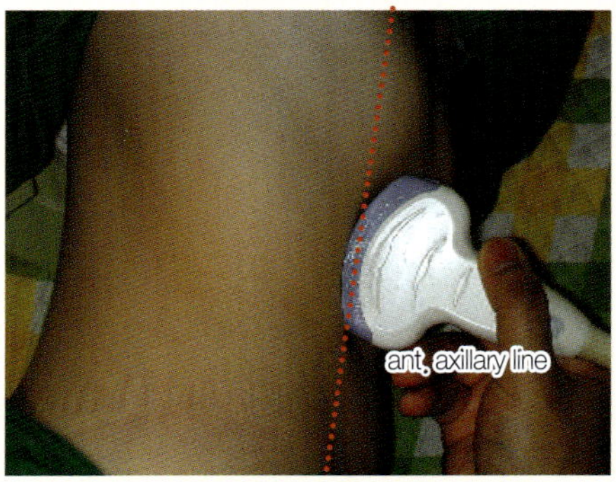

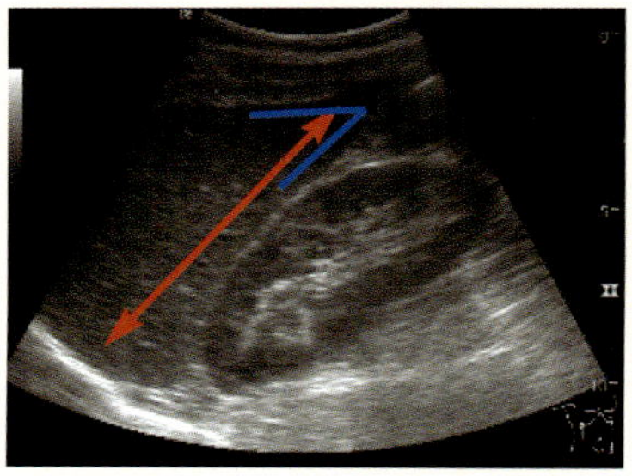

신장의 정상크기

신장의 크기는 9~12cm를 기준으로 하지만, 젊고 왜소한 여성의 경우엔 9cm 정도로 작게 나타나는 경우가 허다하다. 신장은 그 위치가 간, 비장에 가깝게 위치하고, 그 모양이 단순하면서 크기가 일정한 특징 때문에, 간과 비장 종대의 대략적인 기준이 되기도 한다. 즉, hepatorenal view와 비장과 왼쪽 신장이 접한 영상에서는 신장보다 간이나 비장이 상당히 크게 보인다면 그 장기가 종대라고 판단할 수 있다(표 2-4).

▶ Kidney

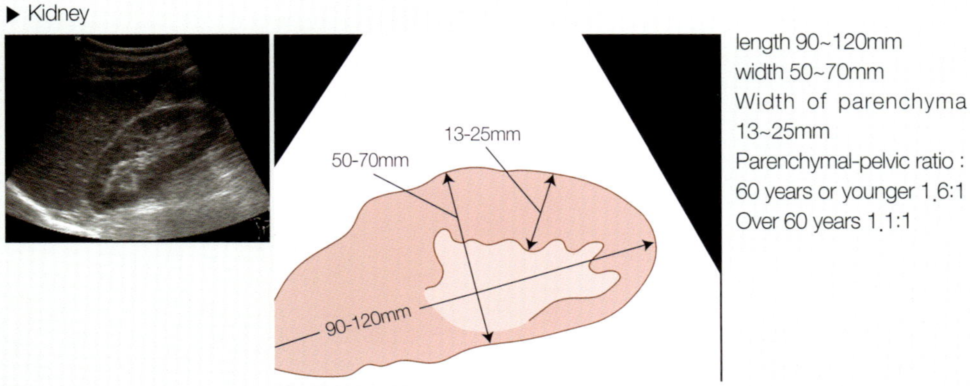

표 2-4 신장의 정상크기

신장	장경	질환
종대	≥ 12cm	급성 신부전, 급성 신우신염, 당뇨병성 신부전
위축	≤ 9 cm	만성 신부전

수신증(hydronephrosis)의 등급분류(표 2-5)

초음파상에서 검게 나타나는 신장 실질의 내측에 해당하는 신동은 신우, 혈관, 지방조직으로 이뤄져 있어서 아주 밝은 불균질 에코로 나타난다. 그래서 중심 에코 복합체(central echo complex)라 한다. 그래서 이 부분에서 저음영으로 나타나는 수신증은 어렵지 않게 관찰할 수 있다.

수신증은 무증상의 환자에서 우연히 발견된다.

수신증이 있는 환자는 우선 KUB, CT를 다시 확인하도록 한다. 필요하다면 비뇨기과나 신장내과 진료를 보도록 한다.

표 2-5 수신증의 등급분류

Grade	소견
경도 (mild)	신우가 확장되었지만 신동지방(sinus fat)에 의한 중심 고음영에 의해 피질과 분리되어 보이는 소견
중등도 (moderate)	신우와 신배가 같이 확장되어 확장된 신우의 가지 사이에 신동지방에 의한 고에코 음영이 둘러싼 듯한 소견
고도 (severe)	신우가 심하게 확장되고 신동의 지방의 고에코가 소실되고 피질이 얇아져 있는 소견

기본 문제

2-6 오른쪽 갈비사이 공간(Inter costal space : ICS)에서 이미지 1~2개 얻기
** Right hepatic vein이 landmark!

기본 정석

ant. axillary, or mid anxillary line 위치에서 갈비뼈 사이로 탐촉자를 대어서 우선 오른쪽 간정맥(RHV) 을 찾는다. (아래 초음파 사진에서 동그라미 표시) 여기서 view를 얻는다.

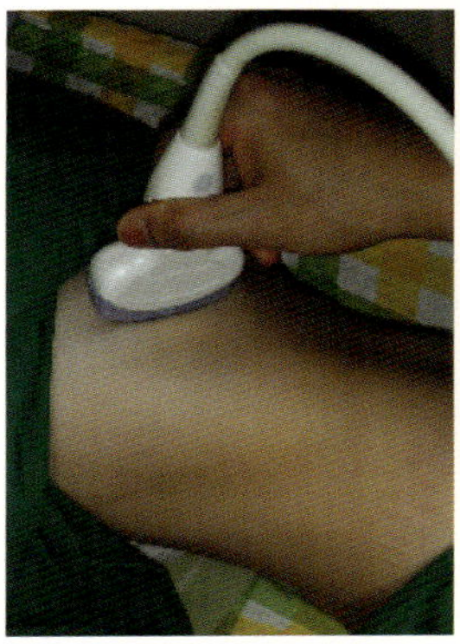
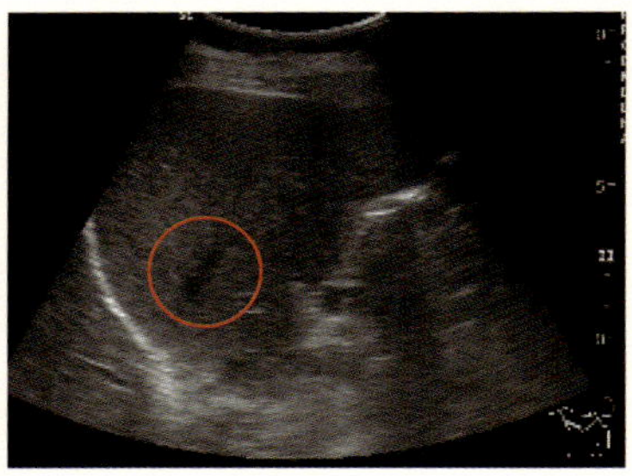

이 위치에서 기울이기를 해보면 오른쪽 간문맥의 말단이 보인다. 등 쪽으로 향하면, 후상(7)/후하(6) 구획지, 배 쪽으로 향하면 전상(8), 전하(5) 구획지와 담낭이 보인다.

충분히 tilting 을 하고, 탐촉자를 이동하여서 횡격막에 가려지는 맹점이 없도록 최대한 관찰한다. (아래 초음파 사진에서 동그라미 표시부)

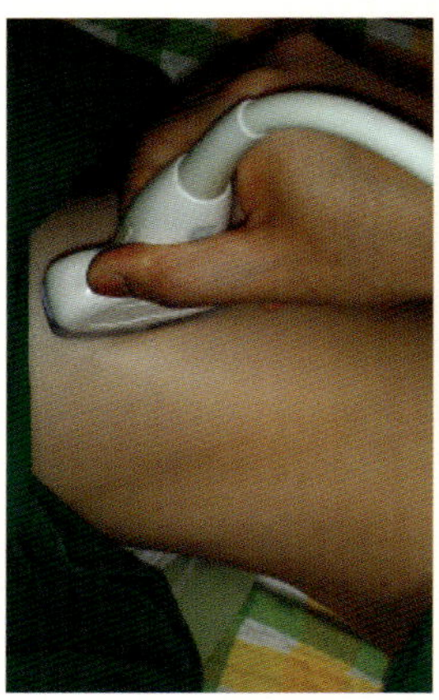
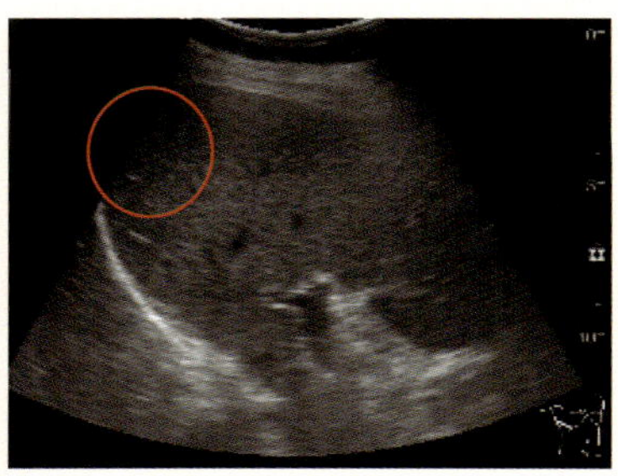

기본 문제

2-7 담낭의 이미지 얻기
** Middle hepatic vein이 landmark!

기본 정석

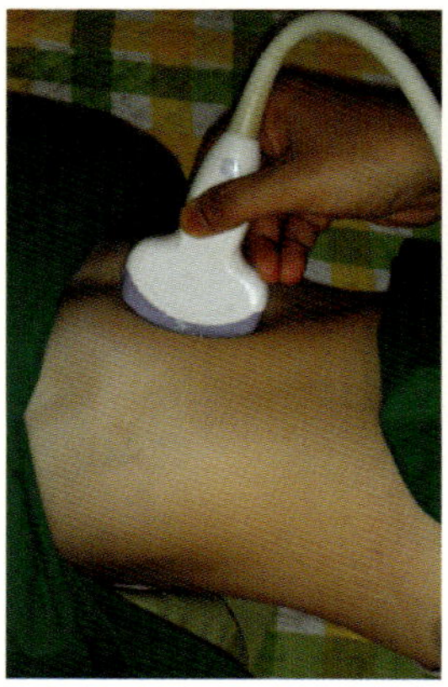 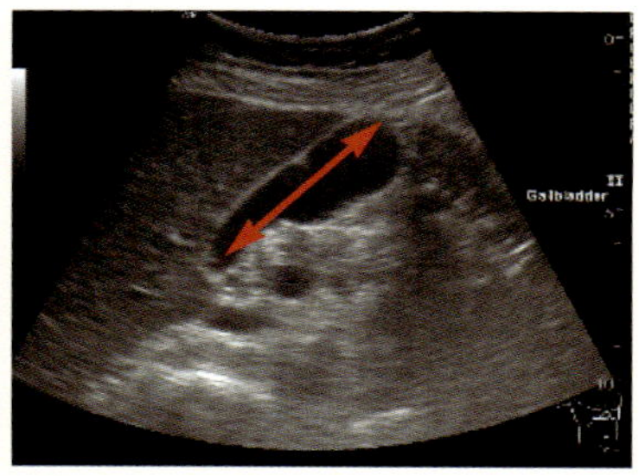

대부분은 대략 Mid. clavicular line 정도에서 검상돌기 사이에 탐촉자를 종(縱)으로 (세로로) 대어 보면 담낭이 길게 나타난다.

이때 환자의 자세는 오른팔을 머리 위로 올리고 있도록 하고, 숨을 최대한 들이마시도록 한다.

담낭의 위치가 다양하므로 탐촉자를 회전시키면서 담낭이 길게 단면이 나오도록 찾아야 한다. 이 상태에서 탐촉자를 기울이거나 sliding하여 담낭 내부의 병변을 찾는다.

초음파의 depth와 focus의 위치를 조정하여 담낭이 전체적으로 나오도록 화면을 설정하여 확대된 영상으로 봐야 작은 용종도 찾기가 수월하다.

그다음 90도로 탐촉자를 회전하여서 담낭의 단면부를 스캔한다.

Advise 1

최소한 6~8시간의 공복 후 시행하여야 하므로 오전 일찍 검사하는 것이 환자에게 편하다. 그리고 커피(카페인), 담배(니코틴)를 금하도록 사전에 교육해야 한다.

Advise 2

위장관, 특히 대장의 가스가 많은 경우엔 왼쪽 옆으로 누운 상태에서 중간겨드랑이 선(mid. axillary line)에서 스캔하면서 앞쪽으로 기울이면 담낭의 길게 늘어진 단면을 더 잘 관찰할 수 있다.

Advise 3

배가 비만해서 두꺼운 사람도 그렇지만, 너무 날씬해서 뱃가죽이 얇은 사람도 담당의 관찰이 쉽지가 않다. 이런 경우엔 Hz를 높이거나 탐촉자를 직선형으로 바꾸면 도움이 된다.

暗記 **담낭의 정상크기**

대략적인 담낭의 종대 판단

담낭이 횡단면에서 구형(求刑)으로 관찰된다면 종대로 판단할 수 있다.

계측하기

담낭은 그 전체 크기와 벽의 두께를 알아야 한다.

두께는 빔이 수직으로 진행하는 부위에서 재어야 정확하다. 초음파는 측면에서는 부정확하게 계측이 된다. 그러므로 담낭의 중심부 장축이 잡히도록 한 화면에서 담낭 벽이 빔과 수직이 된 위치에 서간에 인접한 담낭 벽의 두께를 측정한다.

두께는 반드시 공복상태에서 측정해야 하는데, 식후에 검사하면 4~7mm로 비후 된 3층의 구조를 보인다. 공복시에 4mm 이상이면 비후로 본다. 이때에는 급성, 만성 담낭염, 간염, 복수, 알콜성 간질환, 저단백혈증, 저알부민혈증, 심부전증 등을 생각해 보아야 한다.

담낭의 길이는 접혀있고 다양한 모양을 보이기 때문에 길이보다는 그 단경이 종대 판정에 더 중요하고 믿을만하다(표 2-6).

▶ Gall bladder

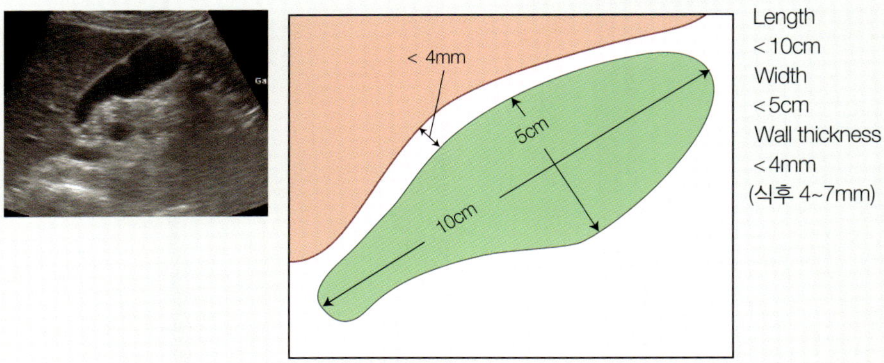

표 2-6

담낭	장경	단경	병
종대	≥10cm	≥5cm	담낭관 폐색, 담관 폐색, 담낭 수종
위축	≤3cm	≤1.5cm	급성 간염, 담낭암, 만성 담낭염

기본 문제

2-8 총담관(CBD)의 이미지 얻기
** Middle hepatic vein이 landmark!

기본 정석

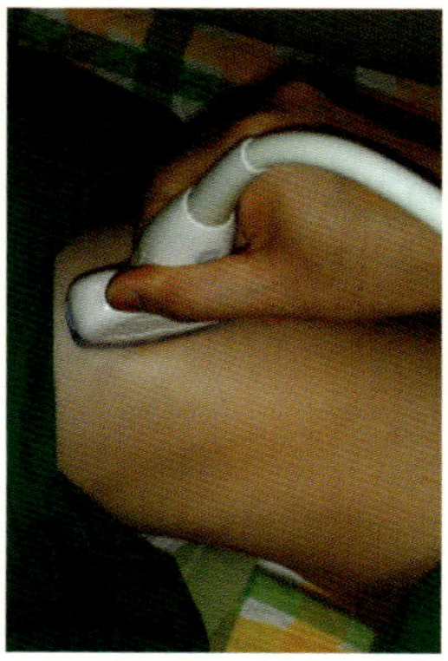
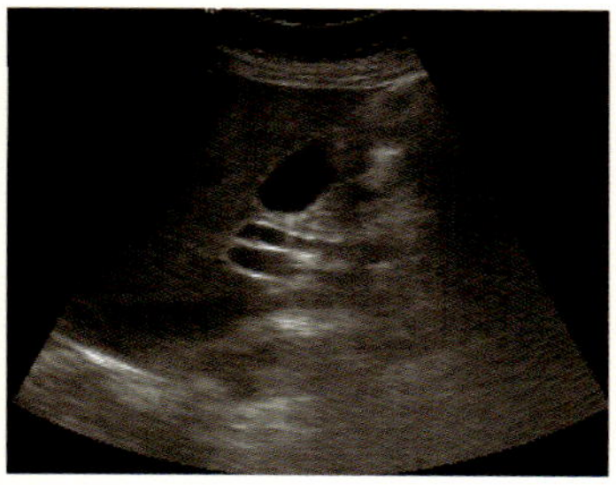
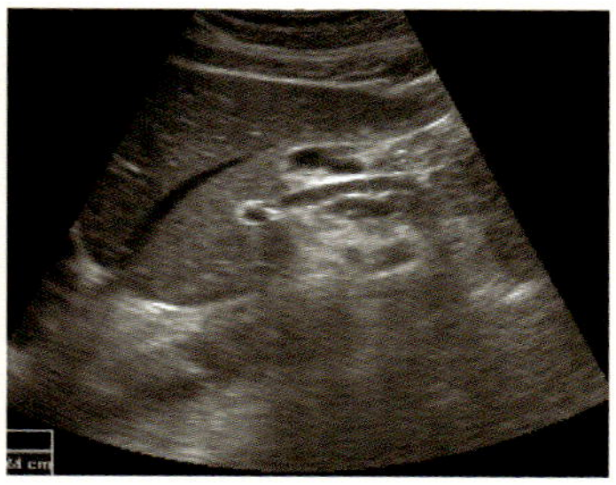

CBD는 초심자가 찾기 어려운 난코스다.

하지만 일련의 요령을 따라 해보면 쉽게 찾을 수 있다.

환자가 좌측 옆으로 누운 자세에서는 위, 췌장 등이 중력에 의해 아래쪽으로 쳐지기 때문에 총담관이 길게 늘어진 상태가 된다. 그러므로 관찰이 앙와위 보다 상대적으로 쉽다.

앞서 담낭을 길게 스캔하였던 탐촉자의 위치에서 시계 반대 방향으로 약간 회전시키면 총담관이 보인다.

또는 중간간정맥(MHV)을 우선 찾아서 그 탐촉자의 위치에서 약간 회전시켜보면 총담관이 발견된다.

暗記 **총담관의 크기**

Seven-eleven rule을 이용하여 암기하면 된다. (7mm 이상은 담관확장, 11mm 이상은 담관의 폐쇄성 병변 가능성 높음)

▶ Bile duct

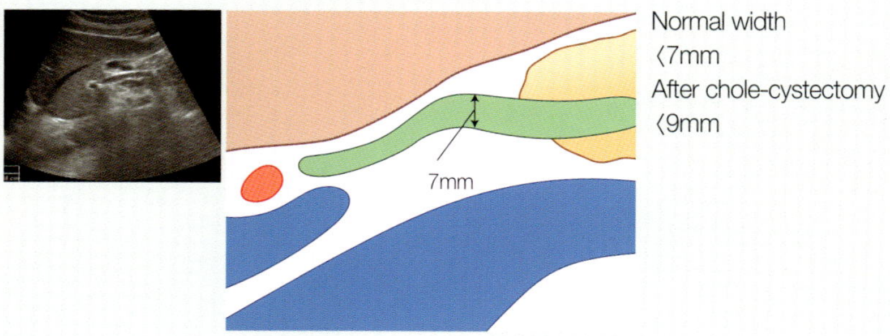

기본 문제

2-9 IVC, PV, Rt liver 등의 이미지 얻기
** PV, 3 Hepatic vein이 landmark!

기본 정석

우선 각 부분의 스캔이 끝났기 때문에 이제는 다시 한 번 더 확인하는 과정이다.

앙와위에서 잘 보이지 않았던 중심문맥 부위와 간정맥 분지가 하대정맥 유입하는 영상과, 간의 전체적인 영상을 탐촉자로 쭉 sliding 하면서 관찰한다.

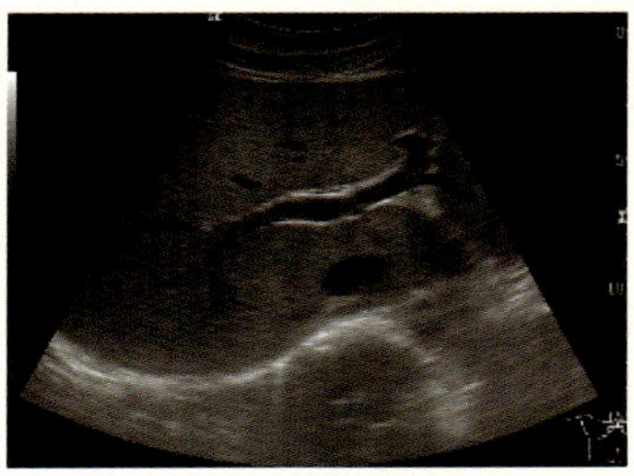

기본 문제

2-10 Rt down decubitus 자세에서 왼쪽 신장과 비장의 2개 view 얻기

기본 정석

환자를 이제 반대로 오른쪽 옆으로 돌아눕도록 한다.

오른쪽의 신장을 관찰했던 것과 마찬가지로 왼쪽 신장을 관찰한다. 신장의 장경을 측정하고 view를 얻는다. 그다음 90도로 탐촉자를 회전시켜서 sliding 하면서 단면을 확인한다.

신장의 머리방향 쪽이나, ICS 위치에서 비장이 관찰된다.

비장은 처음 하는 분들이 찾기 어려운 장기이다.

요령은 환자에게 숨을 뱉어내도록 한 뒤에 숨을 참고 있도록 하고 스캔하면 가끔 도움이 된다.

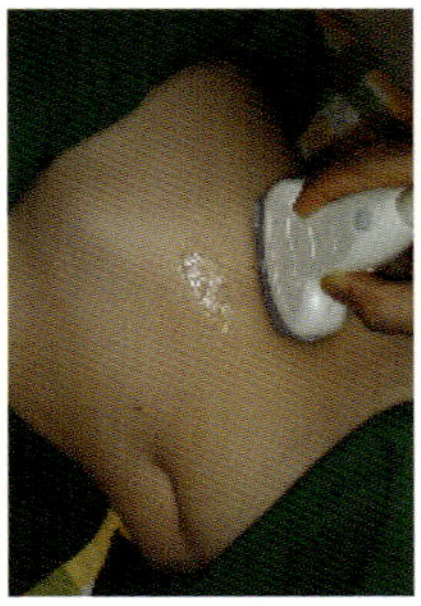
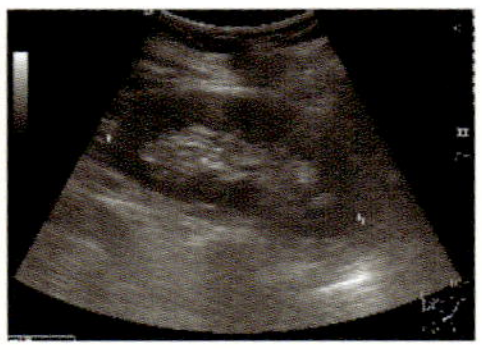
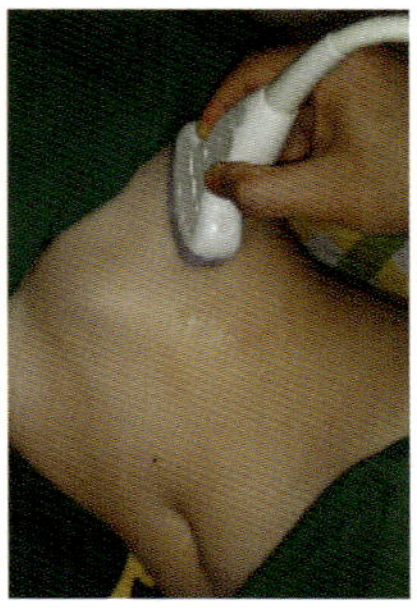
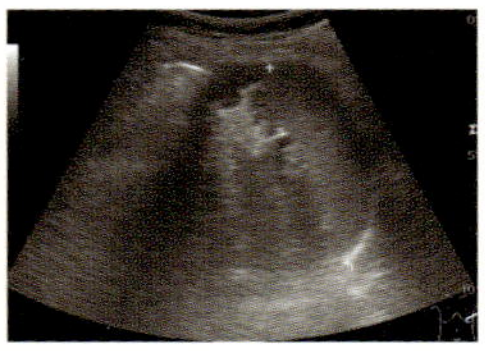

그래도 안된다면 다시 앙와위로 누운 상태에서 mid-post. axillary line의 위치의 ICS에서 스캔하면 대게 찾을 수 있다.

暗記 **비장의 크기**

대략적인 종대의 판단

비문(hilum)이 관찰되는 비장의 스캔에서 비장의 모양이 오목하지 않고 볼록하게 비문이 관찰되면 비장 종대로 판단.

비장이 접해있는 신장보다 월등히 크거나 한 화면에 잡히지 않을 때에 비장 종대로 판단

▶ Spleen

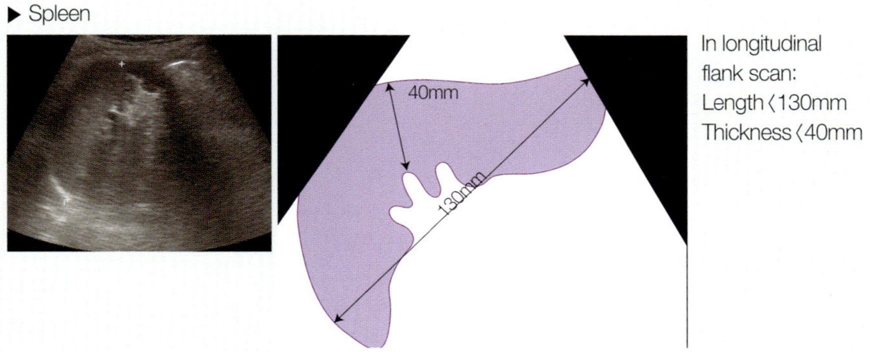

계측하기

비장의 크기에 대해서는 일본의 서적에서는 다양하게 접근한다.

실제로 비장을 온전한 크기로 본다는 것은 어렵고, 여러 스캔 창을 통해서 전체적인 관찰이 이루어 지므로 비문(hilum)이 관찰되는 가장 긴 장축을 측정하여 13cm 이상이면 비장 종대로 판단하는 것이 합리적이라 생각한다.

비장 종대가 있다면 미만성 간 질환, 문맥압 항진증, 혈액질환, 감염증, 대사성 질환을 고려한다.

기본 문제

2-11 다시 supine 자세에서 췌장을 관찰하기, 대략 4개 view 얻기
** SMA 가 핵심 landmark, 그리고 횡 스캔에선 SV, 종 스캔에선 SMV가 주된 landmark

기본 정석

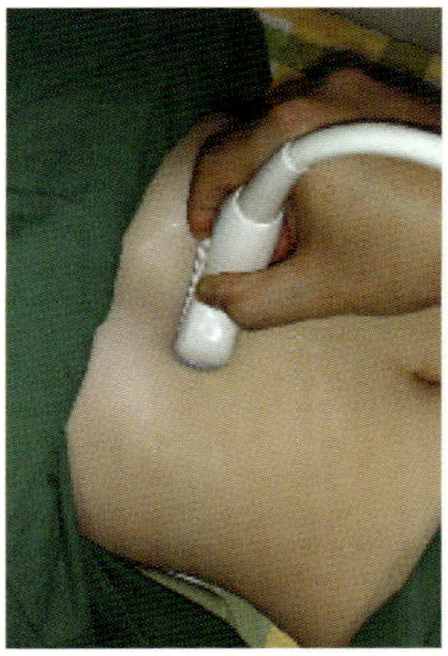
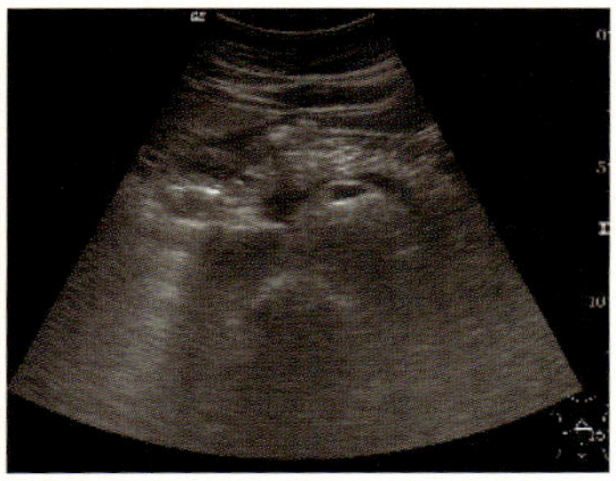

다시 환자에게 천장을 보고 눕도록 한다. 이후 다시 명치각에서 횡 스캔을 해서 췌장을 관찰한다. 탐촉자를 xiphoid process 바로 아래에서 시작하여 아래로 쓸어내리는 느낌으로 미끄러지면서 SMA(sup. mesenteric artery), SV(splenic vein)를 찾는다.

최소 4방향의 스캔을 이용하여 췌장을 관찰한다.

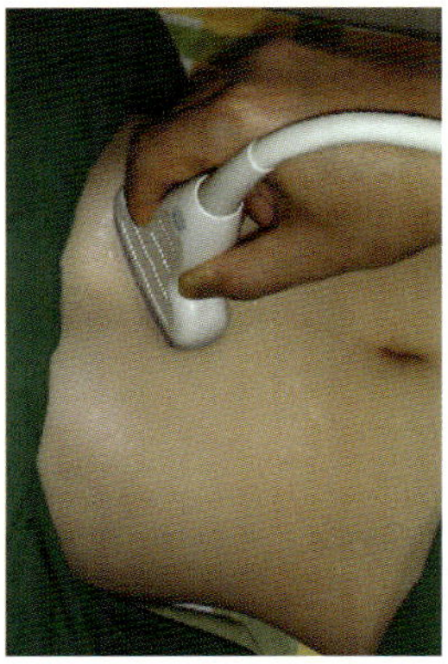

췌장은 그 꼬리 부분이 비장을 향하기 때문에 두부, 미부를 관찰하기 위해서는 횡 스캔에서 약간 시계 반대 방향으로 탐촉자를 돌리면 된다 (oblique scan).

Advise 1

잘 보이지 않는다면 배를 불룩하게 내밀도록 하여 간이 아래로 밀려 내려오도록 하여서 간을 음향 창으로 써서 관찰한다. 그래도 안되면 환자를 앉히고 양팔로 뒤쪽을 지탱하게 한 상태에서 심호흡을 시키면서 관찰한다. 그래도 안된다면 탈기수(끓인 물)을 200~500cc 먹이고 나서 관찰한다.

暗記 췌장의 정상크기

표 2-7 췌장의 정상크기

	두부	체부	미부	질환
정상	≤ 2.5cm	≤ 2cm	≤ 1.5cm	
종대		≥ 3cm		지방변성, 췌장염, 췌장암
위축		≤ 1cm		만성 췌장염

▶ Pancreas

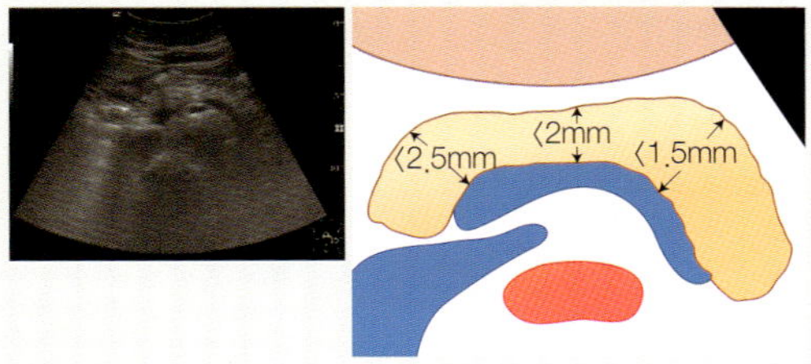

Head〈2.5mm
Body〈2mm
Tail〈1.5mm

▶ Pancreatic duct

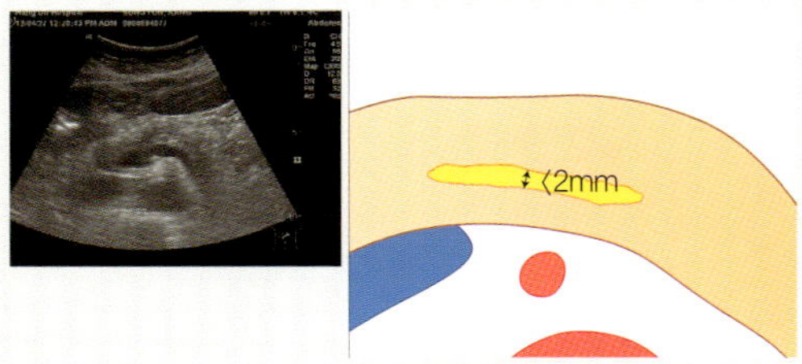

Pancreatic duct
〈2mm

췌관은 2mm 이내가 정상이다.

Advise 2

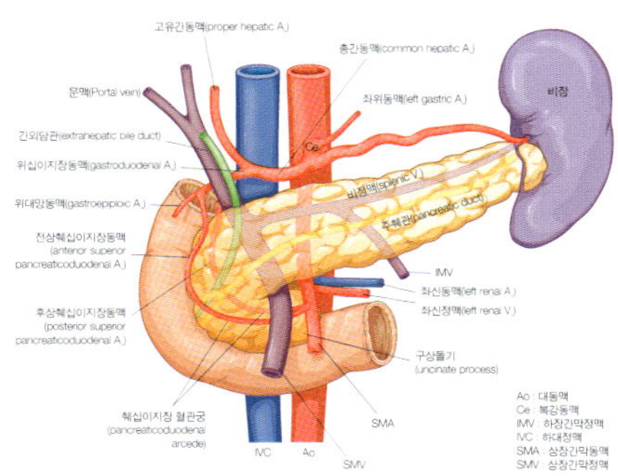

췌장을 찾을 때는 요령이 필요하다.

우선 췌장주변의 혈관 구조에 대해 익숙해지도록 해야 한다.

환자가 바로 누운 상태에서 횡 스캔을 하면 화면의 가운데 아래쪽으로 척추가 보이고, 그 오른쪽 위로 대동맥이 보인다. 대동맥 위쪽에 밝은 흰색의 테두리를 가진 혈관이 나타난다.

이것이 가장 핵심적인 landmark인 sup. mesenteric artery(이하 SMA)이다. 이 혈관의 고에코 테두리는 mesenteric fat에 의한 것이다.

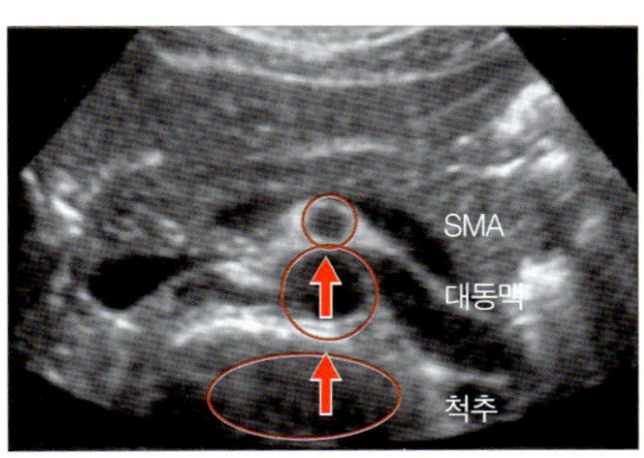

옆의 그림에서 보듯, 췌장을 찾아내는 데는 Splenic vein(이하 SV)이 가장 확실하지만, SV는 췌장보다 작고, 횡으로 주행하므로 초음파의 횡 스캔에서는 췌장 단면을 아래로 지나는 SMA, SMV가 더 찾기 쉽다. 그 중에서도 SMA가 mesenteric fat 때문에 좀 더 확연히 나타난다.

> **定石** 전형적인 췌장의 영상을 찾기 어려운 경우에 우선, 대동맥을 찾고, 그다음 그 위에 나타나는 고에코의 테두리를 가진 SMA를 찾는다.

Splenic vein, SMV은 중요한 표지자다.

SV는 body, tail 뒤에 위치한다. 역으로 SV를 찾았다면 췌장의 body, tail을 확인할 수 있다.

SMV는 neck, head, uncinate에 둘러싸여 있다. 횡 스캔에서는 위쪽에 neck, 외측으로 head, 아래쪽에서 uncinate process를 찾을 수 있다. 종 스캔에서는 마치 SV의 횡 스캔 처럼 보이는데 SMV 의 위쪽에서 neck, 아래에서 uncinate process를 찾을 수 있다.

Main portal vein도 종스캔에서는 췌장의 머리쪽의 머리방향에 위치하고 있으므로, IVC 앞에 나타나는 MPV은 췌장 두부의 지표가 된다. 이 scan에서 체장 두부의 길이는 4cm까지 이른다.

이를 정리하면 다음 표 2-8과 같다.

Advise 3

위의 후벽을 췌장의 pancreatic duct와 혼동할 수 있다. 이때는 위는 전후 벽이 대칭을 이루드로 감별할 수 있다. Uncinate process는 발생학적으로 따로 유래해서 융합된 부분이라서 다른 에코를 보일 수 있어서 저음영으로 나타나면 마치 종괴처럼 보이기도 한다.

표 2-8 Sonographic vascular markers for the pancreas

Splenic vein (요추의 좌측경계가 몸통과 꼬리의 구분 기준)	Body & tail
SMV, confluence	Head, neck, uncinate
Splenic artery	Cranial margin body & tail
Main portal vein	Cranial margin head

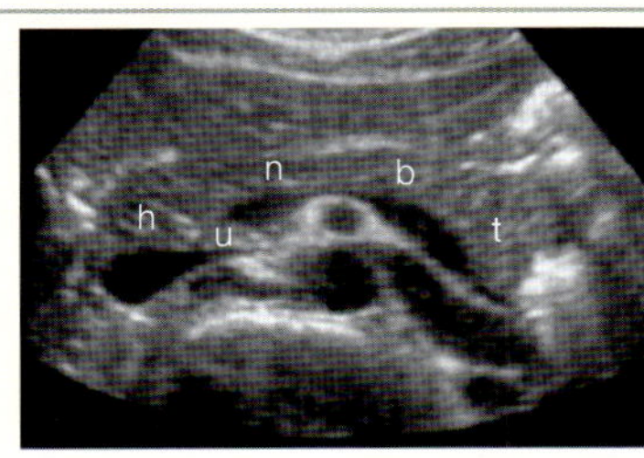

Advise 4 췌장염의 초음파

췌장염에서 크기가 국소적 또는 전체적으로 커지고, 췌장 변연이 불분명하면서 에코도가 떨어진다고 하지만, 췌장염은 30%에서 정상 초음파 소견을 보인다. 그리고 중증이 되면 paralytic ileus로 장관의 공기가 많아서 관찰이 어려워진다. 그러므로 급성췌장염에서의 초음파는 경증의 환자를 대상으로 하거나, 담석증의 병발 여부, 그리고 가성낭종, 액체 저류 등의 합병증의 확인을 목표로 삼는다.

이에 비해 만성 췌장염은 석회화, 췌관의 확장, 변연부의 울퉁불퉁한 등의 소견, 과거력을 토대로 진단이 가능하다.

췌장낭성 병변의 감별진단.

표 2-9 췌장낭성 병변의 감별진단(I)

췌장의 낭성 병변 분류	병변	감별
No epithelial lining -	가성낭종(pseudocyst)	피막이 2~3mm로 두껍다 대부분 단발, 단방성 석회화는 드물다. 췌장염의 증상, 병력 있음

췌장의 낭성병변 분류	병변	감별
Epithelial lining +, true cyst	낭성 종양들(다음 표에서 정리)	여러 개의 방으로 나뉜 낭성 종양 내부에 격벽이나 고형성분이 있다. 석회화가 나타남 증상은 드물다.

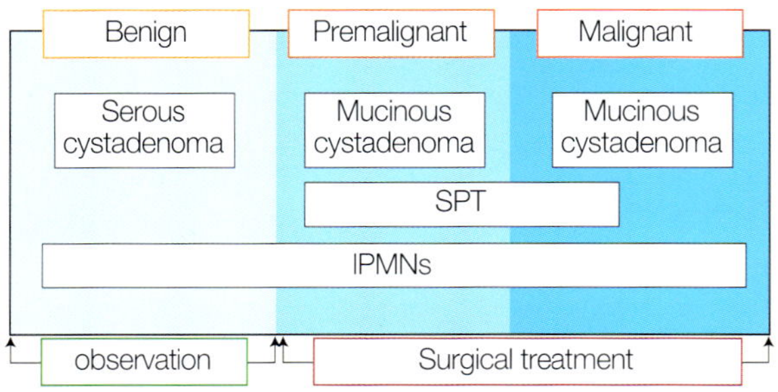

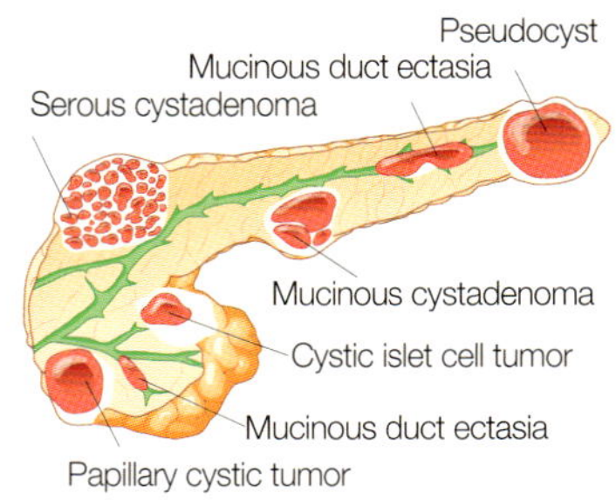

표 2-10 췌장낭성 병변의 감별진단(II)

	장액성 낭성 종양 (Serous cystadenomas)**	점액성 낭성 종양 (Mucinous cystic neoplasm)	췌관내유두양점액성 종양 (Intraductal papillary mucinous neoplasm)	고형 유두상 종양 (solid pseduopapillary tumor)
성비	F(75%)〉M(25%)	Female almost exclusively	M(60%) ≥F(40%)	Female dominant
나이	60대	50~70대	70대	평균 25세
임상증상	증상없음	증상없음	복통	증상 없거나 복부 불편감 호소
위치	전반적으로	Tail, body	head/uncinate	
모양, 영상 검사상 특징	Microcystic/honeycomb appearance typical. Oligocystic apperance less common Central calcification External lobulation	Uni or multiocular macrocyst. Septations &wall calcifications Solid component, if present may suggest maignancy Smoooth margin	Dilated main pancreatic duct or pancreatic duct branches solid component, if present may suggest malignancy External lobularion	Mixed features of solid mass with fluid and hemorrhage
낭포액 성상	Thin, clear, nonmucinous, bloody	Viscous, clear with mucin	Viscus, clear with mucin	Necrotic debris
악성 가능성	없음	있음	있음	있음(15%)
치료	Observation	Resection is generallly recommended in appropriate candidates	Resection for main duct IPMN and resection or surveillance for branche duct IPMN depending upon the clinical situation	Resection

** 췌관선암(pancreatic duct adenocarcinoma)이 가장 일반적인 악성종양이고, 췌장종양의 85~90%를 차지한다. 즉 60~80대 남자의 췌장암은 대게 췌관선암이다. 두 번째로 흔한 췌장종양은 대부분 양성이고 우연히 검사에서 발견되는 장액성낭성종양으로 췌장 낭성 종양의 20~40%를 차지한다. 즉, 우연히 검진목적으로 초음파 하다가 낭성 병변이 나타나면 대게 양성일 수 있다. 반면, 고형성의 종괴는 암일 가능성이 높다.

건강검진의 간암 검진 결과 기록지

1. 개정 암검진 결과 기록지

간암 검진 결과 기록지

□일반건강검진 □생애전환기 건강검진

성 명		주민등록번호		연락처	
자격구분	□ 건강보험가입자 □ 의료급여수급권자			동보처	국가망 보건소 ( )
주 소					

구분	검사항목 (검사일/검사장소)		검사결과
간암	간장질환검사 (의료급여수급권자) 년 월 일 □내원 □출장	ALT (SGPT)	U/L
		B형 간염바이러스 표면항원 (HBsAg)	□일반 1. 음성(Non-reactive) 2. 양성(Reactive) □정밀 1. 음성(Non-reactive) 2. 양성(Reactive)
		C형 간염바이러스 항체 (Anti-HCV Ab)	□일반 1. 음성(Non-reactive) 2. 양성(Reactive) □정밀 : 검사결과 ( ) 검사기관 기준치 ( )이하 1. 음성(Non-reactive) 2. 양성(Reactive)
	간초음파검사 년 월 일 □내원 □출장	관찰소견 *최대 3개까지 기입	1. 정상 2. 거친 에코상 3. 간경변 4. 이형결절 5. 양성질환 □혈관종 □간 낭종 □지방간 6. 간암의심 ① 간암형 □단발성 결절형 □다발성 결절형 □대종괴형 □미만형 ② 병변위치 ※ 간암형에 따라 괄호에 최대 3개까지 기입 □ I □ II □ III □ IV □ V □ VI □ VII □ VIII ③ 병변크기 □ <2cm □2cm~5cm미만 □ ≥5cm 7. 기타 □담관확장 □간내 석회화 □복수 □비장종대 □직접 기술 (______)
	혈청알파태아단백검사 년 월 일 □내원 □출장		□정성법 1. 음성 2. 양성 □정량법 1. 검사결과 : ( ) 2. 검사단위 : □ng/ml □IU/ml 3. 검사기관 기준치 : ( ) 이하

판정 및 권고	판정구분 *검사결과에따라 판정구분이 다수일 경우가장 흔한 판정구분을 기입		권고사항 *판정구분에 따른 판정기준 기입 이외에 별도로 300자 이내로 기입		
	1. 이상없음 2. 이상있음 3. 간암고위험 간장질환 4. 기타 ( ) 또는 1. 이상없음 2. 양성질환 3. 간암 의심 4. 기타 ( ) □기존 간암환자				
	결과통보일	년 월 일	판정의사	면허번호	
	판정일	년 월 일		의사명	(서명)

그림 2-15 _ 간암 검진 결과 기록지

그림 2-15에서 보듯이 검진 초음파에서 기본적으로 요구하는 병변의 판독은 단순화되어 있다. 그것도 간암 검진이기 때문에 주로 간에 집중되어있다.

양성 병변 중에서 가장 흔한 것들인 지방간, 간낭종, 혈관종, 세 가지 정도만 표시된다.

담도의 기록란에는 담관확장만이, 그리고 간내 석회화, 비장의 종대 소견만이 언급되고 있다.

그리고 간의 미만성 변화에 대해서 거친 에코상으로 만성간질환을 묶어 놓았는데

이러한 검진 보고서 양식을 보면, 기본적인 초음파의 screening에 대해서 자신감이 생기지 않을까?

간암 건진 초음파의 소견을 기술하기 위해서는, 특히 간암이 발견된 경우에는 그 위치를 기술하여야 한다(그림 2-16). 그러므로 간 구획에 대해서는 앞에서 설명한 2층 아파트 모형을 이용하여 분명하게 익히고 있도록 하자.

(1) 간초음파 검사로 관찰되는 영상 소견은 '관찰소견' 에 기술한다.

(2) 소견은 다음의 해당하는 내용을 선택하며, 최대 3개까지 복수 선택할 수 있다.

1. 정상 2. 거친 에코상 3. 간경변 4. 이형결절 5. 양성지로한 6. 간암의심 7. 기타

(3) 다음의 해당하는 소견이 있을 경우 '5. 양성질환' 을 선택하고 해당 소견에 체크한다.

□혈관종 □간 낭종 □지방간

(4) 간암의 가능성이 있을 경우 '6. 간암의심' 을 선택하고 의심되는 소견을 모양, 위치, 크기를 기술해야 한다.

(5) 간암으로 의심되는 병변의 모양을 기술하는 '① 간암형' 은 다음과 같이 구분한다.

□단발성 결절형 : 동그랗게 생겨서 커지는 경우 □다발성 결절형 : 결절이 동시에 간 여기저기에 생기는 경우 □재종괴형 : 간의 절반 이상을 차지할 정도로 거대한 경우 □미만형 : 정상 간 조직과 간암 조직이 구분하기 어렵게 광범위하게 침윤해 들어간 형태

(6) 간암으로 의심되는 병변의 위치를 기술하는 '② 병변위치' 는 다음과 같이 구분하며, 간암으로 의심되는 소견(간암형)이 복수일 경우에는 최대 3개까지 선택할 수 있으며 해당하는 간암형을 '괄호' 에 기입한다.

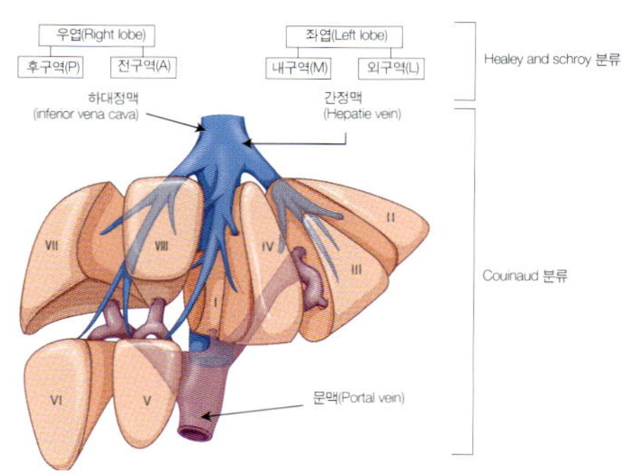

□ I (　) □ II (　) □ III (　) □ IV (　) □ V (　) □ VI (　) □ VII (　) □ VIII (　)

(7) 간암으로 의심되는 병변의 크기를 기술하는 '③ 병변크기' 는 다음과 같이 구분한다.

□<2cm □2cm~5cm 미만 □≥5cm

(8) 다음의 소견이 있을 경우에는 '7. 기타' 를 선택하고 해당하는 소견을 체크하는데, 관찰소견과 관련해서 해당하는 내용이 없을 경우에는 '□ 직접 기술(　)' 을 선택하고 해당하는 내용을 직접 기술한다.

□담관 확장 □간내 석회화 □복수 □비장종대 □직접 기술(　　)

그림 2-16 _ 간초음파 검사

Advise 1 복부 초음파의 에코(echogencity)

초음파에 의해 영상을 만드는 에코는 각각의 조직의 반응(tissue interaction)에 따라 특정하게 나타난다.
물은 음파를 흡수하여 검게 보이나, 가스는 초음파를 대부분을 반사하여 흰색으로 표시된다. 그리고 우리 몸 안의 조직들은 물과 가스가 보이는 에코에 대해 상대적으로 검고(저에코), 희게(고에코)로 표시가 된다.
또한, 우리 몸 안에는 다양한 조직, 장기들이 인접하고 있고, 그 때문에 그 장기들이 만나는 변연부(border), 그리고 장기 내에서도 혈관, 실질조직 등의 조직의 구성으로 내부에서도 일종의 변연부(-> internal structure)가 있다. 이런 조직이 다른 연속하는 지점에서 초음파가 Transmission (전파, 전달) 되는 과정에서 Attenuation (감쇠)-Scatter(산란), Reflection(반사), Absorption(흡수), Refraction(굴절) 등의 다양한 반응이 나타나게 되어 구별되는 에코를 보이게 된다.
이러한 기초적인 배경을 토대로 초음파의 화면에 나타나는 영상 구성은 표 2-11에 정리된 5가지이다. 이 표에 있는 용어들은 결국 초음파 관찰과 기술에 쓰이게 되므로 알고 있어야 한다.
이를 토대로 간 초음파의 소견들을 정리해보자.

표 2-11 초음파 화면에 나타나는 영상 구성 5가지

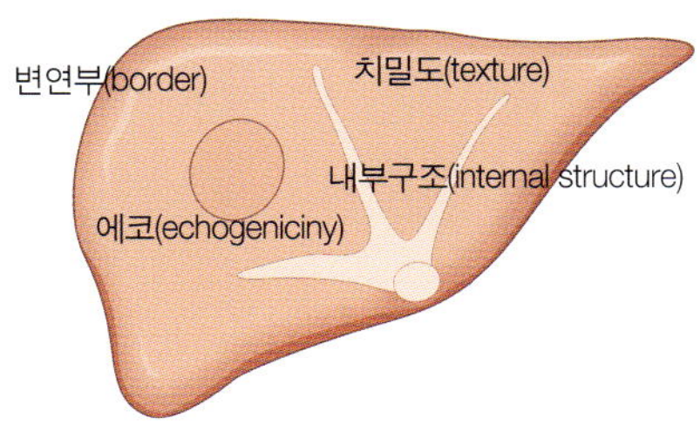

1. 에코(Echogenicity)	• 에코의 분류 - 고에코(Hyperechoic) : 가스, 금속, 뼈(석회, calcification) - 등에코(Isoechoic) - 저에코(Hypoechoic) - 무에코(Anechoic) : 물
2. 질감(Texture)	• 초음파 영상은 결국 점상으로 표시가 된다. • 질감의 분류 - Fine(세밀한) - Coarse(거친)
3. 내부구조(Internal structure)	• 장기의 해부학적 구조 (장기 내부의 다른 특성을 가진 조직 또는 빈(액체가 찬) 공간)
4. 변연(Border)	• 장기의 표면, 장기의 전체적이 모양(shape), 크기 (size)
5. 움직임(Motion)	• 우리의 장기는 살아있고 피가 흐른다. 도플러를 이용하면 기능적인 측면을 분석하는데 도움이 되나 이 책에선 더 이상 언급하지 않는다.

Advise 2 간의 실질의 소견 : 에코 질감(Echo texture) → 좁쌀 VS 대리석(그림 2-17)

간 조직의 기본 구조는 소엽(lobule : 해부학적 단위)와 소포(acinus : 기능적 단위)로 구성되는데 이 간 소엽은 육각형 모양의 1~2mm 크기로 중앙에 중심 정맥(central vein), 주변에 문맥강이 있는 구조이다. 관심을 가질 것은 1~2mm의 크기. 이런 해부학적인 구조 때문에 실제로 수술방에서 간 조직을 잘라보면 간의 내부의 조직은 마치 좁쌀이 엉겨있는 것처럼 보인다(그림 2-18).

실제 초음파상에서도, 이렇게 균일한 실질 소견을 보인다. 마치 모래 같다고 표현하기도 하지만, 제가 봐선 1~2mm 크기의 좁쌀처럼 보인다. 이러한 좁쌀같은 고른 에코질감을 fine(homogeneous)하다고 표현 한다.

간경화가 있으면, 염증 반응으로 즉 쉽게 말해서 이런 정상 기본 단위의 파괴(괴사, necrosis)와 흉터가 김으로 마치 대리석처럼 뭉쳐진 소견이 나타난다. 이러한 소견을 coarse(heterogeneous) echotexture라고 한다.

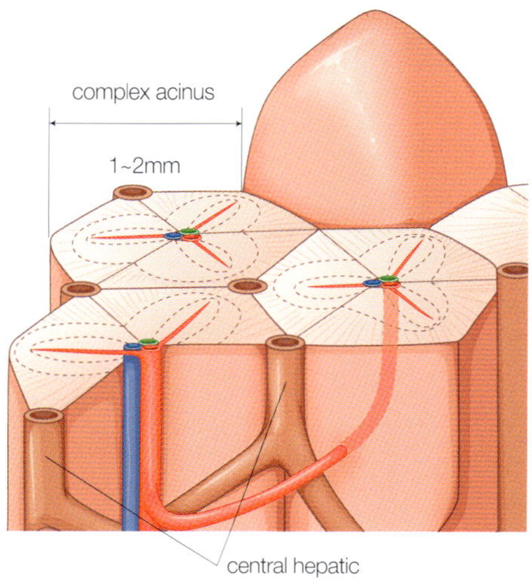

그림 2-17 _ 간의 미세구조

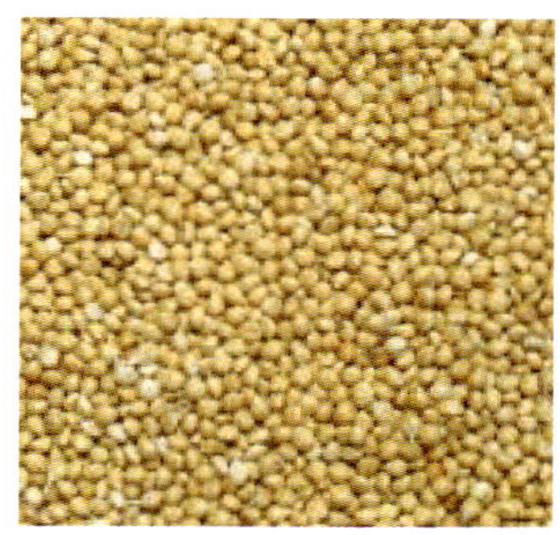

그림 2-18 _ 좁쌀

Advise 3 간의 병변의 echogenicity

초음파의 에코(Echogenicity)의 결정요건은 다음의 세 가지이다.

- 조직의 특성
- 초음파와 조직의 각도
- 돌아온 신호의 강도

이 중에서 조직의 특성이 가장 중요하다.

초음파의 에코(Echogenicity)의 분류는

- 고에코(Hyperechoic)
- 등에코(Isoechoic)
- 저에코(Hypoechoic)
- 무에코(Anechoic)

의 4가지로 나눌 수 있지만, 조직은 염증반응 때문에 변성이 가능하고 석회 등이 침착될 수 있기 때문에 간에서의 에코는 여기 기본적인 4가지에

– 불균질에코

– 강에코

2가지를 추가하면 정리하는 데 도움이 된다(표 2–12).

표 2-12

초음파의 에코 (Echogenicity)	설명
강에코	석회(calcification), 공기에서 나타난다.
고에코	지방, 섬유화 조직 또는 주변조직에 비해 치밀한 조직에서 나타난다.
등에코	말 그대로 주변의 기준 에코와 같은 에코를 말한다.
저에코	물이 스며든 상태, 주변보다 괴사 등의 변성에 따른 조직의 치밀도가 상대적으로 떨어져서 조직액 등이 스며드는 상태에서 나타난다.
무에코	낭종처럼 물이 찬 상태이다.
불균질 에코	이상의 에코가 섞여 있는 상태

간에서 나타나는 병변의 영상 정리(표 2-13)

간의 병변은 크게 종괴(focal lesion)와 간실질 병변(diffuse lesion)으로 나눈다.

앞서 에코(Echogenicity)는 상대적으로 표시된다고 하였는데, 간에서는 이 에코의 상대적 기준을 간의 실질 가운데 나타나는 문맥으로 잡을 수 있다. 간문맥은 특징적인 Glisson' s capsule 등이 있는 이유로 하얗게 문맥 혈관의 벽이 고에코를 나타난다. 이런 문맥의 특징적인 에코를 기준으로 간 실질의 에코질감 echotexture을 구분해 나눌 수 있다. 즉, 간실질의 질환인 간의 미만성 질환은 echo texture로 감별할 수 있다. 물론 간의 전체적인 크기, 모양도 중요한 고려 사항이다.

간의 국소성 병변, 즉 종괴는 그 병변 자체가 갖는 echogenicity 그리고 border 등을 참고하여 감별하게 된다. 물론 종괴 자체의 크기, 모양도 중요하다(표 2-13).

표 2-13

<table>
<tr><th>영상</th><th colspan="3">패턴</th><th>해설</th></tr>
<tr><td rowspan="3">Texture</td><td rowspan="3">간 자체의 sonographic pattern</td><td>1. 정상 패턴 (normal)</td><td>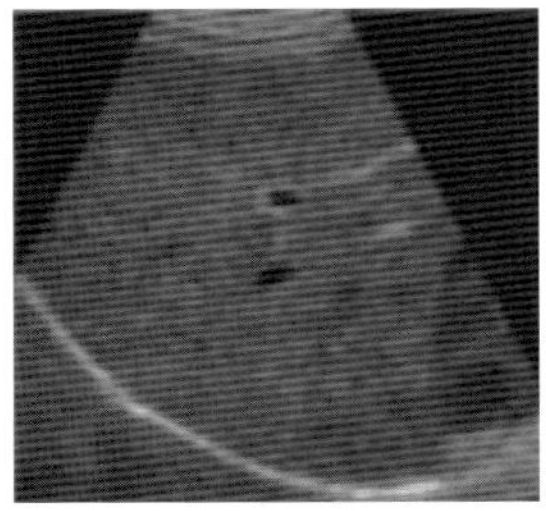</td><td>정상 패턴은 중심문맥만이 분명하게 나타나고 간실질과 구분이 된다.</td></tr>
<tr><td>2. 소엽중심성 패턴 (centrilobular pattern)</td><td>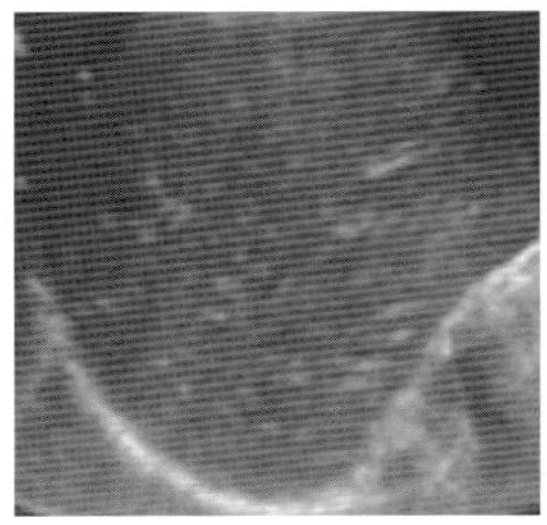</td><td>조직에 염증이 생기면 혈류가 증가하고, 부종이 생기는데 쉽게 말해서 물이 차기 때문에 저음영이 된다. 이 때문에 소엽중심성 패턴에서는 전체적인 간의 저음영 소견탓에 상대적으로 문맥이 두드러지게 되고 이것은 마치 밤하늘의 별이 빛나는 것 같아 보인다(starry night pattern).</td></tr>
<tr><td>3. 지방- 섬유성 패턴 (fatty-fibrotic pattern)</td><td>만성간염과 간경변은 서로 연속된 질환이라서 초음파 소견의 구분이 모호하다. 또한, 만성간염, 간경변에서 보이는 간실질의 고에코는 지방간에서 보이는 고에코 소견과 구별이 되지 안는 예도 있어, 이를 지방 섬유 형태(fatty-fibrotic pattern)로 묶어서 표현한다.
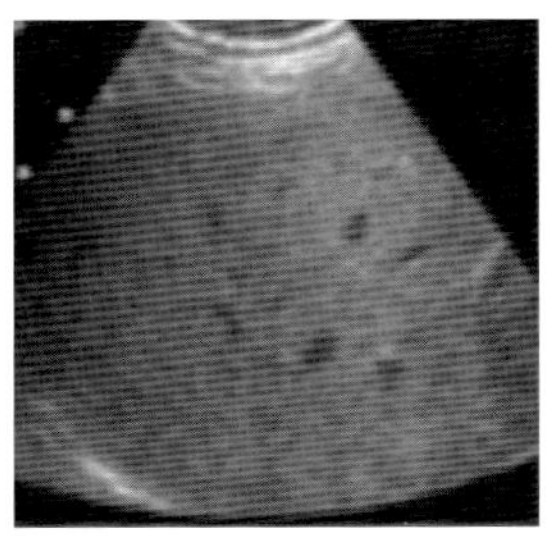</td><td>간에 정상 간 조직이 아닌 지방이 차거나, 염증의 결과물인 섬유조직이 들어서게 되면 간 실질 자체가 고음영이 되는데 이 때문에 문맥의 하얀 벽 자체가 구별이 잘 안된다.</td></tr>
<tr><td rowspan="8">Echogenicity</td><td rowspan="8">간에 나타나는 종괴의 echogenicity</td><td rowspan="6">internal echo</td><td>고에코</td><td rowspan="6">표 2-16 참고</td></tr>
<tr><td>저에코</td></tr>
<tr><td>등에코</td></tr>
<tr><td>무에코</td></tr>
<tr><td>불균질에코</td></tr>
<tr><td>강에코</td></tr>
<tr><td rowspan="2">border</td><td>저에코</td><td rowspan="2">표 2-16 참고</td></tr>
<tr><td>고에코</td></tr>
</table>

Echo texture 중에서 정상 이외의 2개를 다시 정리해 보면 표 2-14와 같다.

표 2-14

<table>
<tr><th>패턴</th><th colspan="2">구별</th><th>병명</th></tr>
<tr><td>소엽중심성 패턴
(centrilobular pattern)</td><td>간실질이 어둡고 PV의 벽이 밝게 나타나고 많이 관찰됨</td><td></td><td>Acute hepatitis
Fulminant hepatic failure
Acute RT heart failure
Leukemia/lymphoma
Toxic shock
normal(2%)</td></tr>
<tr><td rowspan="2">지방- 섬유성 패턴
(fatty-fibrotic pattern)</td><td rowspan="2">간실질의 에코 (echogenicity) 증가 PV의 벽이 불분명해짐</td><td>fine(homogeneous) texture(균질하게 하얗게 나타남)
- 간종대, 후방 음영감쇠로 횡격막 쪽이 관찰 안 됨</td><td>Fatty infiltration
Acute alcoholic hepatitis</td></tr>
<tr><td>coarse(moth eaten) texture(대리석처럼 보임)
- 후방 감쇠가 없이 횡격막까지 잘 관찰됨, 간이 위축되고 대신 미상엽이 커짐</td><td>Chronic hepatitis
Cirrhosis</td></tr>
</table>

Advise 4 간염의 진단은 초음파로?

실제로 초음파의 크기나 echo texture 를 가지고 간염을 진단해 보면, LFT, 임상 양상과 차이가 있는 경우가 많다. 대부분의 급성간염, 만성간염에서의 가장 흔한 초음파 소견은 정상 소견이다. 급성간염의 진단은 임상 소견과 혈액 검사 소견으로 하는 것이지, 초음파 검사로 하는 것이 아님을 명심해야 한다. 급성 간염 의심 환자에서 초음파의 역할은 담도폐색이 있는지를 확인하는 의미가 가장 크다. 그러므로 너무 초음파의 미세, 미묘한 소견에 매달리는 우를 범하지 말도록 하자.

定石 급성간염의 진단은 임상소견과 혈액 검사 소견으로 하는 것이지, 초음파 검사로 하는 것이 아니다.

참고 지방간의 등급 분류(표 2-15)

표 2-15 지방간의 등급 분류

Severity	US findings
Mild	minimal diffuse increase in hepatic echogenicity normal visualization of diaphragm and intrahepatic vessel borders
Moderate	moderate diffuse increase in hepatic echogenicity slightly impaired visualization of intrahepatic vessels and diaphragm
Severe	Marked increase in echogenicity Poor penetration of the posterior segement of the right lobe poor or nonvisualization of diaphragm and intrahepatic vessels

定石 지방간, 만성간염(간경화)의 구분은 횡격막이 보이는지 아닌지로 하자.

간의 국소병변의 에코(echogenicity) 정리

표 2-16은 초음파로 간에서 볼 수 있는 병변들을 에코 소견에 따라 정리해 본 표이다.

이 표를 보면 "이건 뭐야"라는 생각이 들게 된다. 가장 중요한 간세포암, 전이암의 경우엔 모든 종류의 에코 소견이 나타날 수 있다. 이래선 초음파로 뭔가를 감별한다는 것은 불가능해 보인다. 또한, 다른 대부분의 종괴도 다양한 에코를 보일 수 있다.

우리가 학생 때 야마로 외우던 초음파에서 보이는 특직정인 양상으로 국소결절성과형성이 가장 유명하다. 다들 방사선과를 공부할 때 족보로 나왔던 수레바퀴 모양의 중심부 고음영 소견을 기억할 것이다. 하지만 이 소견 또한 특이적이지만, 진단적이지 못하다. 실제로 간세포암, 혈관종의 경우에도 종괴 내부의 섬유화 탓에 국소결절성 과형성과 비슷한 모양을 가질 수 있기 때문이다.

그러므로 단순한 에코만 가지고 병변을 완벽하게 구별할 수는 없고 특징적인 소견, 임상양상, 모양을 가지고 구별하게 되는데 그래서 그런지 간 초음파엔 sign이 많이 등장한다(표 2-17).

표 2-16 국소병변의 에코 정리

				+혈관종	낭종	국소 지방간	재생 결절	*전이암	*간세포암	담관 세포암	혈종	*농양	국소 결절성 과형성	기타
국소	단일병변	종괴내부에코	고에코											원 인대
			저에코	비전형		지방 회피	대게 <2cm		<1.5 cm					선종
			등에코											
			무에코		$									비기생충성 간낭종, 동심성 담도확장
			불균질											
			강에코	석회화				석회화						단순석회, 담도내 공기, 원인대
		변연부	저에코					3~5 mm 이상	얇다					
			고에코	특징적										
	다발													

+혈관종-다각형, 중심 다소 저에코, 카멜레온 sign
$ 낭종의 3조건-1. 무에코성(anechogenicity), 2. 경계가 명확한 피막(well-defined capsule), 3. 후방음영증가(posterior enhancement)

표 2-17

Sign	병변	설명
Bull' s eye sign, Target sign	전이암	전이암의 두꺼운 저에코 테두리에 의해 마치 황소 눈, 타겟 모양처럼 보이는 소견
Cluster sign	전이암	여러 개의 종괴가 뭉쳐져 한 덩어리로 보이는 소견
Chameleon sign	혈관종	환자의 자세 변화에 따라서 카멜레온처럼 병변의 에코가 달라지는 소견
Disappearing sign Wax and wane sign		자세 변화에 따라 혈관종이 등에코가 되면 잘 안 보이는 소견
Hump sign	간세포암	간변연에 존재하는 종괴가 간 표면으로 돌출되어 보이는 소견.
Masking sign, Fatty bandless sign	지방간	지방간이 심해지면 간실질의 에코레벨이 상승하여서 오른쪽 콩팥과 경계가 불분명해지는 소견
Playboy bunny figure sign	심부전, 울혈간	심부전에 의해서 간의 울혈이 생기면 하대정맥이 확장되고 호흡에 따른 간정맥의 직경의 변화가 소실된다. 늘어난 간정맥이 늑골궁하 스캔에서 마치 토끼 머리와 귀처럼 보이는 소견
Portal sandwich sign	특발성 문맥압 항진증	비후 된 간내 문맥지의 벽이 고에코로 보이고 그 주변에 저에코 소견을 보여 마치 샌드위치처럼 보이는 소견
Segmental pseudotumor sign	지방간의 지방 회피 부위	혈류가 좋은 중심문맥 주위에 지방이 침착되지 않아 상대적으로 저음영 소견을 보임
Comet tail sign=Comet like echoes	간내 실질 석회화 작은 소낭종 담관성 과오종 (von Meyenburg complex)	다중반사 때문에 마치 유성의 꼬리처럼 선상 에코가 보이는 소견
Cart wheel appearance	국한성 결절성 과형성(FNH)	간 피막하에 관찰되는 경계가 명확한 저에코 종괴의 중심에서 별모양의 반흔이 고에코로 관찰되는 소견
starry night sign	급성 간염	급성간염의 염증, 부종으로 간실질이 저에코가 되면서 문맥이 두드러져서 빛나는 별처럼 보이는 소견, 흔하지 않다.
Double duct sign	진행 된 간경화	Portal hypertension에서 간동맥이 늘어나서 간문맥이 2줄로 보임
Elevated caudate/Rt lobe	간경화	오른쪽 간에 비해 미상엽의 크기 비율이 〉0.75 이면 간경화다.
ring sign	진행성 간세포암	halo + lateral shadow

이런 sign 말고도, 증상, 병력, 검사소견 등도 참고해야 한다(표 2-18).

많은 책(특히 일본 번역서)에서 마치 초음파로 많은 질환을 진단해 낼 수 있다는 뉘앙스를 풍기지만 실제로 임상에서 국소병변(focal liver mass)을 구별하는 것은 어렵다. (표 2-16 참고) 아주 특징적인 소견을 가진 경우는 아주 드물기 때문이다. 또한, 특징적인 소견이 있다고 하더라도 다른 병변에서도 그 유사한 모양이 관찰될 수 있기 때문에 그 소견만으로 진단을 내릴 수는 없다. 다시 말하자면 초음파 검사는 민감도는 높은 검사이지만 특이도는 낮으므로 선별적인 검사이지, 진단

표 2-18

증상, 병력	병변
위암, 대장암 등의 다른 원발암의 병력	전이암 의심
만성간염, 간경화 환자	간세포암
	재생결절 의심 (대게 1cm 미만)
발열, 오한, 백혈구의 증가소견	간농양
외상의 병력	혈종

적이진 않다. 결국, CT, MRI 등의 추가적인 검사가 뒤따르지 않는 한 완전한 진단을 내리는 것은 무모하다. 초음파는 CT, MRI 등의 추가검사로 진단이 내려진 이후에 f/u, 또는 초음파 유도하의 검사 등에서 가장 유용하다고 할 수 있다.

그러므로 환자가 처음 받는 초음파 검사에서 1cm 이상의 병변이 나타난다면 우선 CT 등의 추가검사를 시행하는 것이 바람직하다.

定石 1cm 이상의 병변이 처음 발견되었다면 CT 검사를 추가로 시행한다.
CT 검사 확인 후, 필요하다면 초음파로 추적관찰을 한다.

간암의 특징소견 정리

무엇보다도 간경변의 기왕력(80%에서)이 간암의 진단에서 가장 중요하다. 또한, 간암의 크기가 결국 에코와 피막형성(halo, lateral shadow)에 중요한 역할을 한다.

혈관이 없어도 주변의 영양분과 산소가 조직액 사이로 전달될 수 있는 거리는 대략 1cm이다.

(외과에서 장을 잘라내고 문합을 하기 위해 혈관을 정리할 때에도 적용된다)

암도 마찬가지로, 크기, 즉 직경이 커질수록 암의 바깥과 중심과의 거리는 길어진다.

암은 주변 조직과는 달리 혈관 같은 다른 조직이 없이 한 가지 암세포만이 주로 증식하기 때문에 치밀할 수밖에 없다. 그래서 밀도가 높으므로 초음파상에서 주변 조직과 비교하면 상대적으로 저음영으로 어둡게 나타난다. 그러나 1cm 이상의 두께, 즉 직경이 1.5, 2cm 정도 되면 자연적으로 중심부는 산소와 영양분을 공급받지 못해서 죽게 된다. 즉, 괴사, 변성된다. 그러므로 이러한 세포 사이의 빈틈에 의해서 밀도가 떨어지고 점차 고에코가 된다고 이해할 수 있다.

그리고 암세포는 정상 조직 내에서 비집고 들어서서 자라나기 때문에 어느 정도 커지기 시작하면 주변의 조직을 밀어내면서 자라난다. 결국, 주변조직이 짓눌려서 피막(皮膜)화 된다. 대략 1.5cm 미만의 작은 종괴는 주변에 그다지 많은 압력을 주지 않지만, 그 이상이 되면서 피막이 형성된다. 이런 신생물의 특징을 생각하면서 간암의 다음 정리를 보도록 하자(표 2-19).

표 2-19

크기	〈1 cm	〈1.5cm	〈2cm	〉2cm
분류	**소간세포암종**			**진행성 간세포암종**
간경변환자의 다발성 저에코 소견 중 크기가 큰 것이 나타날 때	특히 〈1cm의 다발성의 저음영은 재생결절로 간주	이형성 결절(dysplastic nodule)과 간세포암과 구별은 안 된다.		간세포암종으로 진단
내부에코	80%에선 균일한 저음영 20%에선 지방변성 등으로 고음영			
저에코 달무리 음영 (halo)	작아서 피막형성 안 되어 없음		1.5cm 이상 커지면서 주변을 압박하여 피막이 생기면서 halo생김, 괴상형, 미만형처럼 크기가 아주 크던 암 조직이 피막을 침습하므로 halo 소실됨(cf.전이암의 halo는 3~5mm 이상으로 두껍다).	
결절 내 결절 또는 모자이크 패턴 (nodule in nodule or mosaic pattern)				3cm 이상의 진행성 간세포암종에서 내부의 소결절의 에코도 낮은 섬유성 격벽에 의해 나타남(전이암에서는 드물다)
측방음영 (lateral shadow)				주로 3cm 이상의 진행성 HCC에서 나타남, 간세포암종의 피막에 초음파가 반사와 굴절을 일으켜 생김, 대게 halo와 동반되어 함께 반지 징후(ring sign)이라 칭함
간 표면의 변형 (hump sign)	간의 표층에 존재하는 결절성 암이 낙타봉처럼 돌출하는 소견(**DDx. 담관암이나 전이성 간암은 간 표면에서 돌출부위의 중심이 괴사로 함몰되어 나타난다.)			
종양 혈전				
발전과정	0.5cm까지 10~20년 1cm까지 1~3년 소요	2cm까지 1~2년 소요		1 → 3cm까지 평균 5개월 소요됨
예후	3cm보다 작을 때 치료하면 생존율이 60% 이상이다.			

낭종의 3조건처럼 간단히 간세포암의 3조건을 정리해보면

定石 간세포암의 3조건

1. 간경화 등의 소견 또는 병력이 있음
2. 다음의 소견이 한 개 이상 나타난다.
   1) peripheral halo
   2) hypoechoic lesion
   3) mosaic pattern
   4) lateral shadow
3. 결절의 개수가 5개 미만인 경우(간경화 환자에서 1cm 미만의 다수의 저에코 결절은 재생결절이다)

담낭, 담도의 병변 정리

초음파 검사에서 간은 크기가 크기 때문에 면(echotexture)을 중점적으로 생각해서 판단하게 되지만 담낭, 담도의 경우엔 얇은 주머니, 관상구조이기 때문에 초음파상에서는 주로 면보다는 선상으로 나타난다.

그러므로 간처럼 에코로 구별하기보다는 전체적인 크기, 두께가 상대적으로 더 중요하다(표 2-20).

표 2-20 크기와 두께에 따른 담도 병변의 감별

기준	소견			증상 없음	증상 또는 병력 있음
담낭	담낭의 크기	담낭팽창		정상 담낭수종(누르면 압통 소견) 담도암, CBD결석 담낭암(담낭 경부 벽 비후 시)	장기간 금식, 무력증(atony) 급성 담낭염(담낭 벽 비후가 없는 경우도 있다) 담낭염전 담낭수종
		담낭위축		식후, 담낭암 의심	급성 간염(고에코 담낭벽 비후) 간문부암(간내담관 확장, 황달) 만성 담낭염(이전의 급성 담낭염의 병력, 벽비후 동반)
		확인 불능		이전에 담낭제거술을 한 경우 담낭의 위치 이상 담낭위축	담석충만 만성 담낭염, 기종성 담낭염
	담낭벽 비후	고에코, 층상		금식	급성 담낭염(담낭 팽창) 만성 담낭염(담낭 수축) 급성 간염(담낭강 허탈) 간경변, 신부전(저알부민증 → 복수 동반됨)
		저에코	5mm〈	담낭암(esp. ≥1cm)	
		저에코	5mm≥		만성 담낭염(담낭 크기 감소)
		comet sign		담낭선근종증	
	담낭내 폴립성병변	1cm ≤		담낭암, 큰 담낭선종	※담석의 초음파소견 ① 고에코 ② 후방음향감쇄 ③ 움직임
		5mm 〈, 〈1cm	저에코 고령	담낭암 의심	
		5mm 〈, 〈1cm	저에코 젊음	담낭선종 의심	
		5mm 〈, 〈1cm	고에코	콜레스테롤 용종	
		4mm ≥		콜레스테롤 용종	
담도	간내 담관의 확장	부분적		간문부암, 악성 종양, 양성 협착 간내담석	
		양엽의 대칭적		*간문부암, 담관암, 췌장두부암 담낭수술 후	AOV 암(황달) 총담관결석 급성 화농성 담관염
	총담관의 확장			담낭수술 후 고령 선천성 총담관낭종	총담관 결석 하부 담관폐쇄 초기 간경화 합병

이 중 몇 가지 중요 담낭병변을 정리해 보면(표 2-21)

표 2-21 담낭병변

중요 담낭 병변	초음파 소견				
	갯수	크기	모양	에코	기타
콜레스테롤 용종	다발성	<1cm	오디 모양의 융기성 병변, 유경성	고에코	체위변화에 따른 이동없음, 음향음영 없음
선종	단일 병변	5-20mm	표면이 평활한 원형에 가까운 모양 또는 유두상, 유경성	대체로 저에코, 내부의 미세한 무에코	담낭암과 감별이 안 되므로 1cm 이상이라면 담낭암에 준해 치료 결정
담낭암 의심 소견	단일 병변	1cm이상	기저부가 넓은 형태	저에코	50세 이상의 연령,담석을 동반, 3-6개월의 추적검사에서 빠른 성장 보임
담관 선근종증	다수	국소적 혹은 미만성 벽 비후가 3mm 이상		원형에 가까운 모양 혹은 미세한 삼각형의 무에코 영역, Comet tail echo sign,담낭벽 내의 고에코,	50대 여성에서 흔함, 용어와는 달리 선종성 상피(adenomatous epithelia)와는 관계가 없는 양성 병변으로 악성으로의 전환 가능성이 없는 것으로 생각

간과 마찬가지로 담도에서도 몇 가지 sign들이 등장한다(표 2-22).

표 2-22 담도의 몇 가지 sign들

Sign	병변	의미
Comet tail sign =Comet like echoes	담낭 선근종증 담낭벽내의 결석 콜레스테롤 용종	다중반사로 담낭 벽에 유성의 꼬리처럼 보이는 선상에코가 보이는 소견
Mickey mouse sign		우측 늑골궁 아래 스캔에서 문맥 복측으로 오른쪽의 간외담관, 왼쪽의 간동맥이 마치 미키마우스처럼 보이는 소견
Shotgun sign =Double barrel sign	총담관 확장	간문부의 확장된 간외담관이 문맥과 나란히 주행하여 마치 엽총처럼 보이는 소견
Farallel channel sign	폐쇄성 황달	확장된 간내담관과 간내문맥지가 나란히 주행하는 소견
Shell sign	담낭의 충만결석 도자기 담낭	담낭이 관찰되지 않고 담낭와에 일치하여 음향음영을 동반한 강한 에코가 관찰되는 소견
Sonographic murphy sign	급성 담낭염, 담낭수종	탐촉자로 담낭을 압박할 때 통증을 호소하는 소견
Triangle sign	담낭 선근종증	담낭벽의 일부가 양측성으로 마주 보는 삼각형 모양으로 돌출된 소견
Inner tube sign	담도 내의 회충	담관 내에서 회충이 고에코로 보여서 마치 튜브처럼 보이는 소견, 상복부의 간헐적 통증 호소하는 경우 고려
Seven eleven rule	일시적인 담도 결석, 췌장염, 담낭수술 후에 담도폐쇄	총담관의 직경이 7mm이상 일때 확장이라고 판단한다. 11 mm이상이면 담관폐쇄를 우선 생각한다.

췌장의 병변 정리

췌장은 오늘날 가장 위대한 인물 중의 한 사람인 스티브 잡스를 운명하게 한 췌장암 때문에 세간의 이슈가 되고 있다. 많은 환자가 췌장검사를 위해 병원을 방문하고 있다. 불행히도 췌장은 다양한 이유로 그 전체적인 윤곽의 관찰부터가 쉽지 않은 장기다. 그러므로 그 안의 병변까지 제대로 찾는다는 것 또한 쉽지가 않다. 다양한 스캔 방법으로 관찰을 하지만, 관찰이 어렵다. 보이지 않는 부위는 보이지 않는다고 꼭 기록을 남겨두도록 한다. 그리고 환자에게도 그런 점을 미리 이야기해 주도록 한다.

췌장, 신장은 간보다는 간단한 구조로, 내부에 빈(액체가 고여있는) 공간이 있는 고형(固形)장기다. 그러므로 실질과 그 특징적인 내부의 빈 공간을 나누어서 병변에 대해 접근할 수 있다.

우선 췌장은 크기, 실질내의 췌장관, 종괴에 따라 그 병변을 감별해 볼 수 있다(표 2-23).

표 2-23 크기, 췌장관, 종괴에 따른 췌장의 병변 감별(크담 : 크, D, M)

기준	소견				췌장병변
크기	췌장 종대	저-등에코			췌장암(증세가 없다면 우선 의심)
					급성 췌장염
					정상
		비균질적 에코			만성 췌장염*, 급성 췌장염
		고에코			지방변성(비만, 당뇨병)
췌장관	췌장관 확장	두부의 폐쇄	종괴(+)	췌관단절	췌장암, 전이암
				Duct penetrating sign	종괴 형성형 만성 췌장염
				단순압박	낭종
			종괴(-)		만성 췌장염, 췌장암
		전체적인 확장	미측 종괴 (+)		mucinous tumor 췌장관 상피 과형성(크기 6mm 이하)
			미측 종괴 (-)		만성 췌장염(결석, 석회화 동반) AOV의 cancer(CBD dilatation 동반)
종괴	췌장 고형 종괴 (p.110의 **참고)	1cm 이하			낭종, 췌장 도세포종(저혈당 발작 등의 내분비 증상), **췌장암**
		1cm 이상		저에코	낭종, 도세포종
				혼합에코	SPEN(젊은 여성, 복통 호소)
				저-등에코	**췌장암**, 종괴 형성형 만성 췌장염
		고에코			장액 낭선종, 지방종
	췌장의 낭성 종괴 (p.109 참고)	대게 1cm 이하			췌장도세포종 저류낭종, 장액성 낭성종양
		2cm 전후	소아, 젊은 사람		선천성 낭종
			고령		저류낭종, 점액생산췌장종양(주췌관 확장)
		3cm 이상	격벽, 유두상 종괴		점액 낭선종, 점액 낭선암
			주췌관 확장		점액 생산 췌장 종양
			경계,혼합에코		SPEN
			무에코		선천성 진성 낭종, 점액 낭선종
			췌장염,외상의 병력		가성낭종

* 만성 췌장염의 초음파 소견 ① 췌장 종대 ② 거칠고 비균질적인 내부 에코 ③ 점상 또는 거친 석회화 소견 ④ 넓어진 췌관(≥2mm) ⑤ 불분명한 모양 ⑥ 가성낭종

신장의 병변 정리

신장 또한 신장의 전체 크기, 신장의 내부의 신우, 종괴에 따라서 그 병변에 대해 접근해 볼 수 있다(표 2-24).

표 2-24 신장의 병변 정리

기준	소견			증상 없음	증상 또는 병력 있음
크기	종대	양측성	실질 에코증가(없을 수도)		급성 신부전, 만성 사구체 신염
		편측성	대게 이상 없다. 신농양의 합병 확인 위해	*다른 쪽 신장의 실질과 두께 비교	급성신우신염
			한쪽이 없거나 작은 경우	보상성 비대	
			전체적으로 종괴 소견	신세포암	
			다발성 낭종	Polycystic kidney	
	위축				만성 신부전
신우의 확장	내부 에코 없음, 수신증		일측성		요로결석, 종양
			양측성		전립선 비대 신경인성 방광 골반내 종괴
	내부 에코 있음				신우암(육안적 혈뇨) 농신증 신결핵 신우내 출혈
종괴	등에코, 경계 없음		신장 실질과 연속하여 신장 내측으로 돌출	Bertin' s column	
			신장바깥으로 돌출 소견	Dromedary hump	
	저에코-고에코		경계 분명함	신세포암 (혈뇨), 낭종내 출혈	
			신우신염 소견		농양
	무에코, 또는 무에코 포함		낭종의 3조건(내부 무에코, 후방 에코증강, 경계가 분명한 종괴)	신장낭종	고도 수신증 신농양 신우암(CEC내 확장된 신배구조)
			낭종내 종괴, 두꺼운 낭종벽, 두꺼운 격벽	신세포암 의심	
	강에코, 또는 강에코 포함		실질내	혈관근지방종, 반흔, 석회화 작은 신낭종(comet sign)	
				Nephrocalcinosis (수질과 일치)	
				신세포암 (종괴내에 석회침착)	
				신결핵 (전체적으로 강에코)	
			신동내	신결석	

** 만성 사구체 신염의 소견 ① 얇은 신 실질과 실질에코증가 ② 불확실한 신수질과, 수질과 피질의 경계 불명확

신장의 몇 가지 중요한 병변을 정리해 보자(표 2-25).

표 2-25 신장의 몇 가지 중요한 병변 정리

중요한 병변의 감별	초음파 소견
신결석	신피질, 신우내 위치 후방 음향음영을 갖는 고에코 (포커스를 조정하여 꼭 확인해야 함), 신동에코의 고에코에 가려지면 발견하기 어렵다. 수신증을 동반할 수 있다.
혈관근지방종	주로 피질성 병변 대부분 2 cm 미만의 분명한 경계의 고에코 병변 1/3에서 후방 음향음영이 관찰됨
신세포암	보통은 혼합에코의 종괴 병변 신장윤곽의 돌출을 일으키는 큰 병변, 50%에서 양측성 작은 경우엔 고에코일 수 있고 혈관근지방종과 감별하기 어렵다.

→ 2cm 이상의 고에코성 병변이 신장에서 관찰되면 CT를 확인하고 US로 추적 관찰하도록 한다.

앞서 소개되었지만, 종종 관찰되는 수신증도 그 grade를 익혀두도록 한다(표 2-26).

표 2-26

Grade	소견
경도 (mild)	신우가 확장되었지만 신동지방(sinus fat)에 의한 중심 고음영에 의해 피질과 분리되어 보이는 소견
중등도(moderate)	신우와 신배가 같이 확장되어 확장된 신우의 가지 사이에 신동지방에 의한 고에코 음영이 둘러싼 듯한 소견
고도 (severe)	신우가 심하게 확장되고 신동의 지방의 고에코가 소실되고 피질이 얇아져 있는 소견

참고 수신증의 감별진단 – 결석, 종양, 요관압박, 골반종괴, 후복막 섬유화증, 혈전 등

초음파 판독지의 작성 양식

Technique: Patient fasted. Transabdominal.

[**Referral for** suspected biliary disease / known primary carcinoma / RUQ pain]

Findings:

Liver: Nodular appearance consistent with cirrhosis. No focal lesion. Portal vein patent with forward flow. Spleen: Enlarged - 17cm (Normal ⟨12cm). Gallbladder: Normal. Common Bile Duct: Normal - 5mm.Kidneys: 5cm simple cyst upper pole right kidney. Otherwise normal. Right 11.2cm. Left: 10.5cm.

Aorta: Normal.

Other Findings: Abdominal wall varices.

//

Normal ultrasound appearances of the liver. The gallbladder is clear. No evidence of biliary duct dilatation.
The pancreas, spleen, both kidneys and aorta are normal.

//

Normal ultrasound appearances of liver, gallbladder, CBD, pancreas, spleen, both kidneys and adrenal glands.
No evidence of abdominal lymphadenopathy or ascites.

//

The liver has increased echogenicity with reduced prominence of portal tracts an appearance consistent with fatty change.
There is a 3 cm highly reflective focal lesion in segment 6 of the liver. The appearances are typical of an haemangioma but if there is clinical suspicion of malignancy then metastasis cannot be excluded. Normal appearances of the gall bladder, pancreas, spleen, both kidneys and aorta.

[**Comment**: Findings are consistent with cirrhosis and portal hypertension with a patent portal vein and abdominal wall varices.]

[ ] 의 내용들은 상황에 따라 생략할 수 있다.

*http://www.sor.org/learning/document-library/guidelines-professional-working-standards-ultrasound-practice/section-3-reporting

3 갑상선 초음파

단순한 갑상선의 해부

갑상선과 전립선은 아주 간단한 구조의 장기다. 그리고 크기도 작다.

그러므로 복부 초음파를 시작했다면, 바로 같이 본다고 해도 무리가 없다. 물론, 갑상선은 몇 가지 다양한 미만성 병변, 그리고 종괴에 대해서 정리를 하고 접근법을 알고 있어야 한다(그림 2-19).

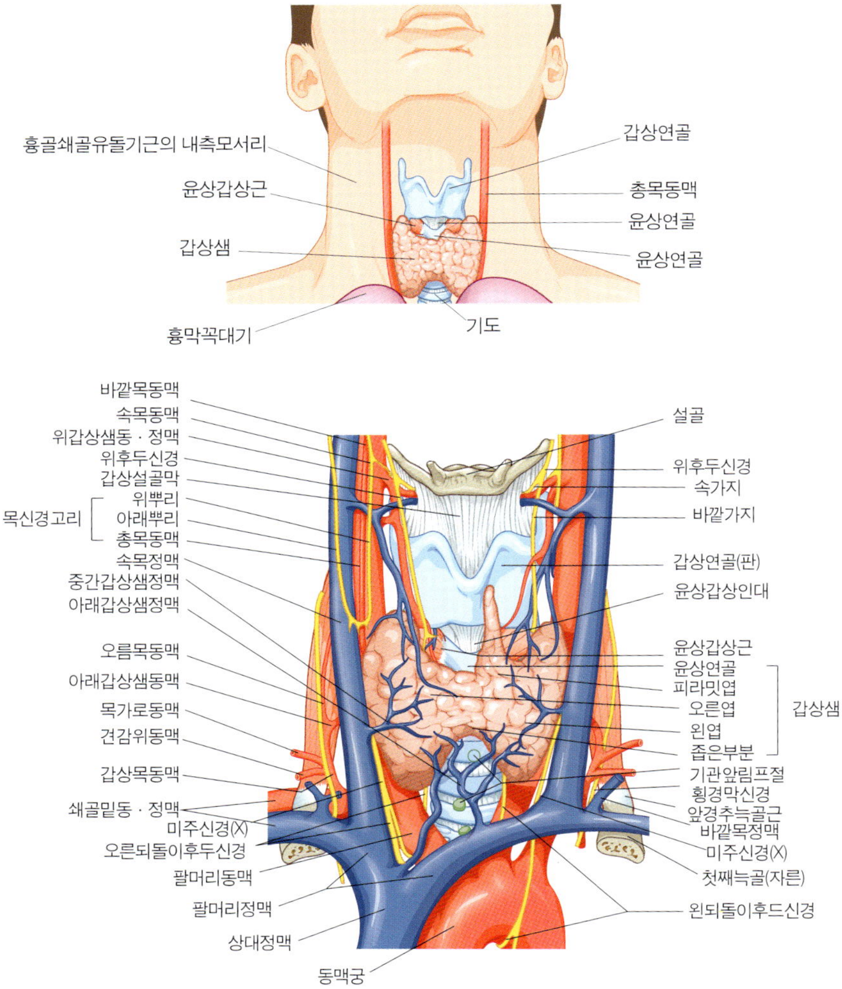

그림 2-19 _ 갑상선의 해부도

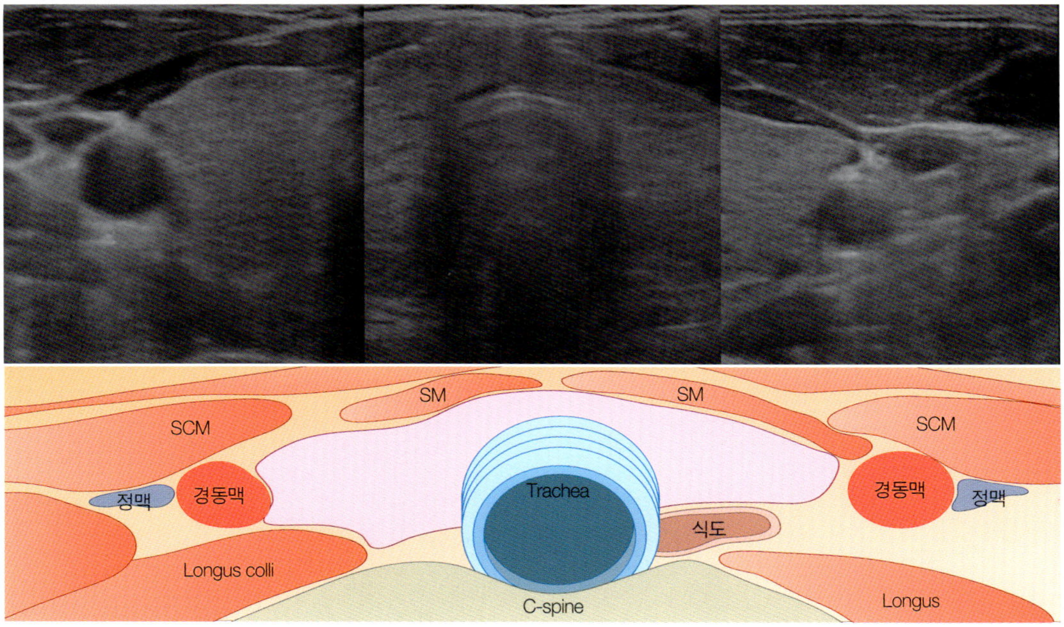

그림 2-20 _

갑상선을 중심으로 외측으로 동맥, 정맥 순으로 혈관이 배치되어있다.

동맥은 탄성이 있어 탐촉자를 대고 눌러도 잘 눌러지지 않아 둥근 모양이 유지되지만, 정맥은 그렇지 못하므로 초음파상에서는 납작한 튜브처럼 보인다(그림 2-20).

갑상선의 echogenicity 는 SCM 에 비해 고에코로 나타난다.(참고로 갑상선 결절이 근육의 echo 보다 더 저에코로 나타난다면 악성일 가능성이 높다)

갑상선의 크기

표 2-27 갑상선의 크기

	종스캔	횡스캔
Width		1.3~1.8cm
Depth		1.6~1.8cm
Length	4.5~6cm	
isthmus의 depth	2~6mm	

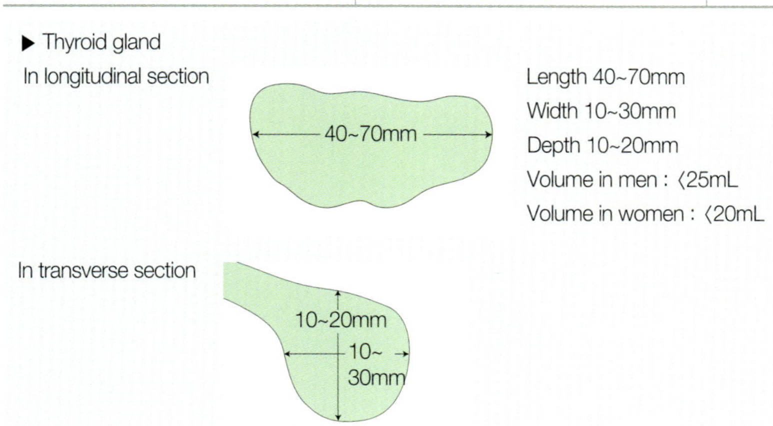

갑상선 초음파 정석

기본 문제

3-1 갑상선 초음파 환자가 검사테이블에 누워있다. 인사를 나눈 뒤 어떻게 할 것인가?

기본 정석

우선 환자의 목이 제쳐지도록 베개를 목 아래, 어깨 쯤에 내려 베도록 한다.

환자에게 턱을 들어 올려서 목이 드러나도록 한다.

이렇게 자세를 잡으면서 환자에게 이전에 갑상선 초음파를 한 적이 있는지, 갑상선과 관련된 증상이 있는지 물어본다.

초음파를 하면서 압통이 있는지 환자의 표정, 호소를 살펴야 한다.

기본 문제

3-2 스캔은 어떻게 할 것인가?

기본 정석

갑상선 초음파의 스캔은 간단하다.

오른쪽, 왼쪽, 협부를 각각 횡 스캔, 종 스캔으로 미끄러지기(sliding)로 천천히 스캔하면된다.

사진의 기록은 각 엽의 상·하부의 종단 스캔 3장, 각 부분의 종단 스캔 3장을 찍으면 된다.

필요에 따라 종단 스캔에서 칼라도플러를 이용하면 혈류가 증가하였는지를 확인할 수 있다.

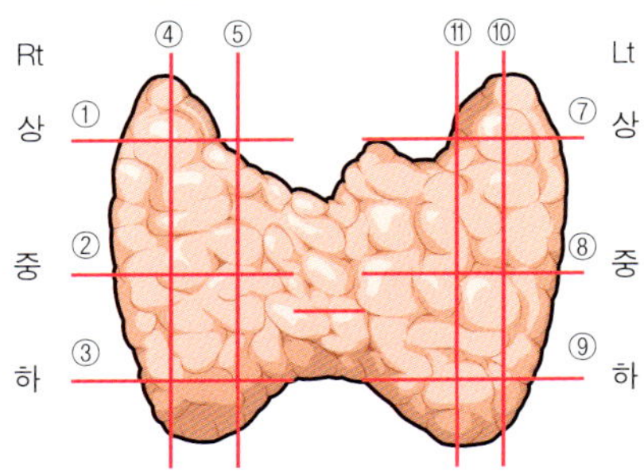

Advise 1

가장 흔하게 보이는 것은 cyst 소견이다. 대부분은 눈알이 있는 눈동자 (comet tail artifact, 또는 adenoma)처럼 보이는 낭종이 많은데, 이를 colloid cyst(nodule)이라 한다.

갑상선의 낭종은 simple cyst는 드물고, 갑상선샘의 선종의 낭성변성(cystic degeneration of adenoma)가 많다. 즉 선종의 내부 또는 주변이 변성되어 colloid 성분이 뭉쳐서 나타나는 것이다. 낭성변화가 있으면서 눈동자에 해당하는 선종 부분의 경계가 명확하게 보인다면 대부분은 양성 병변으로 생각할 수 있다. 하지만, 크기가 크거나, 폭보다 깊이가 길게 나타나는 병변은 FNA를 해보도록 한다.

Guideline for US -FNA (2010년 대한갑상선학회 권고안)

1. 일반적으로 크기가 1cm 이상인 결절
2. 초음파 검사상 완전낭종(purely cystic)혹은 spongiform 소견 보일 때는 대부분이 양성이므로 크기가 2cm 이상인 경우 고려
3. 초음파 검사상 악성을 시사하는 소견이 있는 경우(고위험군) → 1cm 미만이라도 FNA

Taller than wide
침상(spiculated) 혹은 불규칙한 경계
현저한 저에코를 보이는(주변근육보다) 결절
미세 및 거대 석회 소견
경부 림프절 종대 동반

Advise 2

환자가 목의 압통, 통증을 호소하거나 갑상선의 실질의 echotexture가 저에코 또는 불균질하다면, 칼라도플러를 꼭 확인해 보도록 한다.

갑상선 질환 정리

표 2-28

양상	질환	초음파 소견	임상소견
Diffuse	Hashimotos' thyroiditis (EO63:자가면역성갑상선염, EO5:기타갑상선기능저하증)	Diffuse goiter Hypoechoic thyroid parenchyme Micronodulation Coarse septation Reactive lymphadenopathies	주로 갑상선 기능저하, 쉽게 피로함. 변비, 추위 못견딤증 항티모글로불린항체(+) 항미크로솜 항체(+)
	Graves' disease (EO58:기타 갑상선기능항진증)	Diffuse goiter Hypoechoic thyroid parenchyme Well developed vasculature → thyroid inferno on color doppler	palpitation 쉽게피로함, 발한, irritability 갑상선중독증(FT4↑, TSH↓) TSH receptor Ab(+) → 진단
	Subacut granulomatous thyroiditis(SAT) = Creeping thyroiditis	Focal nodular rather than diffuse involvement, very ill-defined hypoechoic nodular lesion, Tender on probe application	목의 압통 발열, 오한, 감기증세 3개월 정도에 정상화
Focal	Benign nodule (EO41:갑상선(낭성)결절, EO42:다결절성(낭성1고이터)	Simple cyst, cystic nodule with comet tail, Spongiform nodule	
	Malignant nodule	Hypoechogenicity (낭종과 달리 후방음영 없음) Microcalcifications(≤2mm) 대부분 종괴의 코기가 7mm 이상 Ill-defined margin Taller than wide shape Pathologic LN enlargement	US-FNA guideline 참고

기타 병변의 정리

표 2-29 기타 병변의 정리

부갑상선, 경부림프절		초음파 소견
부갑상선의 종대(갑상선뒤쪽, 긴목근(longus colli)의 앞쪽에 타원형 저에코로 관찰, 주로 오른쪽 아래에서 관찰됨) (D442:부갑상선의 미상의 신생물)		두미 길이 ≥ 6mm(정상크기:5mm×3mm×1mm) 갑상선보다 저에코 Hypervascularity 암에서는 불균질 echo소견
경부 림프절병증 (R599:상세불명의 림프절 비대)	반응성 림프절	타원형(또는 콩 모양) 장축≤ 10mm, 단축 ≤ 7mm 고에코의 지방 림프절문 저에코의 피질, 명확한 경계
	병적 림프절 (전이암이 의심되면 FNA 보다는 상급병원으로 전원하자)	구형 장축 ≥ 10mm 고에코 림프절문의 소실 주변 구조에 종괴효과

▶ 경부 림프절 구획과 스캔방법

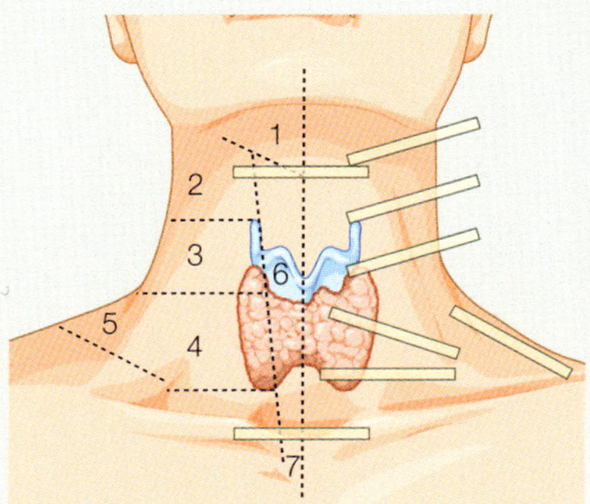

Advise 1

경동맥과 경정맥 사이에서 관찰되는 둥근 단면은 견갑설골근(어께목뿔근, omohyoid muscle)의 단면이다.

4 전립선 초음파

전립선의 해부

방광과 전립선 사이에 정낭(seminal vesicle)이 위치함을 눈여겨보도록 한다(그림 2-21, 22).

전립선은 삼각형의 밤톨같이 생긴 작은 장기로, 무게는 대략 20g 정도이다(그림 2-23). 바깥구역(Peripheral zone), 중심구역(Central zone), 이행구역(Transient zone)으로 크게 나뉘지만 초음파

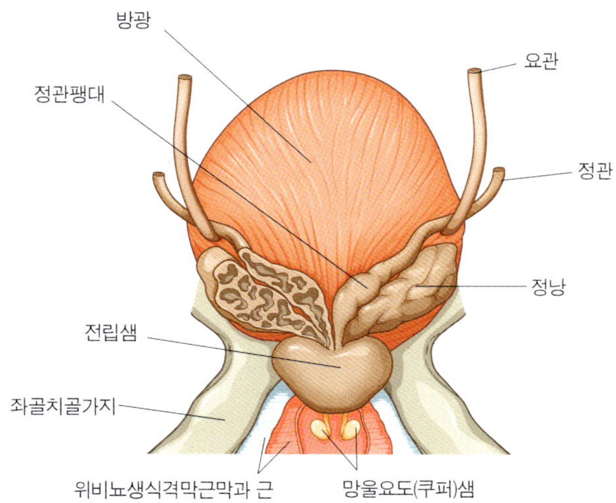

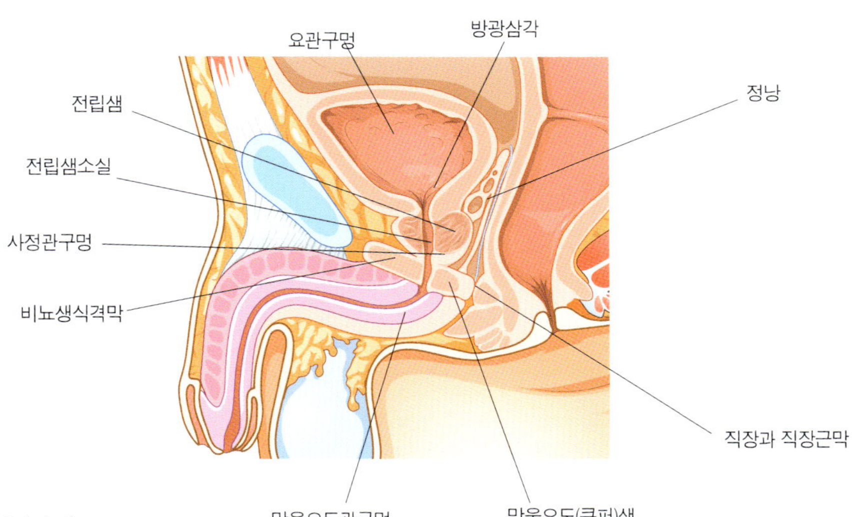

그림 2-21 _ 전립선의 해부도

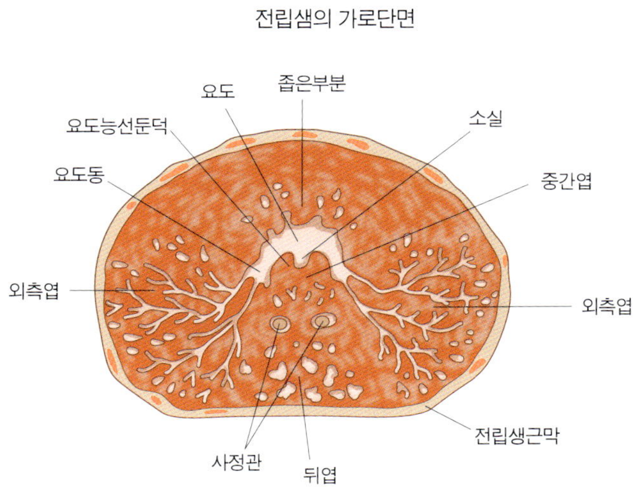

그림 2-22 _ 전립선의 해부도

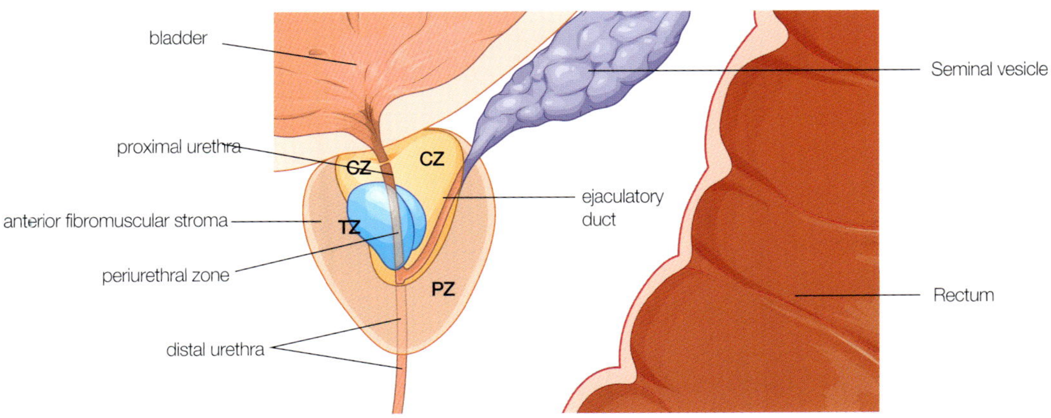

그림 2-23 _ 전립선의 해부도

상에서 분명하게 나뉘진 않는다. 요도는 전립선의 중앙의 고에코로 나타나며, 요도주변의 저음향의 TZ가 나타난다. 하지만 이 부분도 고령에서는 calcification으로 고음영으로 보일 수 있다. 가장자리의 PZ은 가장 고음영으로 나타나지만 CZ과는 에코로는 구분이 어려운 경우가 많다.

즉, 요도의 중심부를 둘러싸는 부위가 이행대(TZ)이며, 정낭(seminal vesicle)에서 나오는 사정관(ejeculatory duct)를 주로 둘러싸면서 근위부 쪽 요도를 둘러싸는 것이 중심부(CZ)이다.

원위부의 요도는 주변부(PZ)으로 둘러싸인다.

이 중 중심에 위치한 이행대가 남성호르몬에 반응하여 증식이 초래되고, 그 결과 요도가 막히는 증세가 생겨난다. 이것이 대략 50세에서는 50%, 80세에서는 85% 정도의 유병률을 보이는 흔한 질환인 전립선 비대증이다. 이행대가 커지면서 주변의 조직을 누르면 pseudo capsule(surgical capsule)이 나타나게 된다.

주변부(PZ)은 전립선의 70~75%를 차지하는 부분으로 여기에서 전립선암의 대부분이(70%) 발생한다.

전립선의 5~15%를 차지하는 이행부(TZ)에서는 20%의 전립선암이, 전립선의 15~20%를 차지하는 중심부(CZ)에서는 10% 정도로 암이 발생한다.

전립선 초음파 정석

기본 문제

4-1 환자가 전립선 초음파를 위해 누워있다. 어떻게 할까? (경직장 프루브를 이용하는 경우)

기본 정석

환자가 시술자의 반대편을 보고 옆으로 누워 무릎을 배 쪽으로 당기도록 한다. 대게는 왼쪽이 아래로 오도록 옆으로 눕게 된다. 다리 사이에 베개를 끼우면 환자가 편하고 검사도 쉽게 된다.

환자에게 엉덩이를 테이블 가장자리 너머로 내밀어서 걸쳐지도록 자세를 잡게 한다.
환자에게 안심을 시키면서 우선 항문 수지검사를 시행한다.

전립선을 만져서 경결이 있는지, 또는 압통이나 증상이 있는지를 확인한다.

Advise 1

전립선을 촉지하여 경결이 만져지는 것은 대부분(70%)의 전립선암이 바깥구역(PZ)에서 발생하기 때문에 중요하다. 하지만, 이렇게 만져지고 초음파상에서 저음영으로 보이는 병변의 20~30%만이 전립선암이며, 그 외 전립선염, 육아종, 결핵, BPH, 경색이 감별진단이 된다.

그러고 나서 탐촉자에 젤을 바르고 검사를 시작한다.

기본 문제

4-2 전립선 스캔은 어떻게 할까?

기본 정석

전립선의 스캔은 두 가지 탐촉자를 이용한 방법이 있다.

①**경복부 전립선 초음파**(Transabdominal approach)

환자가 소변을 보지 않고 참아서 방광이 차있다면, 복부 초음파 때 쓰는 볼록한 탐촉자를 이용하여 치골 상부에서 횡, 종 스캔을 이용해 전립선을 스캔할 수 있다.

- 커다란 cyst처럼 보이는 방광이 아래쪽에 나타나는 삼각형 모양의 구조물이 바로 전립선이다. 방광과 전립선 사이에서 저음영으로 관찰되는 납작하고 긴 구조물은 정낭(seminal vesicle)이다.
- 방광과 전립선이 종단, 횡단으로 나오게 이미지를 얻으면 된다.

② **경직장 전립선 초음파**(Transrectal approach)

환자가 소변을 보고 검사를 한다면, 막대기 모양의 경직장/질 탐촉자를 이용한다.
콘돔 모양의 커버를 탐촉자에 씌운 후에 끝 부분에 젤리를 바른다.
항문에 부드럽게 삽입하여 관찰하면 된다.

- 복부를 통해서 보는 것보다 좀 더 깨끗하고 구체적인 이미지를 얻을 수 있다.
- 성기 쪽 방향에서 밤 모양의 전립선을 관찰할 수 있다. 여기서 좀 더 밀어 넣으면 저음영의 납작한 구조가 좌우로 나타나는데 이것은 정낭이다.
- 탐촉자에 있는 버튼을 누르면 그 상태에서 종 스캔, 또는 횡 스캔으로 변경이 가능해진다.
- 정낭, 전립선의 종단, 횡단 스캔을 하여 이미지를 얻는다.

暗記 전립선의 크기

간단하게 크기 추정하기

긴 경직장 탐촉자를 쓴 경우, 기본적 세팅된 한 화면에 전립선이 다 잡히지 않고 잘려 나오다면 전립선 비대가 있다고 추정 가능하다.

또한, 복부를 통해, 방광을 음영창으로 해서 보는 경우 전립선이 방광 내부로 돌출되어 튀어나오는 소견이 있다면 비대가 있다고 추정한다.

계측하기

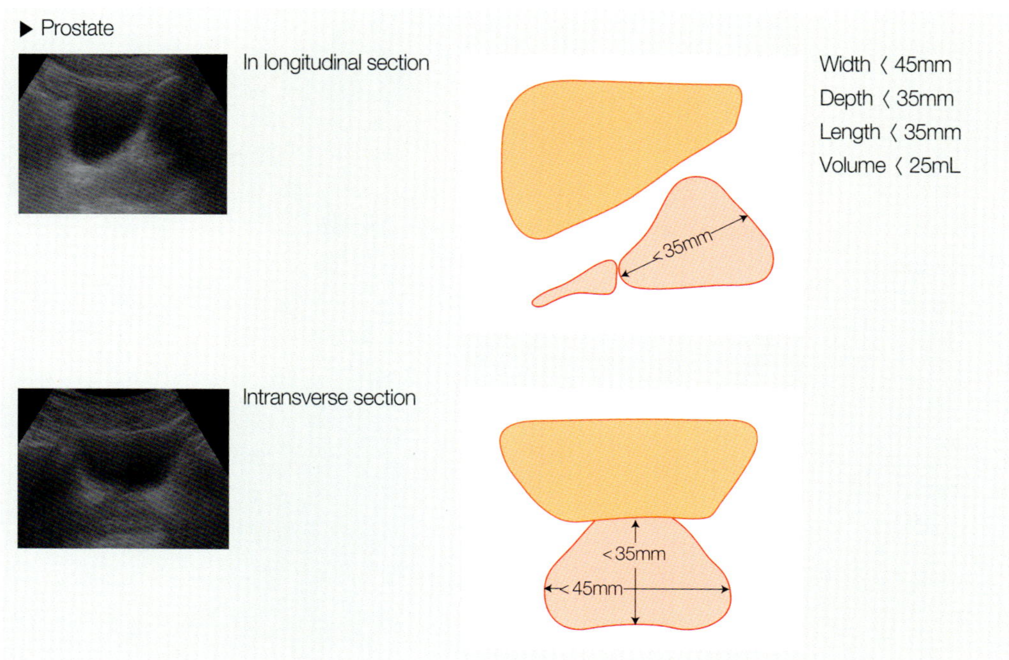

전립선의 병변들

전립선 비대증(N429:상세불명의 전립선장애, N40:전립선증식증)

전립선비대의 진단 가이드라인을 따르면 History Taking, UA, DRE, 국제전립선증상표, PSA 을 사용한다. 초음파는 추가적인 전문검사에 해당한다. 즉 전립선의 크기를 측정하는 것도 좋지만, 전립선 비대증은 우선 증상이 가장 중요하며, 소변검사, PSA 등의 검사를 확인해야 한다.

치료 – 카딜정 2mg, Doxazocin 1t, po hs ± 푸로케어(Finasteride) 1t po gd

전립선염(표 2-30)(N410:급성전립선염, N411:만성전립선염, N4188: 기타전립선염)

전립선염의 진단 가이드라인에는 초음파는 포함되지 않는다.

실제로 전립선의 염증은 초음파로는 특징적인 소견이 없으므로 진단하기가 어렵다.

주로 비특이적인 전반적인 전립선 비대와 에코의 감소를 보이며, 초음파의 칼라도플러를 이용하여 혈류증가 소견이 있다면 진단에 참고할 수 있다. 가끔 초음파 검사상 압통을 호소하는 것도 참고가 된다.

표 2-30 EAU diagnostic guidelines for Chronic Prostatitis

1. Clinical history and symptoms
2. Physical examination
3. UA & UC (mid-stream urine)
4. R/O venereal diseases
5. Micturition chart UFR, RU
6. 4 glass test(Meares & Stamey)
7. Antibacterial therapy in patients with proven or suspected infection
8. In case of no improvement(after 2 weeks) further evaluation is necessary e.g. video urodynanrics

치료 – Cipro bay 250mg(1~2T) bid×3개월 또는 Septrin (1~2T) bid×3개월

전립선암

- 앞서 언급이 되었지만, 주로 PZ에서 저음영의 불규칙한 경계를 가진 종괴로 관찰되면 전립선암을 생각해 보아야 한다.

CZ, TZ에서도 전립선암이 생기지만, 여기서 발생하는 암은, 특히 TZ에서 암을 발견하는 것은 상당히 어렵다.

PSA가 높거나, DRE상 이상 소견, 초음파 소견에서 이상이 있다면 비뇨기과로 전원하여 조직검사를 시행하도록 한다.

定石 PSA 이상, DRE상 이상, 전립선 초음파에서 이상이 있다면, 조직검사 시행한다.

III

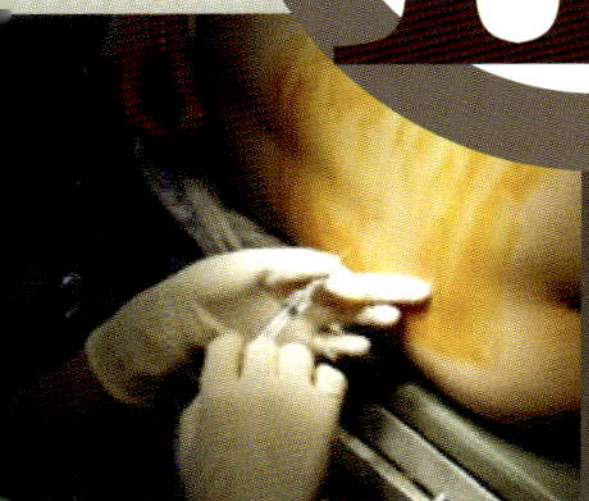

척추천자 및 마취

당신이 척추천자나 마취를 못 하는 이유

척추마취에 대해서 두려워하는 것은 잘못되었거나 부족한 해부학 지식 때문이다.

➡ 실제로 척수는 1~2번 요추 레벨에서 끝난다. 그리고 가느다란 천자 바늘로 신경 분지들을 찌르는 것은 쉽지 않다.

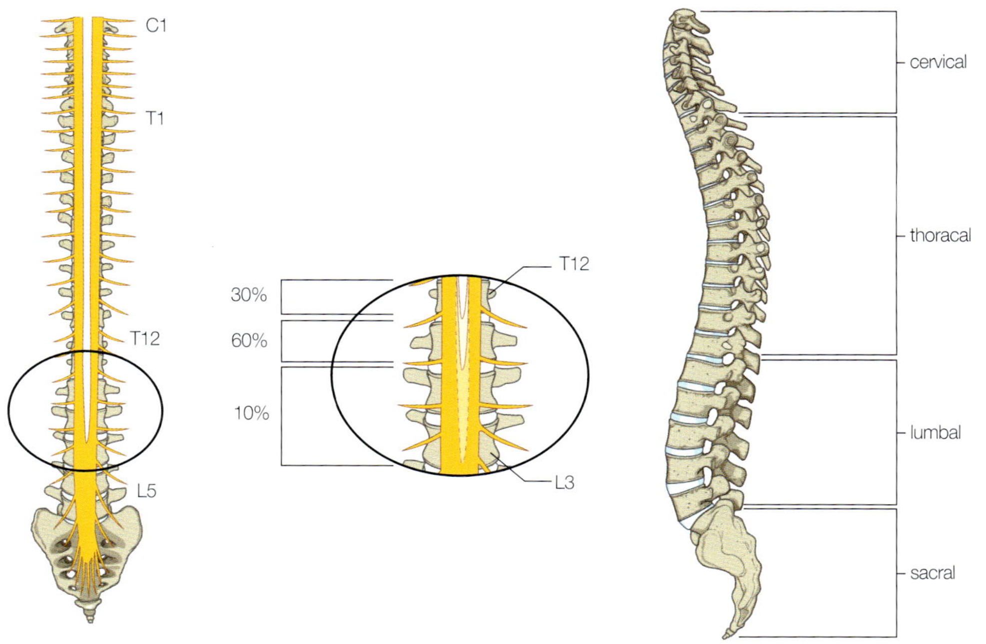

중추신경계라는 부담감, 부작용이나 후유증에 대한 불안감

➡ aseptic한 처치를 제대로 지킨다면 감염증을 크게 걱정할 필요는 없다.

➡ 대부분의 척추마취하의 수술들은 항생제를 전처치한다.

➡ 척추마취 후의 혈압강하, 환자 상태 변화, 그리고 수일 후 발생하는 두통, 어지럼증은 척추마취의 전신적인 영향을 이해하고, 그에 대한 대처방법만 알면 극복이 가능하다(마취 후 혈압이 떨어지는 기전 : 교감신경의 차단 → 말초혈관 저항 감소 → venous pooling → venous return ↓ → C.O. 감소 → 혈압하강).

척추마취 시 주입한 마취액에 의한 호흡마비, 환자의 심폐장애가 생길 것에 대한 두려움.

➡ 횡격막 신경(phrenic nerve)의 레벨은 C3~5로 상당히 높다. L3~4 이하 추간에서 puncture하는 저위 마취에서는 허리 쪽에서 주입한 마취액이 흘러 올라가서 횡격막 마비가 오는 경우는 드물다. 고위마취인 L2~3에서는 주의가 필요하다.

척추마취의 용도

- 다양한 개원가의 수술(하복부, 회음부, 하지의 수술)
- 탈장, 항문수술
- 종괴의 절제
- 하지정맥류
- 마취하 검사(Examination under anesthesia)
- 척수액 천자, 검사

척추마취의 금기

1) infection on puncture site
2) bleeding tendency
3) 뇌, 척추의 종양
4) 중추신경계의 합병증 or 감염
5) 패혈증
6) 환자가 원하지 않을 때
7) severe shock or dehydration
8) backache 심할 때
9) very young pts
10) 정신장애자
11) past Hx of difficult S.A.B
12) severe anemia
13) 복압 ↑↑ or 뇌압상승
14) 척추의 기형, 변형
15) 중증 심부전증
16) 장시간 수술

척추마취의 방법의 정석

여기에 소개된 척추마취 방법을 최고의 방법이라 하긴 부족하지만, 이 방법을 이용하면 누구라도 당일에 바로 척추마취를 시작할 수 있다. 필자가 있는 병원에서 이 방법으로 선생님들에게 교육하면, 이 방식으로 아주 간단하게 성공하고 금방 익숙해졌다. 물론 척추마취에는 다양한 방법이 가능하다. 환자의 자세도 앉은 자세, 또는 옆으로 누운 자세가 가능하다. 천자바늘의 접근 방법도 여기서 소개되는 측방향이 아닌 정중앙, 요천부 접근법도 있다. 하지만 대부분은 척추마취를 쉽게 할 수 있는 한 가지 방법만 알면 충분하다.

필자도 수천 예의 척추마취를 시행하였다. 대부분은 한 가지 방법을 적용하여 마취가 이뤄졌다.

척추마취의 실제, 정석

마취세트의 준비

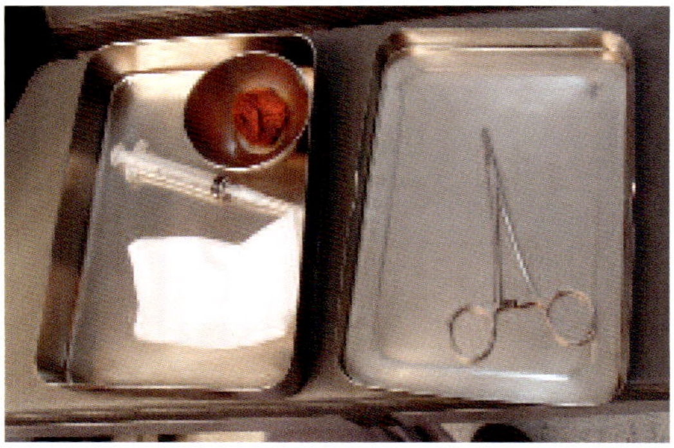

베타딘 볼
2.5cc, 또는 5cc syringe
Gauze 4×4 1장
켈리
글러브

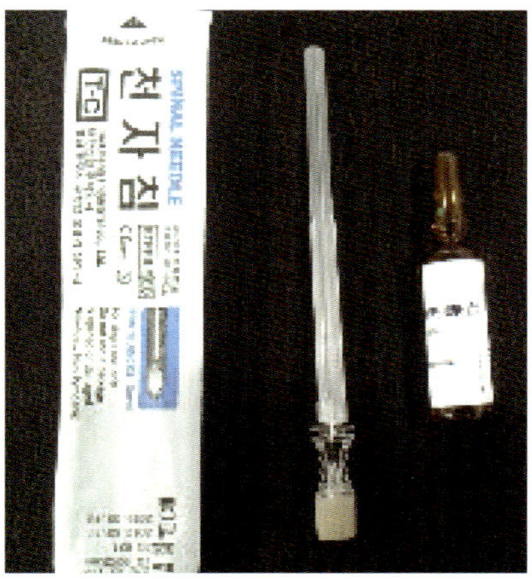

마취약제

혼합해서 쓰는 경우가 있다고 하지만, 임상적으로는 한 가지만 쓴다고 보면 된다. 필자는 부피바케인만 쓴다.

천자침

천자침은 크기와 종류가 다양하다. 대게 26G를 쓰고, 27G를 쓰기도 한다.
가늘수록 마취 후 부작용이 적다고 하지만 실제로 꼭 그런 것은 아닌 것 같다. 굵은 것은 바늘이 휘지 않아서 오히려 초보자에게 유리할 수 있지만, 실제로 가는 바늘(27G)이 조작하는데 유리하다. 환자의 통증도 더 적은 편이고, 인대를 통과할 때의 느낌 전달도 더 잘된다.

기본 문제

III-1 환자가 테이블에 누웠다. 어떻게 할 것인가?

기본 정석

자세잡기

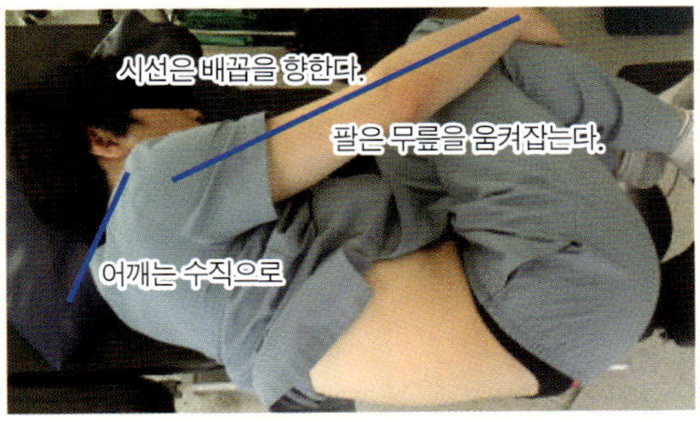

환자를 좌측 옆으로 눕게 한다. 허리가 테이블의 중앙 부위로 오도록 환자 위치를 맞춘다. 허리를 시술자 쪽 테이블 가장자리에 오도록 위치시키고 “허리는 가만히 있으면서 양쪽 무릎을 배 쪽으로 당깁니다.” 라고 지시한다.

환자 무릎이 배에 붙을 정도로 양쪽 무릎을 당기도록 한다.

“이제, 배꼽을 보면서 고개를 숙여주세요.”

어깨가 수그러지지 않게(수직이 되도록 유지) 고개를 중력의 아래 방향이 아닌, 배꼽을 보는 기분으로 숙인다.

윗옷을 끌어 올려서 허리가 나오도록 한다.

이러면서 의사는 의자의 높이, 자신의 손과 팔꿈치의 위치가 적절하도록 조절한다.

table을 조절하여 약간 다리 쪽으로 기울어지도록(일종의 reverse Trendelenburg position) 만든다. (이렇게 하면 마취주사액이 아래로 흘러서 고정되는데 도움이 된다. 탈장수술이나 서혜부 level의 부위에 마취되도록 하기 위해서는 반대로 하는 것이 유리하다.)

자세를 잡고 나면 우선 장갑을 끼기 전에 척추돌기의 간격에 손톱으로 마킹을 한다.

십자 모양으로 손톱으로 3~4번의 척추돌기 간격 사이를 표시한다.

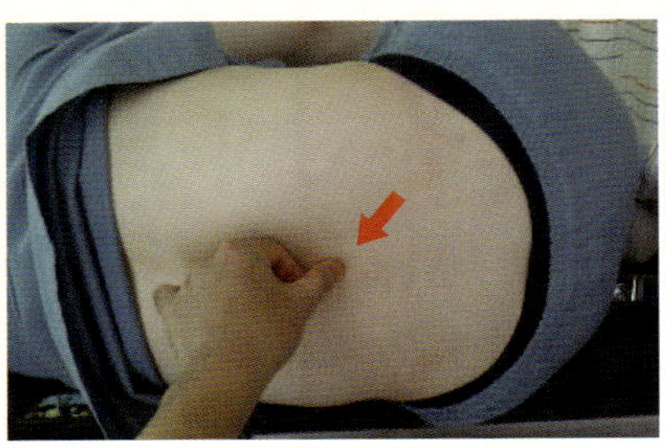

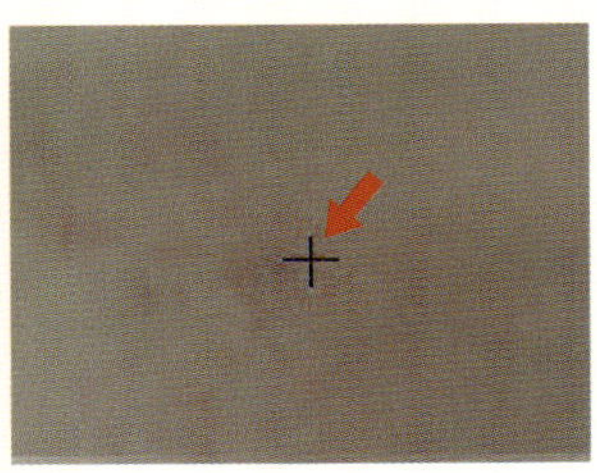

기본 문제

III-2 마취 위치를 결정하기

기본 정석

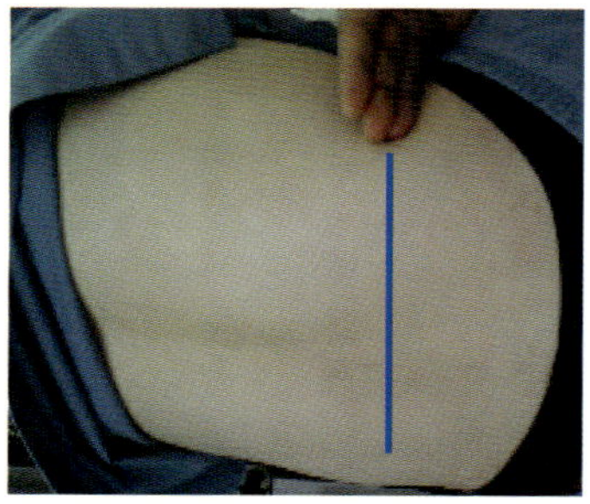

몇 가지 방법이 있으나 초보자의 경우엔 양쪽 장골능(iliac crest)을 잇는 선 Tuffier' s line(Jacob' s line)을 우선 참고하는 것이 좋다. 이 선은 L4~5 intervertebral space를 따라서 관찰되고 두 번째로는 upper one-third of L5를 따라 주로 관찰된다.

즉, Tuffier' s line을 통과하는 spinal process 사이의 공간은 4~5번 사이이므로 그 바로 위 돌기 사이의 공간은 3~4번 사이이다.

극돌기가 만져진 레벨이 L2 아래 부위이면 (대부분 L2 에서 척수가 끝나기 때문에) 어느 부분에서나 천자가 가능하다.

시술자가 손으로 극간간격(interspinous space)을 가장 확인하기 쉬운 부위를 선택하는 것이 좋다. 허리쪽의 극간간격을 만지기 어려운 경우엔, 극간 간격이 일정한 간격으로 배열되는 점을 이용하면 된다. 흉부 쪽 높은 부위나 sacrum에서 시작해서 극간 간격을 찾은 뒤에 그 간격을 이용하여 손가락으로 stepping 하여 가늠해서 허리 부위에서의 극간간격을 유추해 볼 수 있다.

바늘이 삽입되는 방향은 크게 3가지가 가능하다.

정중 접근법(midline approach)
측방 접근법(paramedian or Lateral approach)
요천부 접근법(lumbosacral or Taylor approach)

쉽고 보편적으로 접근할 수 있는 방향이 바로 측방 접근법(paramedian or Lateral approach)이다.

필자의 팁은 우선 극간 간격에 손톱으로 십자 모양의 마킹을 남긴 뒤에

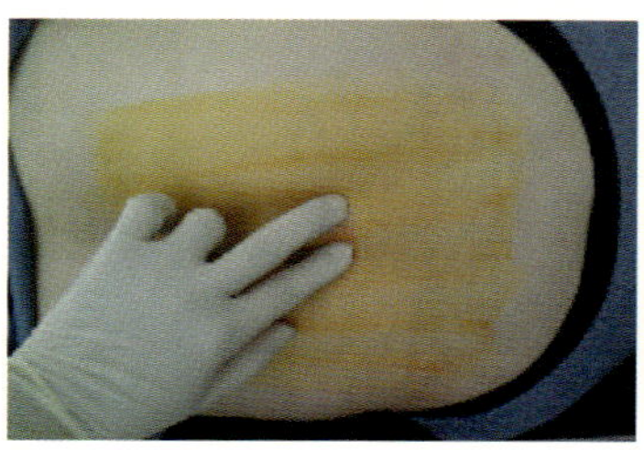

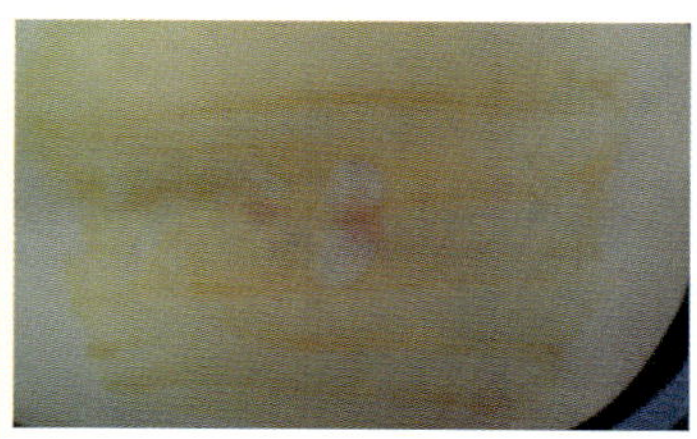

극간 간격에서 2, 3번째 손가락 끝으로 손도장을 찍는 느낌으로 눌러주면 원이 나타난다(베타딘 페인트 한 경우).

아래쪽 원을 네 개의 사분면으로 나누고 그중에서 제4사분면, 즉 오른쪽 아래 공간의 약간 바깥쪽을 겨냥해서 찔러 들어간다(이 부분은 정중선에서 대략 1.5~2cm 정도 간격이 된다). 바늘이 들어가는 입사각도는 거의 수직에 가깝게 그러나 머리 쪽, 반대쪽 허리 쪽을 향하는 느낌으로 각도를 조금 주면서 넣으면 된다.

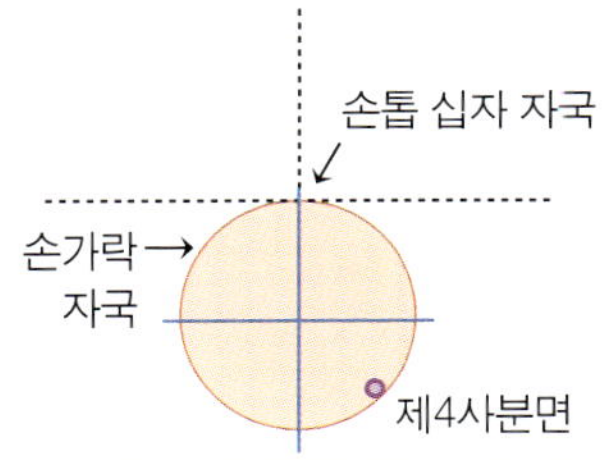

Advise 1

이때 바늘 끝 부분의 사면이 시술자에게 보이도록 잡는다. 이렇게 해야 척추인대의 결 대로 비집고 들어간다. 90도 회전하여 들어간다면 바늘 끝이 인대를 횡으로 절단하고 들어가게 되므로 이론적으로 마취 후 부작용이 생길 위험성이 높아진다.

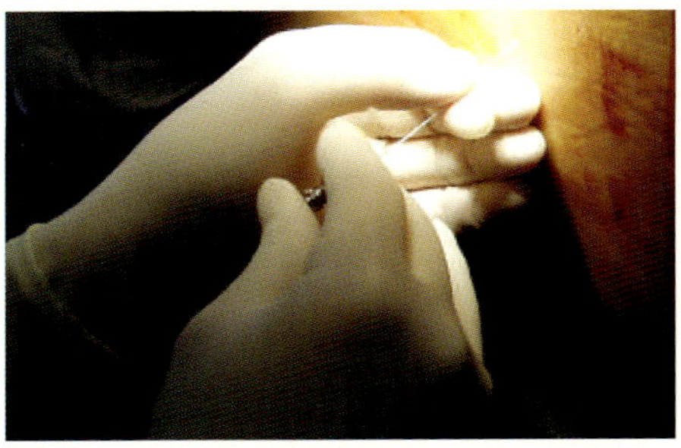

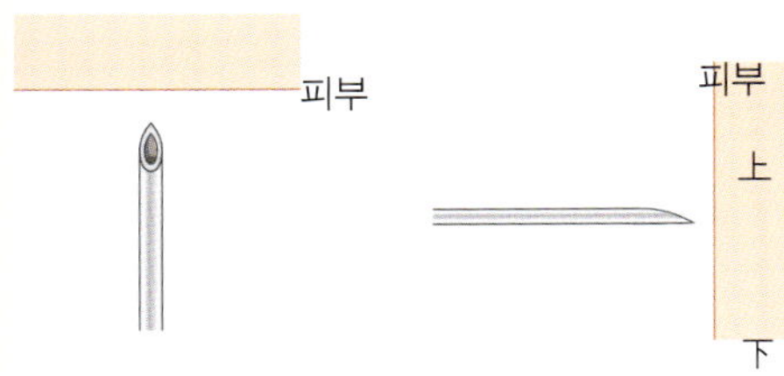

사진처럼 왼손의 엄지와 검지로 바늘의 가운데 부분을 가볍게 잡아서 가이드를 한다. 나머지 왼손의 손가락은 환자의 몸통에 붙여서 지지하고 있으면 된다.

3cm 정도 전진해서 뚫리는 느낌이 있으면 2~3mm 좀 더 전진하는 느낌으로 조금 더 바늘을 밀어 넣는다.

stylet을 제거하고 몇 초 기다리면 척수액이 흘러나온다(요즘은 일회용의 이음새가 투명 플라스틱인 제품이 있어서 척수액이 나오는 것을 빨리 알 수 있다).

Advise 2

천자가 되었다고 느끼지만, 척수액이 나오지 않는 경우엔, 시계방향으로 90도 회전시켜 본다. 즉 엉덩이쪽, 천추 쪽으로 바늘의 사면이 향하도록 하면 대부분은 척수액이 흘러나온다.

Advise 3

천자 바늘이 굵은 경우에는 리도케인으로 피부 팽진을 만들고 피부 천자를 하기도 하지만, 이 경우에는 결국 바늘을 두 번 찌르는 셈이 되어서 환자에게 오히려 공포, 불안을 줄 수가 있다. 천자 바늘을 가는 것을 이용하고 한 번에 시술하는 것이 오히려 낫다고 생각한다.

Advise 4

여기까지만 이뤄지면 척추천자(lumbar puncture) 및 척수액 검사가 된다.

척수액검사는 수막염(meningitis), 뇌염(encephalitis) 등의 진단 목적으로 이뤄지며, spinal cord를 피하기 위해 성인, 소아에서 주로 L4-5사이 공간에서 시행된다. 0.5~2mL의 samples을 담아서 Gram's stain, culture 등의 감염검사, glucose, protein 등에 대한 검사 CBC with diff 검사 등을 시행한다.

기본 문제

III-3 마취제의 선택과 용량 결정하기.

기본 정석

약의 용량

본원에서는 부피바케인 만 이용한다.

약의 용량은 치질 수술의 경우에 0.5cc~1cc 정도를 기본으로 하지만, 키가 큰 경우엔 1.5cc까지 주입하기도 한다. 평균 1cc를 넣는다.

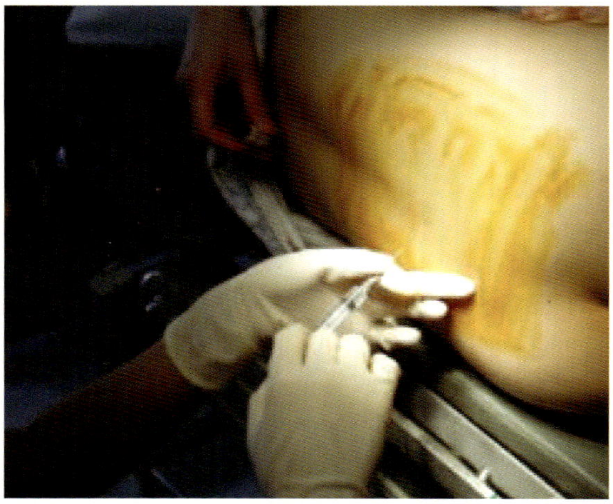

탈장 수술같이 하복부까지 마취하기 위해서는 L2~3 레벨에서1~1.5cc 정도의 부피바케인을 주입한다. (충수절제술 2.0~2.5cc, 하지의 수술 1.0~2.0cc)

Advise 1

수술부위가 항문 쪽이라면 몸통이 다리 쪽으로 아래로 기울게 테이블을 기울이고, 서혜부 쪽, 하복부 쪽이라면 머리 쪽으로 기울게 테이블을 조정하고 약물을 투입하고 나서는 바로 눕거나, 다시 다리 쪽이 아래로 기울도록 한다. 이렇게 하면 마취레벨을 높이는 데 도움이 된다.

마취약을 주입할 때는 바늘을 천자할 때와 마찬가지로 바늘을 왼손의 1, 2번째 손가락으로 잡고, 나머지 손가락을 몸통에 지지하여 바늘이 빠지거나 움직이지 않도록 한다. 이 상태에서 syringe를 끼워서 약간 뒤로 빼서 척수액의 역류를 확인한 후에 마취약을 주입한다. 속도는 그냥 쭈.우.욱(쭉!이 아님) 너무 빠르지도, 느리지도 않게 주입하면 된다.

기본 문제

III-4 마취액을 주입했어요. 이제는 뭘 하나요?

기본 정석

바늘을 바로 뽑는다. 천천히 뽑지 않고 신속히 뽑는다.

환자를 바로 또는 엎드리도록 하면서, 몸통이 전체적으로 다리 쪽으로 기울어지게 테이블을 조절한다(reverse trendelenburg position).(필요에 따라서 레벨을 조절하기 위해 반대 자세도 취할 수 있다)

테이블을 조절하면서 동시에 간호사에게 수액을 빠르게 틀도록 하고 수액이 잘 들어가는지 확인하도록 한다(수액은 300~400cc 정도 빨리 들어가도록 한다).

(관련 기전 : 척추마취에 의한 교감신경의 차단 → 말초혈관 저항 감소 → venous pooling → venous return ↓ → C.O. 감소 → 혈압하강)

환자에게 물어보고 상태를 확인한다.

"불편하지 않으세요? 속이 메스껍거나 어지러우면 이야기해주세요."

혈압을 확인한다.

"다리가 저릿하거나 따뜻한 느낌이 없나요?" 라고 물어본다. 이런 증상이 없다면 마취가 제대로 안 된 경우가 대부분이다.

대략 5분 정도까지 경과를 보고 마취상태를 판단한다.

暗記 척추마취 부작용에 대한 처치

① 환자가 식은땀을 많이 흘리거나 어지럼증 등의 이상 증세를 호소하면 바로 혈압을 측정한다. 혈압이 낮으면

에페드린(Ephedrine) 1 @ or 1/2 @ IV투여 수액 공급 산소 공급

② 환자가 구역감, 구토 증세를 보이면

(관련 기전 : 혈압하강 → 뇌혈류 저하 → 저산소증, 교감신경차단 → 소화관 연동운동 항진)

멕페란 1 @ IV qd

산소 공급, 혈압 측정 후 필요하면 승압제 투여

척추마취의 후유증과 대처

필자의 경험으로는 대게는 허리가 유연한 사람들에게 잘 나타나는 것 같다. 또한, 환자들이 입원한 경우엔 오래 누워있어서 허리가 아파서 스트레칭이나 허리운동을 하게 되는데 이런 것을 삼가도록 수술 후에도 미리 설명하여 환자가 숙지하고 조심할 수 있도록 한다.

척추마취 후엔 최소 6~8시간 정도 누워있도록 한다. 이때 자세는 목과 허리가 비틀리거나 지나치게 구부러지지 않도록 해야 한다. 베개 없이 반듯이 누워있거나, 베개를 베고 옆으로 눕는 자세로 있도록 교육한다. 화장실에 다닐 때도 마치 허리, 목에 깁스를 한 것처럼 뻣뻣하게 유지하고 다니도록 설명한다.

定石 마취환자가 치료 후 입원실에 있을 때 교육

- 목과 허리를 일직선이 되도록 반듯이 누워 계세요.
- 수일 동안은 허리를 비틀거나 허리운동, 스트레칭을 하지 마세요.
- 마취한 다음 날 부터는 물을 하루 2리터 이상 충분히 마시세요.

환자가 마취 후 1~2일(3일 이내에 90% 발생) 뒤에 어지럼증이나 두통을 호소한다면(spinal headache) 다음과 같이 해본다.

1. 우선 환자를 안심시킨다. (일시적이고 길어야 7일 내에 완전히 호전됨을 설명한다)
2. 반듯이 침대에 누워있도록 지시한다.
3. 물을 충분히 마시도록 한다. (15mL/kg) 대략 3,500cc 정도
4. 복대를 착용하도록 한다.
5. 두통에 대한 진통제 투여
6. 증상의 정도나, 위에 적은 치료에 반응이 없다면 칵테일 주사 처방한다.
   칵테일 주사
   5 % 포도당액 또는 생리 식염수 500cc
   멕페란 1@ Mix
   페니라민 3@ Mix
   덱사 1@ Mix
7. 대게 7일 이내에 호전된다. 하지만 증세가 심하고 오래가는 경우엔 마취통증의학과에 문의하여 epidural blood patch 시술을 고려해본다.

INDEX 색 인

ㄱ

ㄴ

ㄷ

ㄹ

ㅁ

ㅂ

ㅅ

ㅇ

ㅈ

ㅊ

ㅋ

ㅌ

ㅍ

ㅎ

A

B

C

D

E

F

G

H

I

J

K

L

M

N

O

P

R

S

T

U

V

W

Z